गर्भ एवं प्रसव ज्ञान

गर्भ एवं प्रसव ज्ञान

(हर माँ के लिए एक जरूरी पुस्तक)

डॉ. शांति राय

डॉ. अलका पांडेय

डॉ. शिप्रा राय

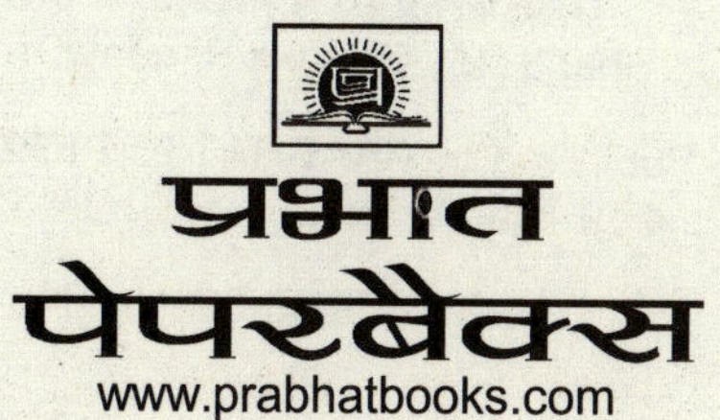

प्रकाशक

प्रभात पेपरबैक्स

4/19 आसफ अली रोड, नई दिल्ली-110002

फोन : 23289555 • 23289666 • 23289777 ❖ फैक्स : 23253233

इ-मेल : prabhatbooks@gmail.com ❖ वेब ठिकाना : www.prabhatbooks.com

संस्करण

प्रथम, 2017

मूल्य

दो सौ पचास रुपए

अ.मा.पु.स. 978-93-86300-97-3

मुद्रक

आर-टेक ऑफसेट प्रिंटर्स, दिल्ली

GARBH EVAM PRASAV JNAN

by Dr. Shanti Roy/Dr. Alka Pandey/Dr. Shipra Roy

Published by **PRABHAT PAPERBACKS**

4/19 Asaf Ali Road, New Delhi-110002

ISBN 978-93-86300-97-3

₹250.00

भारत देश की
सभी माताओं को

प्रस्तावना

प्रसूति विज्ञान चिकित्सा-शास्त्र की उस शाखा का नाम है, जिसका संबंध स्त्री जननांग, गर्भावस्था, प्रसव तथा प्रसवोत्तर काल से होता है। इस शास्त्र का उद्देश्य है—स्वस्थ माँ और स्वस्थ नवजात। माँ और बच्चे के स्वास्थ्य के माध्यम से ही किसी देश की स्वास्थ्य संबंधी गुणवत्ता की पहचान होती है। किसी भी देश की चिकित्सा सेवा कितनी अच्छी है, इसका अंदाजा वहाँ के मातृ मृत्यु-दर एवं शिशु मृत्यु-दर से ही लगाया जाता है। विकसित देशों में मातृ एवं शिशु मृत्यु-दर इतना कम हो चुका है कि अब और कम करना काफी कठिन है। विकासशील देशों में ऐसी स्थिति नहीं है और अभी भी मातृ एवं शिशु मृत्यु-दर काफी अधिक है। गरीबी के अलावा बेशुमार आबादी, अशिक्षा और अज्ञान भी अधिक मातृ एवं शिशु मृत्यु-दर के लिए जिम्मेवार है। हमारे देश की अधिकांश आबादी गाँवों में रहती है। शहर में रहने पर भी काफी लोग अशिक्षित रह जाते हैं। अशिक्षा के कारण उन्हें किसी भी विषय पर ज्ञान कठिनाई से मिल पाता है।

गर्भ एवं प्रसव विज्ञान पर अधिकांश पुस्तकें अंग्रेजी में हैं, जिन्हें पढ़ना और समझना हमारी सामान्य जनता के लिए संभव नहीं है। ऐसी एक पुस्तक लिखने की हमारी इच्छा वर्षों से थी, जिसकी भाषा और बातें हमारी जनता पढ़ सके और समझ सके तथा अपने स्वास्थ्य के प्रति जागरूक रह सके। वर्तमान पुस्तक को सरल भाषा में लिखने की कोशिश की गई है, ताकि जन-साधारण उसे आसानी से समझ सके। हम अपने ही शरीर से बिल्कुल अनजान हैं। इस पुस्तक में जननांगों की बनावट एवं जनन-क्रिया को संक्षिप्त में बताया गया है। भ्रूण के विकास की क्रिया और उसको दुष्प्रभावित करनेवाली वस्तुओं का ज्ञान दिया गया है। गर्भ तथा प्रसव की सामान्य एवं असामान्य स्थितियों की भी चर्चा की गई है। अन्य बीमारियों से पीड़ित माताओं को गर्भ में क्या सावधानी रखनी होगी, नवजात की सही देखभाल

कैसे की जाए, यह भी इस पुस्तक में वर्णित है।

कुल मिलाकर यह कोशिश की गई है कि हर स्त्री एवं उसका परिवार उसके और उसके शिशु के अच्छे स्वास्थ्य के प्रति जागरूक रहे, गतिविधियों की जानकारी रखे तथा असामान्य स्थिति को सामान्य से अलग समझने का ज्ञान रखे।

—डॉ. शांति राय

आभार

डॉ. कृष्ण चौधरी, पूर्व असिस्टेंट प्रोफेसर, योग विज्ञान विभाग, देव संस्कृति विश्वविद्यालय, हरिद्वार को, जिन्होंने हमारी कल्पना को यथार्थ रूप दिया और हमारे जुनून में बिना किसी निजी स्वार्थ के सम्मिलित होकर इसे मुकाम तक पहुँचाया।

उन सहकर्मी एवं सहयोगी चिकित्सक गण को, जिन्होंने हमारे आग्रह पर भिन्न-भिन्न विषयों पर अपना लेख दिया।

उन बच्चियों, किशोरियों, महिलाओं एवं माताओं को, जिनके मन में पलते हुए भ्रम और सही जानकारी की इच्छा ने हमें हिंदी में इस पुस्तक को लिखने की प्रेरणा दी।

हमारे परिवार के सभी सदस्यों को, जिन्होंने बार-बार पुस्तक की प्रगति पूछकर इसे यथाशीघ्र पूरा करने का उत्साह बढ़ाया। इनमें श्वेता राय एवं रिषिक राय का नाम सर्वोपरि है।

उन सभी को, जिन्होंने इस पुस्तक को लिखने में प्रत्यक्ष या अप्रत्यक्ष रूप से किसी भी तरह की सहायता की।

अनुक्रम

स्त्री यौन तंत्र एवं मासिक चक्र
(Maternal Anatomy and Menstrual Cycle)

—डॉ. अलका पांडेय

बाह्य यौन अंग

भग (Vulva)—भग ही स्त्री का बाह्य यौन अंग है। इसके अनेक उपांग हैं, जिनमें सबसे सुस्पष्ट अंग है—वृहदोष्ठ।

वृहदोष्ठ (Labia Majora)—मध्य रेखा पर एक-दूसरे से मिलनेवाले दो ओष्ठ योनि को ढाँपते हैं। स्त्री के खड़े रहने पर इनसे एक सँकरे विदर की-सी आकृति बनती है। ये मुख्यतया योनि गुहा में नमी बनाए रखनेवाली कुछ लघु ग्रंथियों और वसा की परतों से मिलकर बने होते हैं।

जघन पटल (Mons)—यह जघनास्थि के ऊपर त्वचा से ढकी हुई वसा की एक परत है, जिस पर वय:संधि काल में रोम उग आते हैं।

छुद्रोष्ठ (Labia Minora)—वृहदोष्ठ के ठीक नीचे ये दो अपेक्षाकृत छोटी और अधिक संवेदनशील परतें होती हैं। ये भगनासा के सामने उसके ऊपरी हिस्से पर दोनों ओर से मिलती हैं।

भगनासा (Clitoris)—यह तीव्र संवेदी तंत्रिकाओं से भरा हुआ अत्यंत लघु अंग है, जिसमें संवेदित होकर तन आने की क्षमता होती। अनेक बातों में इसकी पुरुष के शिश्न से समानता की जा सकती है। यह समागम के समय स्त्री के यौनानंद और काम-तृप्ति क़ा प्रमुख आधार होता है।

मूत्र छिद्र (Urethral Orifice)—यह भगनासा के थोड़ा नीचे एक छोटा मूत्र मार्ग है, जो अंदर जाकर मूत्राशय से जुड़ता है।

योनि छिद्र (Vaginal Orifice)—मूत्र छिद्र के ठीक नीचे यह योनिगुहा का द्वार होता है।

बार्थोलिन ग्रंथियाँ (Bartholin Glands)—योनि छिद्र के दोनों ओर एक-एक छोटी ग्रंथि होती है। इनसे समागम के समय एक चिकने द्रव पदार्थ का स्राव होता है, जिससे समागम की क्रिया में आसानी होती है।

योनि (Vagina)—योनि मलाशय के ऊपर और मूत्राशय के नीचे अवस्थित होती है और 3 से 4 इंच गहरी होती है। यह अंदर ऊपर की ओर कोणीय रूप से बढ़ते हुए गर्भाशय ग्रीवा (Cervix) तक जाती है। अत्यंत लचीली होने के कारण इसमें काफी फैलाव की क्षमता होती है। समागम के समय पुरुष अंग इसी हिस्से से मिलता है और शुक्राणु को सर्वप्रथम प्राप्त करने का स्थान भी यही है।

अपने कार्य की सुगमता के लिए योनि में चिकनापन बनाए रखने की एक प्राकृतिक प्रणाली होती है। इसमें बनी रहनेवाली इस चिकनाई का स्तर मासिक चक्र के अलग-अलग दिनों में भिन्न-भिन्न होता है। यौन उत्तेजना के समय भी यह स्निग्धता बढ़ जाती है।

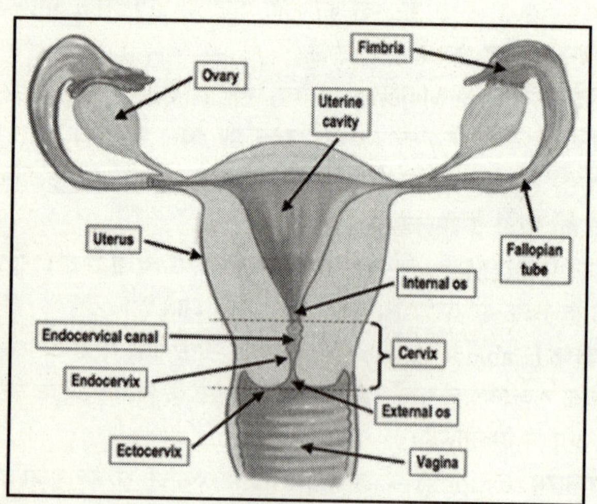

आंतरिक यौन अंग

गर्भाशय ग्रीवा (Cervix)

योनि गुहा का ऊपरी छोर गर्भाशय ग्रीवा पर खुलता है। यह गर्भाशय का निचला बाहरी हिस्सा है और काफी सँकरा होता है। गर्भाशय ग्रीवा में मौजूद ग्रंथियों से श्लेष्मा (Cervical Mucus) का स्राव होता है। इस स्राव की प्रकृति मासिक

चक्र के भिन्न-भिन्न चरणों में भिन्न-भिन्न होती है। यह परिवर्तन स्त्री के विशिष्ट यौन हॉर्मोनों, इस्ट्रोजेन और प्रोजेस्टेरॉन द्वारा निदेशित होता है। डिंब-क्षरण के दिनों में इस श्लेष्मा-स्राव में काफी अनुकूलता आ जाती है, ताकि शुक्राणु इसमें से तैरकर अपने गंतव्य तक सुगमता से पहुँच सकें।

गर्भाशय (Uterus)

गर्भाशय मांसपेशी से बना हुआ नाशपाती के आकार का पोला, लगभग 3 इंच लंबा, 2 इंच चौड़ा और 1 इंच मोटा आंतरिक अंग है। यह अंदर से एक गुफा के समान होता है। इसके आकार में बहुत अधिक परिवर्तन की क्षमता होती है। विकसित होता गर्भ यहीं आवास करता है। इसी में उसका पोषण होता है, जिससे वह शिशु का रूप लेता है।

गर्भाशय का स्थान शरीर की मध्यरेखा में श्रोणिगुहा में होता है और यह आगे की ओर झुका होता है। इसकी भित्ति पर अंदर की ओर विशेष प्रकार के ऊतक से बनी एक पतली अंत:परत (एंडोमीड्रियम) होती है। इसकी मोटाई मासिक चक्र के दिनों के आधार पर दिन-प्रतिदिन बदलती रहती है। अंडाशय में बननेवाले हॉर्मोन इस परिवर्तन को नियंत्रित करते हैं। इन हॉर्मोनों की क्रिया से संतान बीज के स्वागत के लिए यह अपने को तैयार करता है और मोटा हो जाता है। डिंब के निषेचित न हो पाने की स्थिति में यही सघन ऊतक टूट-टूटकर रज के रूप में बाहर आते हैं। प्रजनन-क्षम काल में जब तक स्त्री गर्भवती नहीं होती, यह रक्तस्राव तीन से सात दिनों के लिए हर माह होता है।

गर्भाशय के मुख्य हिस्से को पिंड या Body और सबसे ऊपरी हिस्से को Fundus कहते हैं। गर्भाशय के दोनों ऊपरी कोनों से एक-एक पतली नाल निकलकर डिंब वाहिनी नलिका में मिलती है।

डिंब वाहिनी नलिका (Fallopian Tubes)

ये गर्भाशय के दोनों तरफ होती हैं। दोनों डिंब वाहिनी नलिकाएँ लगभग 4-4 इंच लंबी होती हैं और आखिरी सिरे पर अपनी-अपनी तरफ की डिंब ग्रंथियों के बहुत पास जाकर खुलती हैं। ये डिंब ग्रंथियों से सीधी नहीं जुड़ी होतीं, बल्कि उनके सन्निकट एक घेरा बनाती हैं। डिंब ग्रंथि से छूटने के बाद डिंब स्वाभाविक रूप से डिंब वाहिनी नलिका की ओर खिंचकर उसमें प्रविष्ट हो जाता है और नीचे

गर्भाशय की दिशा में यात्रा जारी करता है। डिंब वाहिनी नलिका के भीतर स्थित रोमिकाएँ डिंब की गति में सहायता करती हैं। डिंब के शुक्राणु के साथ मिलने की क्रिया को डिंब का निषेचन कहते हैं और यह क्रिया समान रूप से डिंब वाहिनी नलिका में ही संपन्न होती है। डिंब वाहिनी नलिकाओं के अवरुद्ध होने की स्थिति में चिकित्सकीय सहायता के बगैर गर्भ-धारण की इच्छा केवल एक स्वप्न बनकर रह जाती है।

डिंब ग्रंथि (Ovary)

डिंब ग्रंथियाँ गर्भाशय के दोनों ओर अवस्थित होती हैं। जन्म के समय इनमें 2,00,000 से 4,00,000 डिंब मौजूद होते हैं। डिंब ग्रंथियाँ ही इस्ट्रोजेन और प्रोजेस्टेरॉन हॉर्मोन भी बनाती हैं।

प्रत्येक डिंब ग्रंथि बादाम के रूप आकार का होता है और इसका रंग सफेद-भूरा होता है। इसमें जन्म से ही सहस्रों अतिसूक्ष्म अल्प-विकसित प्राइमोरडियल फॉलिकल भरे होते हैं। स्त्री के यौन रूप से वयस्क होने के बाद हर माह एक या अधिक डिंब विकसित होकर डिंब ग्रंथि से बाहर आता है। इस प्रक्रिया को डिंब क्षरण या ऑव्यूलेशन (Ovulation) कहते हैं। यह क्रिया हर चार सप्ताह बाद दोहराई जाती है, इस उम्मीद में कि शायद अबकी बार डिंब का निषेचन हो जाए और गर्भ रुक जाए। स्त्री के गर्भवती हो जाने पर इस प्रक्रिया में विराम आ जाता है, डिंब क्षरण होना रुक जाता है और फिर शिशु का जन्म हो जाने के कुछ महीनों बाद ही डिंब ग्रंथियाँ अपनी नियमित लय में वापस आती हैं।

स्त्री यौन हॉर्मोन (Sex Hormones) और उनके कार्य

स्त्री में दो यौन हॉर्मोन मूल हैं—इस्ट्रोजेन और प्रोजेस्टेरॉन। ये दोनों हॉर्मोन मुख्य रूप से डिंब ग्रंथियों में और थोड़ी मात्रा में एड्रिनल ग्रंथियों में उत्पन्न होते हैं। इनके प्रभाव से ही बालिकाओं में वय:संधिकाल में यौन परिपक्वता आती है। मासिक चक्र के दौरान भी ये दोनों हॉर्मोन अपनी-अपनी खास भूमिका निभाते हैं।

प्रधान भूमिका इस्ट्रोजेन की होती है। यह बहुत ही उपयोगी कार्य संपन्न करता है। बालिका में वय:संधिकाल के आने पर बाह्य यौन अंग, स्तन, गर्भाशय, डिंब वाहिनी नलिकाएँ और डिंब ग्रंथियाँ इसी के इशारे से बढ़ते और विकसित होते हैं।

नारी-शरीर की सुघड़ता, पतले कंधे और चौड़े कूल्हे का विकास भी काफी हद तक इसी हॉर्मोन का वरदान है। यह तरुणी की हड्डियों के पूर्ण विकसित होने में भी मदद करता है। सभी यौन अंगों के पूर्ण विकसित हो जाने के बाद इस्ट्रोजेन इन्हें स्वस्थ रहने में भी पूरी मदद करता है। यह प्रतिमाह मासिक रज:स्राव में गर्भाशय की अंत:परत का क्षरण होने के बाद उसकी पुनर्रचना भी करता है और इस प्रकार निषेचित डिंब के लिए एक उत्तम आवास की व्यवस्था किए रहता है।

दूसरा प्रमुख हॉर्मोन प्रोजेस्टेरॉन है। यह इस्ट्रोजेन के कार्यों में उसका साथ देता है। इस्ट्रोजेन के साथ यह स्तनों के विकसित होने की प्रक्रिया को उद्दीपित करता है और वय:संधिकाल के दौरान गर्भाशय के पेशी तंतुओं को बढ़ने में मदद करता है। स्त्री में जब तक प्रजनन की क्षमता होती है, तब तक यह प्रतिमाह मासिक चक्र के बाद की आधी अवधि में गर्भाशय की अंत:परत को गर्भ-धारण होने की उम्मीद में पुष्ट और सघन करने में मदद करता है। इसी की सहायता से डिंब-वाहिनी नलिकाओं के अंदर गतिशीलता बनी रहती है, जिससे डिंब गर्भाशय की ओर यात्रा कर पाता है। गर्भावस्था के समय में गर्भाशय में होनेवाली वृद्धि इसी हॉर्मोन से प्रेरित होती है।

ये दोनों हॉर्मोन ही मिल-जुलकर जनन अंगों और उनके कार्यों की देख-रेख करते हैं। लेकिन इन पर पीयूष ग्रंथि से आनेवाले कुछ हॉर्मोनों का पूरा नियंत्रण होता है। पीयूष ग्रंथि (Pituitary) मस्तिष्क के आधार तल में विद्यमान होती है और इससे संदेश प्राप्त करने के बाद ही डिंब-ग्रंथियों में मासिक चक्र की लय स्थापित होती है।

मासिक चक्र

हर स्त्री में 10 से 16 साल की उम्र से (जब वह रजस्वला होती है) लेकर 45 से 50 साल की उम्र होने और रजोनिवृत्ति पाने तक एक मासिक चक्र चलता रहता है। हर माह लगभग 28 दिनों के अंतर पर (इसमें 2-4 दिन घटते-बढ़ते भी रहते हैं) गर्भाशय की अंत:परत टूट-टूटकर रज के रूप में बाहर आती है। 2 से 7 दिनों तक चलनेवाली यही क्रिया मासिक धर्म कहलाती है। इसी रक्तस्राव के बाद एक नया मासिक चक्र शुरू होता है। अलग-अलग प्रांतों में इसे अलग-अलग नाम दिए जाते हैं और जब कोई स्त्री इसे किसी अनूठे नाम से बताती है तो यह समझना मुश्किल नहीं होता कि उसका मतलब क्या है।

गर्भाशय भित्ति की अंत:परत के बनने और फिर टूटने का यह मासिक चक्र शरीर के कुछ हॉर्मोन द्वारा संचालित होता है। पीयूष ग्रंथि से निकलनेवाले दो हॉर्मोन—पुटिका उद्दीपक हॉर्मोन (फॉलिकिल स्टिमुलेटिंग हॉर्मोन-एफ.एस.एच.) और ल्यूटिनाइजिंग हॉर्मोन (एल.एच.) इस चक्र का नियंत्रण करते हैं। पीयूष ग्रंथि इन्हें रक्त की धारा में निर्मुक्त कर देती है, जहाँ से ये डिंब ग्रंथियों की ओर तेजी से प्रवाहित हो जाते हैं। डिंब ग्रंथियों में डिंब निष्क्रिय पुटिकाओं के रूप में मौजूद होते हैं। एफ.एस.एच. और एल.एच. प्रत्येक माह इनमें से एक या एकाधिक पुटिका को परिपक्व कर संभावित गर्भ-धारण के लिए डिंब-ग्रंथि से निर्मुक्त होने के लिए उद्दीपित करते हैं। ये पुटिकाएँ भी पीछे नहीं रहतीं। ये भी दो हॉर्मोन—इस्ट्रोजेन और प्रोजेस्टेरॉन बनाती हैं। इस्ट्रोजेन की भूमिका चक्र की पहली आधी अवधि में, डिंब के परिपक्व होने तक, सर्वाधिक महत्त्वपूर्ण होती है; जबकि प्रोजेस्टेरॉन डिंब-क्षरण हो जाने के बाद प्रभावी भूमिका में आता है।

मासिक स्राव के बाद गर्भाशयी अंत:परत को अगले दो हफ्तों में फिर से निर्मित करने का कार्य इस्ट्रोजेन का होता है। इसके प्रभाव में आकर गर्भाशयी अंत:परत (एंडोमीट्रियम) की ग्रंथियों की आंतरिक श्लेष्मा परत की लंबाई बढ़ने लगती है। साथ ही, रक्त वाहिकाओं की संख्या में वृद्धि होने और अंत:परत में तंतुओं का जाल निर्मित होने से अंत:परत मोटी हो जाती है। चौदहवें दिन के आस-पास, अर्थात् चक्र के मध्य में, गर्भाशयी अंत:परत चक्र की शुरुआती अवस्था की अपेक्षा लगभग तीन गुना मोटी हो जाती है और इसमें रक्त की दौड़ भी इसी के अनुरूप काफी बढ़ जाती है।

चक्र के चौदहवें दिन के आस-पास डिंब क्षरण होता है। डिंब ल्यूटिनाइजिंग हॉर्मोन का संकेत प्राप्त कर डिंब ग्रंथि से निर्मुक्त हो जाता है। यह निर्मुक्त डिंब डिंब वाहिनी नलिका में खिंचा चला आता है और उसमें प्रविष्ट होकर गर्भाशय की ओर चल पड़ता है। इसे निर्मुक्त करनेवाली पुटिका ल्यूटिनाइजिंग हॉर्मोन द्वारा उद्दीपित होकर कॉरपस ल्यूटियम (Corpus Luteum) नामक एक पीत पिंड का निर्माण करती है। इसी कॉरपस ल्यूटियम से प्रोजेस्टेरॉन स्रावित होता है। फिर प्रोजेस्टेरॉन गर्भाशयी अंत:परत को उद्दीपित कर उसे मोटा-ताजा होने में मदद करता है।

यदि डिंब निषेचित होकर गर्भाशयी भित्ति में रोपित हो जाता है तो कॉरपस ल्यूटियम से प्रोजेस्टेरॉन का स्राव बदस्तूर जारी रहता है, ताकि अंत:परत का पोषण होता रहे। किंतु यदि डिंब का निषेचन नहीं होता तो कॉरपस ल्यूटियम कॉरपस

एलबिकेंस बन जाता है, जिससे कोई हॉर्मोन नहीं निकलता है और इंडोमेड्रियम टूट-टूटकर रज:स्राव के रूप में बाहर आने लगती है। सबसे पहले रक्त का एक छोटा सा धब्बा योनि से बाहर आता दिखता है। दूसरे-तीसरे दिन स्राव की मात्रा काफी बढ़ जाती है और यह तब तक चलता है, जब तक पूरी अंत:परत टूट-टूट कर बाहर नहीं आ जाती। इसे मासिक स्राव कहते हैं। इसके उपरांत गर्भाशयी भित्ति फिर से बढ़ने लगती है और फिर से नया चक्र शुरू हो जाता है।

□

गर्भावस्था में शरीर-क्रिया परिवर्तन
(Maternal Physiology)

—डॉ. अलका पांडेय

गर्भावस्था के दौरान गर्भवती माँ के शरीर में अनेक परिवर्तन आते हैं। उसका वजन 9 से 11 किलोग्राम बढ़ जाता है। स्तन आकार में बड़े हो जाते हैं। गर्भाशय के आकार में वृद्धि होती है, ताकि बढ़ते भ्रूण को जगह मिले। रक्त की रचना में परिवर्तन आता है। अंत:स्रावी अंगों का कार्य अत्यधिक बढ़ जाता है और शरीर के रूपाकार में कई परिवर्तन आते हैं।

स्तनों में परिवर्तन—प्रथम गर्भ के समय पूरी स्तन ग्रंथि का आकार बढ़ता है। गर्भावस्था के दूसरे माह से स्तनाग्रों से एक स्वच्छ हलका पीला स्राव भी आने लगता है। स्तनों का आकार बढ़ने के साथ स्तनों में खून का दौरा बढ़ जाता है और त्वचा के नीचे फैली हुई शिराएँ साफ दिखने लगती हैं। स्तनों की रंगत में भी परिवर्तन दिखता है। स्तनाग्र और स्तन मंडल का रंग गहरा हो जाता है। शिशु-जन्म के दूसरे-तीसरे दिन से स्तनों में भरपूर दूध उतरने लगता है। स्तनों में दूध का बनना प्रोलैक्टिन नामक हॉर्मोन से प्रेरित होता है। बच्चे के स्तनाग्र को चूसने से दूध का प्रवाह बढ़ता है।

त्वचा में परिवर्तन—त्वचा के खिंचने से पेट पर रेखाएँ पड़ जाती हैं, जिन्हें 'स्ट्राई गैविडेरम' कहते हैं। इसी तरह की धारियाँ स्तनों, नितंबों और जाँघों पर भी उभर जाती हैं। हर किसी की त्वचा की खिंचाव सहन करने की क्षमता अलग-अलग होती है। इसलिए किसी-किसी स्त्री के माँ बन चुकने के बाद भी उसके बदन पर ये रेखाएँ प्रकट नहीं होतीं।

त्वचा के रंग में भी अनेक बदलाव आते हैं। स्तनाग्र और उसके चारों ओर

बने घेरे का रंग गहरा हो जाता है। गर्भावस्था की दूसरी-तीसरी तिमाही में पेट पर नाभि के ऊपर से श्रोणि तक मध्य रेखा में एक गहरे रंग की धारी पड़ जाती है, जिसे लिनिया नायग्रा (Linea nigra) कहते हैं। कभी-कभी चेहरे पर गहरे भूरे रंग के अनियमित धब्बे भी उभर आते हैं, जो ललाट, नाक और गाल पर अधिक स्पष्ट होते हैं।

रक्त परिसंचरण तंत्र में परिवर्तन

रक्त परिसंचरण तंत्र में दो प्रमुख बदलाव आते हैं। एक तो हृदय पहले के मुकाबले धमनियों में अधिक खून फेंकने लगता है, यानी कि उसका निष्पादन बढ़ जाता है और दूसरा, शरीर में रक्त की कुल मात्रा बढ़ जाती है। प्रथम तिमाही के पूरा होते-होते हृदय की रक्त पंप करने की क्षमता 40 प्रतिशत बढ़ जाती है। अगली तिमाही के दौरान इसमें किंचित् वृद्धि और आती है।

एक सामान्य हृदय गर्भावस्था के कारण हुई अधिक निष्पादन की आवश्यकता को अपनी आरक्षित शक्ति का उपयोग कर ही पूरी कर लेता है और गर्भवती स्त्री के सामान्य काम-काज में बाधा नहीं आने देता।

दसवें हफ्ते से शरीर में रक्त की कुल मात्रा में भी बढ़ोतरी शुरू हो जाती है। बत्तीसवें हफ्ते तक इसमें पर्याप्त वृद्धि हो जाती है। यह कुल वृद्धि रक्त मात्रा में 30 प्रतिशत का इजाफा कर देती है। किंतु अधिक विस्तार रक्त प्लाज्मा में होता है, न कि रक्त कण की मात्रा में। इसके फलस्वरूप खून में लाल रक्त कोशिकाओं की गिनती कम हो जाती है। गर्भावस्था के कारण लौह तत्त्व और फोलिक एसिड की बढ़ी हुई माँग को यदि पूरा न किया जाए तो रक्ताल्पता बढ़ जाती है।

गर्भावस्था के दौरान सामान्यत: 120/70-80 मिलीमीटर पारद रक्तचाप रहता है। गर्भावस्था के प्रथम त्रिमास में रक्तचाप सामान्य रहता है या थोड़ा कम हो जाता है। द्वितीय त्रिमास में रक्तचाप और भी कम हो जाता है। तृतीय त्रिमास में यह सामान्य हो जाता है। गर्भावस्था के दौरान शरीर के निचले भाग में निम्न महाशिरा एवं निचली भुजाओं की शिराओं पर दबाव पड़ने से धीरे-धीरे पैरों में अपस्फीत या कुटील शिराएँ (varicose veins) प्रकट हो जाती हैं और बवासीर भी हो सकता है।

तृतीय त्रिमास में अल्प रक्त दाब संलक्षण (Supine hypotensive syndrome) देखा जा सकता है। जब गर्भिणी चित लेटी होती है, तब निम्न महाशिरा (Inferior vena cava) पर गर्भाशय का इतना अधिक दबाव पड़ता है कि

हृदय में पर्याप्त रूप से शिरापरक रक्त की वापसी नहीं होती, जिसके परिणामस्वरूप हृदय निकास कम हो जाता है। हृदय निकास कम होने से रक्तचाप कम हो जाता है और बेहोशी सी छाने लगती है। ऐसा कुछ ही गर्भवतियों में होता है।

मूत्र तंत्र में बदलाव

गर्भावस्था के समय गुर्दे और उनसे जल अपसरण कर उसे मूत्राशय में पहुँचाने वाली नलियाँ (ureters) थोड़ा फैल जाती हैं। यह दो कारणों से होता है—एक तो गर्भाशय का दबाव पड़ने से मूत्र की निकासी पहले के मुकाबले धीमी हो जाती है और दूसरा प्रोजेस्टेरॉन नामक हॉर्मोन के प्रभाव से मूत्र-वाहिनी भित्ति शिथिल हो जाती है। यह बदलाव गर्भावस्था के मध्य तक अधिकतम होकर इसी प्रकार बना रहता है। प्रसव के लगभग बारह हफ्तों बाद ही सुधार होता है।

गर्भावस्था के प्रथम त्रिमास में मूत्राशय पर गर्भाशय का भार पड़ने से बार-बार मूत्र-त्याग होता है। गर्भावस्था के अंतिम दिनों में विशेष रूप से प्रथम सगर्भाओं में भ्रूण के सिर के नीचे श्रोणि में फँस जाने पर मूत्राशय पर दबाव पड़ने से मूत्र की बारंबारता बढ़ जाती है। छींकने व खाँसने आदि में भी मूत्राशय पर दबाव पड़ता है और इनसे भी मूत्र-त्याग हो सकता है।

गर्भावस्था में मूत्राशय की प्राचीर शिथिल हो जाती है, जिसके परिणामस्वरूप मूत्राशय में मूत्र संचित हो सकता है और संचित मूत्र में संक्रमण होने की संभावना बढ़ जाती है।

श्वसन तंत्र में होनेवाले परिवर्तन—गर्भावस्था के अंतिम दिनों में गर्भाशय इतना ऊपर उठ जाता है कि उसका दबाव फेफड़ों पर पड़ने लगता है, जिससे गर्भिणी गहरी साँसें नहीं ले पाती है और उसके भीतर पर्याप्त मात्रा में ऑक्सीजन नहीं पहुँच पाता है। अत: श्वसन क्रिया तेज हो जाती है और कभी-कभी गर्भिणी का दम फूलने लगता है।

मांसपेशियों और कंकाल तंत्र में बदलाव—गर्भावस्था के दौरान टाँगों की मांसपेशियों में बार-बार ऐंठन भरा दर्द हो सकता है। इसके अतिरिक्त, श्रोणि संधियों से जुड़े तंतुओं में हलकी मुलायमियत आ जाती है और उनका सामान्य कसाव कम हो जाता है। गर्भावस्था के दूसरे माह के आते-आते यह बदलाव महसूस होने लगता है। इसके फलस्वरूप पीठ में दर्द हो सकता है।

पाचन क्रिया में बदलाव—गर्भावस्था में माँ और शिशु के बीच एक

सुव्यवस्थित सहजीवन की दशा होती है। माँ को अपने शरीर की आवश्यकताओं के अतिरिक्त भ्रूण, अपरा तथा गर्भाशय की वृद्धि के लिए भी पोषण की आवश्यकता होती है। माँ का भोजन पर्याप्त होता है, तब बच्चा माँ के भोजन से अपनी आवश्यकताओं की पूर्ति कर लेता है। अगर माँ का भोजन अपर्याप्त होता है, तब शिशु अपनी आवश्यकताओं की पूर्ति माँ के ऊतकों से करता है, परिणामस्वरूप वह दुर्बल होने लगता है।

अंत:स्रावी ग्रंथियाँ—गर्भावस्था के दौरान थायरॉइड ग्रंथि का कार्य बढ़ जाता है। इसलिए कुछ गर्भवती स्त्रियों में यह ग्रंथि आकार में इतनी बढ़ जाती है कि यह गरदन में फूली हुई साफ दिखने लगती है। रक्त में इसके हॉर्मोन थायरोक्सीन की मात्रा बढ़ जाती है। यदि माँ में आयोडीन की कमी हो, तब गलगंड या घेंघा हो सकता है।

अधिवृक्क ग्रंथि (Adrenal Glands) एवं पाराथायरॉइड (parathyroid) ग्रंथि भी गर्भावस्था में बढ़ जाती हैं और उनसे हॉर्मोन का स्राव भी बढ़ जाता है।

गर्भिणी के भार में वृद्धि—पूरे गर्भकाल में गर्भिणी का भार लगभग 9 से 11 किलोग्राम बढ़ता है। यदि भार वृद्धि 9 किलोग्राम से कम हो, तब अतिरिक्त पौष्टिक आहार देकर माँ का भार बढ़ाने की कोशिश की जाती है। अगर अचानक भार बढ़ने लगे, तब माँ को प्रीइक्लैंपसिया होने का डर रहता है और ऐसी स्थिति में पूरी जाँच जरूरी है।

गर्भाशयी ऊँचाई और गर्भकाल के हफ्ते—हर एक हफ्ता बीतने के साथ-साथ माँ के बढ़ते हुए गर्भाशय की ऊँचाई में वृद्धि होती है। 12 हफ्ते तक इसका ऊपरी हिस्सा श्रोणि से ऊपर निकल जाता है। 16 हफ्तों के आस-पास यह श्रोणि और नाभि के बीच तक पहुँच जाता है और 22-24 हफ्ते में यह नाभि के स्तर पर पहुँच जाता है। 36 हफ्ते होने तक पेट में गर्भाशय की ऊँचाई अधिकतम हो जाती है और यह वक्षास्थि के निचले किनारे को छूने लगता है। इस समय पेट का घेरा 36 इंच का हो जाता है। सामान्य वृद्धि से कम या अधिक होने पर जाँच-परख करना जरूरी है।

□

गर्भ-धारण

—डॉ. अलका पांडेय

गर्भ-धारण के लिए शुक्राणु का डिंब को भेदना आवश्यक है, जो निषेचन कहलाता है। यह निषेचन पुरुष और स्त्री के समागम से होता है। वीर्य स्खलित होने पर लाखों शुक्राणु स्त्री के योनि मार्ग में पहुँच जाते हैं। योनि में पहुँचते ही ये शुक्राणु द्रुत गति से तैरते हुए पहले गर्भाशय और फिर उसे भी पार करते हुए डिंब-वाहिनी नलिकाओं में पहुँच जाते है। शुक्राणुओं का जीवन काल 48 से 72 घंटे तक का होता है। यदि इस अवधि में कोई डिंब निर्मुक्त होता है तो वे इसे निषेचित करने की पूरी कोशिश करते हैं।

नवनिर्मुक्त डिंब की सतह पर जोना पेलुसिडा (zona pellucida) नाम की कोशिकाओं की एक जेलीनुमा परत होती है। जोना पेलुसिडा के बाहर कुमुलस ऊफोरस (cumulus oophorus) नाम की एक और परत होती है। शुक्राणु को डिंब का निषेचन करने के लिए इन दोनों परतों को भेदना आवश्यक होता है। शुक्राणु का अग्रछोर कुछ विशेष एंजाइम निकालता है, जो दोनों परतों की कोशिकाओं को छितराकर शुक्राणु के लिए डिंब के भेदन का मार्ग सुगम कर देता है।

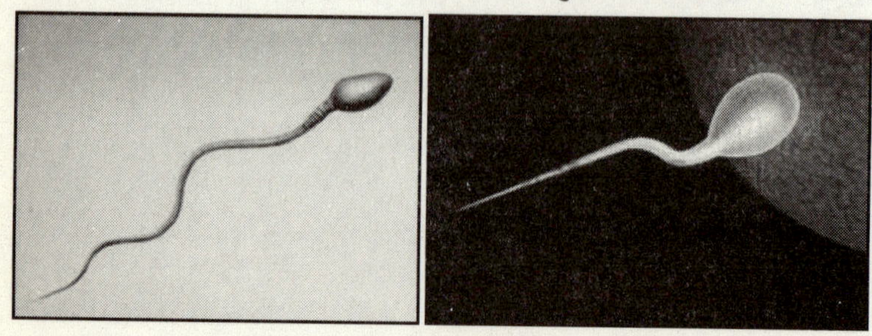

यद्यपि अनेक शुक्राणु जोना पेलुसिडा पर उमड़ पड़ते हैं, किंतु भेदन में सफलता केवल एक को ही मिलती है।

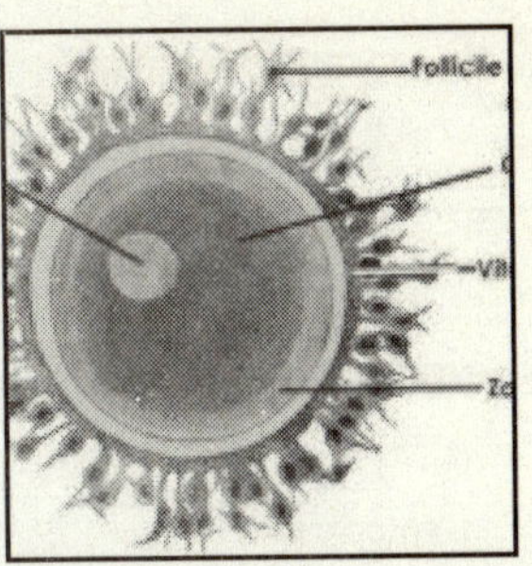

डिंब से शुक्राणु का यह मिलन किसी एक डिंब वाहिनी नलिका के बाहरी हिस्से में संपन्न होता है। शुक्राणु के 23 क्रोमोसोम से मिलकर डिंब के 23 क्रोमोसोम कुल 46 क्रोमोसोम बनाते हैं, जो मनुष्य की सामान्य क्रोमोसोम संख्या है। निषेचित डिंब गर्भाशय तक पहुँच एक blastocyst बन जाता है। इस दौरान blastocyst की कोशिकाओं में पुनर्विभाजन की क्रिया शुरू होती है। गर्भाशय के अंदर तक पहुँचने में इसे तीन से पाँच दिन लग जाते हैं और यह कई कोशिकाओं का समूह बन चुका होता है। भ्रूण की रचना केंद्रीय कोशिकाओं से होती है, जबकि परिधीय कोशिकाएँ आपस में मिलकर अपरा एवं उसकी झिल्ली का निर्माण करती हैं।

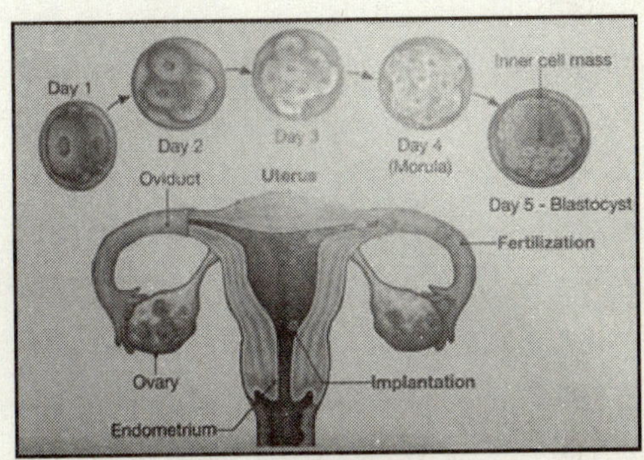

1. निषेचन से आरोपण तक

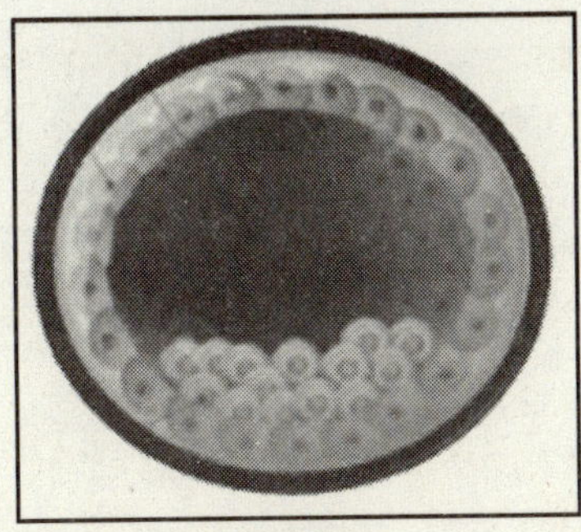

2. ब्लास्टोसिस्ट

गर्भ-धारण की पहचान

गर्भ ठहरते ही शरीर में एक साथ ढेरों परिवर्तन आते हैं। शरीर जैसे एकजुट होकर माँ बनने की तैयारी में लग जाता है।

मासिक का चूकना—यह सबसे पहला लक्षण है, जिससे गर्भ-धारण की संभावना की ओर ध्यान जाता है। लेकिन कभी-कभी कुछ गर्भवती महिलाओं में असामान्य रूप से पहले दो या तीन महीनों में हलका मासिक स्राव हो सकता है।

प्रातःकालीन वमन—अधिकांश महिलाओं को यह कष्ट उठाना पड़ता है। यह लक्षण आमतौर पर गर्भावस्था के दूसरे माह में प्रकट होता है। इसकी गंभीरता प्रत्येक स्त्री में अलग-अलग होती है। कुछ का हलका-फुलका जी ही मिचलाता है तो कुछ को जोर की उल्टियाँ होती हैं। यदि उल्टियाँ सारे दिन होती रहें, जिसके कारण माँ का स्वास्थ्य निरंतर गिरता जाए तो उसे गर्भिणी-अतिवमन कहते हैं। ऐसी अवस्था में यथाशीघ्र उपचार जरूरी है, अन्यथा माँ और शिशु दोनों के स्वास्थ्य पर बुरा प्रभाव पड़ेगा।

अतिलालास्रावता—गर्भावस्था के प्रथम त्रिमास में गर्भिणी के मुँह में खूब थूक आ सकता है।

अस्वाभाविक पदार्थों को खाने की इच्छा—गर्भिणी की इन दिनों अन्न खाने की इच्छा नहीं होती; बल्कि खट्टे, चटपटे, मिर्च-मसालेदार पदार्थों को खाने की इच्छा होती है। कभी-कभी अखाद्य वस्तुओं, जैसे—खड़िया, मिट्टी, कोयला आदि खाने की इच्छा होती है।

कब्जियत—यह अधिकांश गर्भिणी में देखा जाता है। अधिक पानी पीना, पत्तेदार सब्जियाँ, ताजे फल एवं साबुत अनाज खाने से कब्ज में आराम मिलता है। जरूरत पड़ने पर दवा भी ली जा सकती है।

मूत्रशा की बारंबारता—गर्भावस्था के दूसरे-तीसरे माह में बढ़ते हुए गर्भाशय का मूत्राशय पर दबाव पड़ने से बार-बार मूत्रशा की इच्छा होती है। इसके पश्चात् दूसरे त्रिमास में जब गर्भाशय बढ़कर श्रोणी शिखर से ऊपर उठ जाता है, तब यह प्रवृत्ति स्वतः समाप्त हो जाती है। फिर गर्भावस्था के तीसरे त्रिमास में गर्भस्थ शिशु का सिर नीचे आता है और मूत्राशय पर दबाव डालता है, जिसके परिणामस्वरूप पुनः मूत्रशा की बारंबारता बढ़ जाती है।

स्तनों के लक्षण—गर्भ-स्थापना हो जाने के पश्चात्—विशेष रूप से प्रथम सगर्भाओं को—स्तन भारी, वेदना-युक्त एवं तनावपूर्ण मालूम देने लगते हैं। उनकी

त्वचा में नीले रंग की शिराएँ स्पष्ट दिखाई देने लगती हैं। स्तन मंडल काला पड़ने लगता है और इसके ऊपर साबूदाने के आकार की छोटी-छोटी ग्रंथियाँ बन जाती हैं।

पेट का बढ़ना—पेट का बढ़ना काफी समय बाद दिखना शुरू होता है। जो महिलाएँ पहले कई बार माँ बन चुकी हैं, उनमें उदरीय भित्ति में ढीलापन आ चुका होने के कारण यह वृद्धि अपेक्षाकृत जल्दी ही स्पष्ट होने लगती है।

जीव स्पंद—माँ को अपने अंदर एक जीव के चलने का एहसास होता है। जीव स्पंद प्रायः अठारहवें से बीसवें हफ्ते के बीच महसूस होता है। यह गतिशीलता गर्भ के नौवें महीने तक बनी रहती है। आखिरी महीनों में इसकी विशेष अहमियत होती है। अगर कभी बच्चे की चाल सुस्त हो, तब तुरंत डॉक्टर से जाँच करानी चाहिए।

गर्भ-धारण को सुनिश्चित करने के लिए विशेष परीक्षण–

मूत्र परीक्षण—यह परीक्षण गर्भवती स्त्री के मूत्र में पाए जानेवाले हार्मोन एच.सी.जी. पर निर्भर करता है। यह जाँच सुबह के मूत्र से करनी चाहिए। आज-कल दुकानों में भी विभिन्न तरह की किट उपलब्ध हैं, जिससे यह परीक्षण घर बैठे किया जा सकता है। किट में अगर बैंगनी रंग की दो लकीरें आ जाएँ तो इसका मतलब है महिला गर्भवती है।

अल्ट्रासाउंड—श्रोणिक्षेत्र के अल्ट्रासाउंड परीक्षण से गर्भ के होने या न होने की पुष्टि की जा सकती है। सामान्य अल्ट्रासाउंड से पाँचवें या छठे हफ्ते तक गर्भ का पता चलता है। आठवें हफ्ते तक भ्रूण की छवि और भी स्पष्ट हो जाती है तथा उसके हृदय का स्पंदन भी साफ दिखने लगता है।

गर्भस्थ शिशु का विकास

4-5 सप्ताह—निषेचित डिंब गर्भाशय के अंतःपरत से भलीभाँति चिपक जाता है। इस समय तक वह बहुकोशिकीय भ्रूण में बदल चुका होता है। उसकी बाह्य कोशिकाएँ जड़ों के समान विकसित होकर माँ की रक्त नलिकाओं से जुड़ जाती हैं। दूसरी ओर, आंतरिक कोशिकाएँ विभाजित होकर तीन स्तरों में बँट जाती हैं। आगे चलकर इन तीन स्तरों से ही शिशु के शरीर के अलग-अलग अंग विकसित होते हैं। एक स्तर की कोशिकाओं से मस्तिष्क, स्नायु तंत्र, त्वचा, आँखें और कान बनते हैं। दूसरे स्तर की कोशिकाओं से फेफड़े, पेट और आँतें बनती हैं। तीसरे स्तर की कोशिकाएँ हृदय, रक्त पेशियों और अस्थियों के रूप में विकसित

होती हैं। इन शुरू के हफ्तों में बच्चे का हृदय बनना शुरू हो जाता है और उसकी कुछ रक्त-वाहिकाएँ भी बनकर तैयार हो जाती हैं। ये रक्त-वाहिकाएँ भ्रूण को माँ से जोड़ती हैं और आगे चलकर नाभि, रज्जु या नाल का रूप लेती हैं।

6-7 सप्ताह—भ्रूण में छठे-सातवें हफ्ते में हृदय की जगह पर एक बड़ा उभार निर्मित होता है। हृदय धड़कना शुरू कर देता है। मस्तिष्क के विकसित होने के लिए भी एक गूमड़-सा उठ जाता है, जिसके दोनों ओर गड्ढे-से पड़ने लगते हैं, जिनसे कान बनते हैं। आँखों की रचना की तैयारी भी इसी समय होती है।

छठे से सातवें सप्ताह के बीच होंठ, तालू और मूर्धा की रचना होती है। अगर इस बीच विकास में कोई रुकावट आती है तो भ्रूण के होंठ, तालू या मूर्धा के बीच कटाव रह जाता है। यह दोष ही कटे हुए अपूर्ण होंठ और कटे हुए तालू के रूप में प्रकट होता है। इस समय भ्रूण सिर से नितंब तक 8 मिलीमीटर लंबा हो जाता है।

8-9 सप्ताह—बच्चे का चेहरा स्पष्ट होने लगता है। आँखें, मुँह और जीभ बन जाते हैं, हाथ एवं पाँव बन जाते हैं और उनमें उँगलियों के लिए कटाव स्पष्ट हो जाते हैं। हृदय, मस्तिष्क, फेफड़े, गुर्दे, जिगर और आँतें भी इस समय विकसित हो रहे होते हैं। नौ हफ्तों में शिशु की पूरी लंबाई लगभग 17 मिली मीटर हो जाती है।

10-14 सप्ताह—गर्भ-धारण के पहले 12 हफ्तों के अंदर ही गर्भस्थ शिशु मनुष्य का पूरा रूप ले चुका होता है। उसमें सभी अंगों, पेशियों, हाथ, पाँव और अस्थियों की रचना हो चुकी होती है। इस समय तक जननांगों का भी भलीभाँति विकास हो चुका होता है। इस समय शिशु की लंबाई लगभग 50 मिली मीटर होती है।

15-22 सप्ताह—15-22वें हफ्तों के बीच गर्भस्थ शिशु का तेजी से विकास होता है। उसके शरीर में पर्याप्त वृद्धि हो जाने से अब उसके सिर और धड़ काफी अनुपात में आ जाते हैं। अब सिर धड़ के मुकाबले बड़ा नहीं दिखता। चेहरे पर मानवीय आकृति अधिक स्पष्ट दिखने लगती हैं और सिर के बाल, भौहें एवं बरौनियाँ बनने लगती हैं। उँगलियों की त्वचा पर रेखाएँ पड़ जाती हैं। अत: शिशु के पास अब उँगलियों की अपनी विशिष्ट छाप होती है। हाथों एवं पाँवों की उँगलियों और अँगूठों पर नाखून बनने लगते हैं। इस समय शिशु का शरीर अत्यंत सूक्ष्म, मुलायम रोमों से आच्छादित हो जाता है।

18-22 सप्ताह—इस समय माँ को पहली बार शिशु की गति का एहसास होता है। इस हफ्ते शिशु की लंबाई लगभग 160 मिली मीटर हो जाती है।

25-30 सप्ताह—अब गर्भस्थ शिशु और भी फुरती से हिलने-डुलने और

हाथ-पाँव चलाने लगता है। यह स्पर्श या ध्वनि से प्रतिक्रिया भी देने लगता है। शिशु जिस द्रव में तैरता है, उसी द्रव से किंचित् मात्रा के घूँट भी लेता है और उसी द्रव में मूत्र-त्याग भी करता है। शिशु की धड़कन अब स्टेथेस्कोप से सुनी जा सकती है। इस समय शिशु पर एक सफेद लसलसा द्रव पदार्थ लिपटा होता है, जिसे वर्निक्स (vernix) कहते हैं। यह त्वचा की सुरक्षा करता है। लगभग 26 हफ्तों के आस-पास उसके हाथ-पाँव की उँगलियों पर निशान आ चुके होते हैं।

24 हफ्ते का शिशु जीवन-क्षम शिशु होता है, यानी अब जन्म लेने पर भी वह जीवित रह सकता है। 30 हफ्ते का शिशु लगभग 240 मिलीमीटर का होता है।

31-40 सप्ताह—गर्भावस्था के तीसवें सप्ताह में शिशु की त्वचा अत्यंत पतली होती है और उसके नीचे वसा की परत नहीं होती। गर्भावस्था के आखिरी 6 से 8 हफ्तों में ही यह वसा की परत तेजी से बनने लगती है। 32 हफ्तों के आस-पास गर्भस्थ शिशु का सिर आमतौर से नीचे की ओर घूम जाता है और वह प्रसव के लिए तैयार हो जाता है। प्रथम बार के गर्भ-धारण में इस समय शिशु का सिर स्त्री की श्रोणि गुहा में आ जाता है और छत्तीसवें हफ्ते के आस-पास सिर श्रोणिगुहा में स्थिर हो जाता है। यदि अंत तक सिर श्रोणिगुहा मुख के ऊपर बना रहे, तब प्रसूति विशेषज्ञ को यह देखना होता है कि यह श्रोणिगुहा से गुजर सकेगा या नहीं।

शिशु का पोषण

गर्भ-धारण के तेरहवें दिन के आस-पास भ्रूण के चारों ओर एक गुहा सरीखी संरचना बन जाती है। यह गुहा दो झिल्लियों से आच्छादित होती है। बाहरी झिल्ली जरायु/कोरियन (corion) कहलाती है और आंतरिक झिल्ली को उल्व एम्नियन (amnion) कहते हैं।

जरायु गर्भाशय के ऊतकों से जुड़कर अपरा (Placenta) की रचना करता है। इसके उँगलीनुमा उभार गर्भाशय की भित्ति के अंदर घुस जाते हैं। इसी में शिशु की पहली रक्त वाहिकाएँ होती हैं। जरायु शिशु से कायवृत द्वारा जुड़ा होता है, जो बाद में नाल बनाता है। उल्व शिशु के चारों ओर एक खोल बना लेता है। इसमें एक द्रव पदार्थ उल्व द्रव (Amniotic fluid) भरा रहता है। शिशु इस उल्व द्रव में तैरता है। यह उल्व द्रव गर्भाशय को लगनेवाले बाहरी धक्कों को झेलकर शिशु की रक्षा करता है। गर्भ-धारण के इक्कीसवें दिन अपरा और भ्रूण के बीच रक्त संचारित होना शुरू हो जाता है। माँ और भ्रूण की रक्तवाहिकाएँ, कोशिकाओं की

एक पतली झिल्ली के माध्यम से पदार्थों का आदान-प्रदान करती हैं। शिशु के उत्सर्ज पदार्थ इस रोधिका से होकर माँ के रक्त में चले जाते हैं और माँ के रक्त से पोषक पदार्थ एवं ऑक्सीजन इसी रोधिका से गुजरकर शिशु के रक्त में पहुँचते हैं; लेकिन विषाणुओं और रोगाणुओं जैसे नुकसानदेह सूक्ष्म जीव तथा कुछ रासायनिक पदार्थ एवं दवाएँ भी कभी-कभी अपरा रोधिका को पार कर शिशु के शरीर में पहुँच जाते हैं, जिससे शिशु को नुकसान हो सकता है।

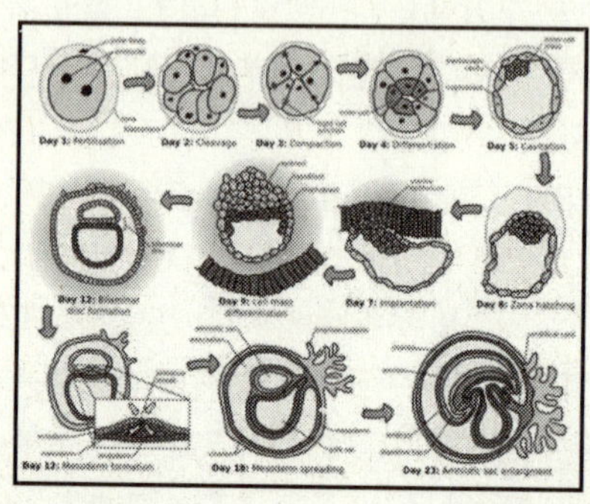

क्रोमोसोम और जीन

माँ के डिंब और पिता के शुक्राणु दोनों में ही अति सूक्ष्म धागे जैसी संरचनाएँ होती हैं, जिन्हें 'क्रोमोसोम' कहते हैं। क्रोमोसोम के माध्यम से ही माता-पिता की व्यक्तिगत विशेषताएँ, जैसे कि नैन-नक्श, रूप एवं कद-काठी शिशु में आती हैं और शिशु का लिंग-निर्धारण भी क्रोमोसोम के आधार पर ही होता है। प्रत्येक क्रोमोसोम में लगभग 2,000 जीन होते हैं। इनसे व्यक्तित्व और बुद्धिमत्ता जैसी विशेषताएँ भी प्रभावित होती हैं। यद्यपि इन पर अन्य बातों, जैसे कि बच्चों में पालन-पोषण और परिवेश, का भी काफी प्रभाव पड़ता है।

निषेचित डिंब में 46 क्रोमोसोम होते हैं—23 माँ से और 23 पिता से। इनमें से दो-एक माँ से और एक पिता से—लिंग क्रोमोसोम होते हैं। माँ से आनेवाला लिंग क्रोमोसोम X प्रकार का होता है, परंतु पिता से मिलनेवाला क्रोमोसोम X प्रकार का भी हो सकता है और Y प्रकार का भी। यदि डिंब पिता के X क्रोमोसोम वाले शुक्राणु से निषेचित होता है तो लड़की होती है और Y क्रोमोसोम वाले शुक्राणु से निषेचित होता है तो लड़का होता है।

□

गर्भाधान पूर्व सलाह

—डॉ. शांति राय

प्रसव पूर्व जाँच—प्रसव पूर्व जाँच एवं सलाह की एक महत्त्वपूर्ण भूमिका है। इस जाँच में दंपती के पूरे इतिहास एवं जाँच-पड़ताल द्वारा यह जानकारी प्राप्त की जाती है कि उनके होनेवाले बच्चे को किसी विशेष गड़बड़ी के होने की कितनी संभावना है, गर्भ सही-सलामत रहने की कितनी उम्मीद है और माँ को स्वस्थ गर्भ-धारण के कारण कोई विशेष खतरा तो नहीं। जाँच के बाद यह भी निर्धारित कर लिया जाता है कि जाँच में पाई गई किसी विशेष समस्या का कैसे समाधान किया जाए। कुछ समस्याएँ वंशानुगत होती हैं, जैसे समय पूर्व प्रसव, जुड़वाँ बच्चे, कम वजन के बच्चे, रक्तजनित कुछ गड़बड़ियाँ जैसे थैलेसीमिया, सिक्ल सेल डिजीज, ग्लूकोज-6 phosphate dehydrogenase की कमी इत्यादि। किसी-किसी विशेष जन समूह में Hepatitis B एवं HIV की समस्या भी साधारण से अधिक होती है और ये बीमारियाँ माँ से भ्रूण को लग सकती हैं। माँ में कुछ गड़बड़ी या कोई ऐसी बीमारी पहले से हो सकती है, जिसके कारण गर्भ-धारण या स्वस्थ गर्भ संभव नही है। कुछ गड़बड़ियाँ गर्भाधान के बाद भी पैदा हो सकती हैं, जिनका बुरा प्रभाव माँ या गर्भस्थ शिशु पर पड़ सकता है और कभी-कभी जानलेवा भी हो सकता है। इन्हीं कारणों से गर्भाधान के पहले एक बार चिकित्सक से मिलकर यह सुनिश्चित कर लेना उचित है कि गर्भ-धारण माँ एवं शिशु दोनों के लिए सुरक्षित है कि नहीं और अगर कोई खतरा है तो क्या और कितना। वे सभी समस्याएँ, जिनका उपचार संभव है, गर्भाधान के पहले ही निपटा ली जाएँ तो अच्छा है। अगर बार-बार गर्भ में एक ही तरह की अड़चन पैदा होती है तो उसकी पूरी जाँच-पड़ताल एवं उसका निदान भी अगले गर्भाधान के पहले हो जाना आवश्यक है।

गर्भाधान के बाद भी अपनी जाँच चिकित्सक की सलाह के अनुसार समय-

समय पर कराते रहनी चाहिए, ताकि किसी भी उत्पन्न हुई जटिलता की शीघ्र पहचान हो सके और उसका उपचार भी समय पर किया जा सके।

गर्भाधान के पहले इन विषयों के ऊपर विचार करके उनके संबंध में सलाह लेना जरूरी है—

वातावरण—अगर महिला किसी फैक्टरी में या ऐसी जगह काम कर रही है, जहाँ पारा (Mercury) या सीसे (Lead) का काम होता है तो इसका गर्भ पर बुरा असर पड़ सकता है।

महिला का वजन—अपनी-अपनी लंबाई के अनुसार एक व्यक्ति का वजन एक खास सीमा के अंदर होना चाहिए। इस सीमा से बहुत अधिक या बहुत कम वजन गर्भाधान के लिए ठीक नहीं है। उचित वजन के लिए आवश्यकतानुसार महिला को खान-पान में परिवर्तन लाना आवश्यक है।

बहुत अधिक वजन हो तो मधुमेह एवं रक्तचाप की जाँच जरूरी है तथा गर्भ-धारण के पहले ही वजन कम करना आवश्यक है। सामान्य से कम वजन वाली महिलाओं को अपने खान-पान में सुधार लाना एवं पौष्टिक भोजन करना आवश्यक है, ताकि गर्भाधान के पहले उनका वजन अपनी सामान्य सीमा तक पहुँच जाए। ऐसा नहीं करने पर समय पूर्व प्रसव एवं दुबले-पतले बच्चों के जन्म लेने की संभावना रहती है।

वैसे तो हमारे देश में महिलाओं में धूम्रपान या नशीले पदार्थों का सेवन यदा-कदा ही देखा जाता है, पर बढ़ते वैश्वीकरण के कारण सामाजिक परिवर्तन बहुत तेजी से आ रहा है और बड़े-बड़े शहरों में काफी महिलाएँ धूम्रपान या नशीले द्रव्यों का शिकार हो रही हैं। इनका गर्भ पर बुरा प्रभाव पड़ता है। गर्भाधान के पहले धूम्रपान या नशीले पदार्थ का सेवन बंद करना जरूरी है।

सामाजिक परिवेश

कई परिवारों में स्त्री को उचित सम्मान देने के बजाय उनका निरादर व अपमान किया जाता है और यदा-कदा मारपीट भी हो जाती है। स्वस्थ गर्भ के लिए यह उचित नहीं और मानसिक तनाव या शारीरिक चोट गर्भ को हानि पहुँचा सकता है।

रक्त की जाँच

महिला के ब्लड ग्रुप एवं आर.एच. की जाँच होनी आवश्यक है। आर.एच. पॉजीटिव है या निगेटिव, यह जानना जरूरी है। यदि पत्नी आर.एच. निगेटिव हो

और पति आर.एच. पॉजीटिव तो आर. एच. incompatability का खतरा रहता है, जो भविष्य के गर्भ के लिए खतरनाक हो सकता है। पहले किसी कारणवश महिला को रक्त चढ़ाया गया हो तो उस समय आर.एच. की जाँच हुई थी कि नहीं, पहले कभी गर्भपात, एक्टोपिक प्रेग्नेंसी या प्रसव हुआ है तो उस समय आर.एच. एंटीबडी की सूई पड़ी थी कि नहीं, इन बातों की जानकारी भी जरूरी है।

हृदय रोग

हृदय रोग से ग्रसित महिलाओं के लिए गर्भ अधिक जोखिम भरा होता है। दिल की कई बीमारियाँ गर्भ या गर्भवती महिला पर विशेष प्रभाव नहीं डालतीं और महिला आराम से गर्भ-धारण कर सकती है पर कुछ बीमारियाँ काफी खतरनाक होती हैं और ऐसी महिलाओं को गर्भ-धारण की कोशिश न करना ही उचित है। कुछ बीमारियों में ऑपरेशन की जरूरत होती है, जिससे महिला के स्वास्थ्य में काफी सुधार की संभावना रहती है। ऐसा ऑपरेशन गर्भाधान के पहले ही हो जाना जरूरी है।

मधुमेह

अगर पहले से मधुमेह की बीमारी का पता है तो उसे पूरी तरह काबू में लाने के बाद ही गर्भ-धारण की कोशिश करें। अनियंत्रित मधुमेह से गर्भ स्थित शिशु को अनेकानेक कठिनाइयों का सामना करना पड़ता है; जैसे—गर्भपात, शारीरिक विकृति, समय-पूर्व जन्म और गर्भ में ही अचानक निधन। माँ को भी अनियंत्रित मधुमेह के कारण कई परेशानियाँ हो सकती हैं; जैसे—डायबीटिक कोमा, अत्यधिक उल्व द्रव (hydramnios), समय-पूर्व प्रसव इत्यादि। केवल गर्भाधान के समय ही नहीं, बल्कि गर्भ की पूरी अवधि में मधुमेह को नियंत्रित रखना आवश्यक है। इसके लिए खान-पान का सही नियंत्रण तथा दवा/इंसुलिन की सूई का उपयोग जरूरी हो सकता है। गर्भाधान के पहले यह भी जान लेना जरूरी है कि माँ के अन्य अंगों पर मधुमेह का कितना दुष्प्रभाव पड़ा है, क्योंकि गर्भावस्था में उनकी भी देखभाल करते रहना होगा।

मिरगी (Epilepsy)

गर्भावस्था में मिरगी का दौरा पड़ने से शिशु को हानि पहुँच सकती है। मिरगी के लिए जो दवाएँ दी जाती हैं, उनसे भी शिशु में कई विकृतियाँ आने का डर रहता

है। कुछ विशेष दवाएँ तो अत्यंत ही खतरनाक हैं। अत: उचित है कि मिरगी का दौरा लगातार दो वर्षों तक बंद रहने के बाद ही गर्भाधान की तैयारी करें। अगर बीच में गर्भाधान हो ही गया तो एक साथ दो-तीन तरह की दवाएँ लेने के बजाय किसी एक दवा को, जिसका शिशु पर सबसे कम दुष्प्रभाव पड़ता हो, लेना उचित है।

त्वचा संबंधी बीमारियाँ—गर्भावस्था के शारीरिक बदलाव में त्वचा, बाल एवं नाखून भी शामिल हैं। कुछ विशेष त्वचा संबंधी बीमारियाँ गर्भावस्था में ही उत्पन्न होती हैं और प्रसव के बाद धीरे-धीरे समाप्त हो जाती हैं। कुछ अन्य बीमारियाँ, जो किसी भी सामान्य व्यक्ति को होती हैं, वे गर्भवती और प्रसूता को भी हो सकती हैं। त्वचा रोग के लिए दी जानेवाली कुछ दवाएँ गर्भ के लिए हानिकारक हैं और उनका उपयोग गर्भावस्था में वर्जित है, जैसे मिथोट्रेक्सेट, सोरालिन (Psoralen) $ अल्ट्रावायलेट ए (Ultraviolet A) माइकोफेनोलेट मोफेटिल, रेटिनॉयड इत्यादि। दूध पिलानेवाली माँ को साइक्लोस्पोरिन नहीं लेनी चाहिए।

रोग-निरोधक टीका

रुबेला IgG एंटीबडी की जाँच गर्भाधान पूर्व करा लेना और निगेटिव होने पर रुबेला का टीका लगवा लेना चाहिए, ताकि गर्भावस्था के समय रुबेला के संक्रमण का डर न रहे। टीका पड़ने के दो महीने बाद ही गर्भाधान होना चाहिए।

दवाएँ

हो सकता है, महिला को किसी अन्य रोग के लिए कुछ दवाएँ अकसर या हमेशा पड़ती हों। उन्हें अपने चिकित्सक से मिलकर यह सुनिश्चित कर लेना जरूरी है कि उन दवाओं का गर्भ पर कितना और क्या असर पड़ेगा। जो दवाएँ बहुत जरूरी हों, उन्हें ही लेना चाहिए और आवश्यकता के अनुसार दवा में बदलाव भी करा लेना जरूरी है। कैंसर, एड्स, हेपेटायटिस, मलेरिया इत्यादि रोगों की जानकारी भी चिकित्सक को देना आवश्यक है।

वंशानुगत बीमारियाँ

अगर परिवार में अभी या पहले कोई न्यूरल ट्यूब डिफेक्ट, कीटोलिरिया विनाइल (Ketoelyria vinyl), थैलेसीमिया इत्यादि से ग्रसित किसी का जन्म हुआ है तो इनके होने का अंदेशा बढ़ जाता है।

पूर्व गर्भपात या मृत शिशु

अगर महिला को पहले कभी कोई गर्भपात या नवजात शिशु का नुकसान हुआ हो तो उसकी पूरी छानबीन कर उसके कारण का पता लगाने की कोशिश करनी चाहिए, ताकि ऐसी दुर्घटना को भविष्य में होने से रोका जा सके।

माता-पिता की उम्र

गर्भाधान के समय माँ की उम्र अधिक होने पर भ्रूण में विकृतियों के होने का अधिक डर रहता है। पिता की उम्र का कोई प्रभाव पड़ता हो, ऐसा अभी मालूम नहीं है।

□

गर्भवती महिला की देखभाल
(Prenatal Care)

—डॉ. मीना सामंत

गर्भ-धारण एक सुखद और अनूठा अनुभव है, पर गर्भवती महिला की उचित देखभाल अत्यंत ही महत्त्वपूर्ण है, नहीं तो यह सुखद अनुभव बहुत बार दुःख का कारण बन जाता है। विकसित देशों में उचित देखभाल के कारण मातृ मृत्यु-दर अत्यंत ही नीचे आ चुका है और शिशु मृत्यु-दर भी बहुत कम है। अविकसित देशों के साथ भारत में भी मातृ मृत्यु-दर एवं शिशु मृत्यु-दर अभी भी काफी अधिक है। किसी भी देश के नागरिकों के स्वास्थ्य की स्थिति जानने के लिए उस देश का मातृ मृत्यु-दर एक आईना माना जाता है। मातृ मृत्यु-दर के कम होने का अर्थ है कि उस देश के नागरिकों के स्वास्थ्य की उचित देखभाल हो रही है।

गर्भ-धारण के लक्षण

1. मासिक का रुक जाना।
2. चक्कर आना।
3. अधिक नींद आना, कमजोरी एवं थकान लगना।
4. जी मिचलाना, उलटी लगना या होना।
5. पेशाब की जाँच में गर्भ का टेस्ट सकारात्मक (Positive) आना।
6. रक्त में β-HCG नामक हॉर्मोन की बढ़ी हुई मात्रा।
7. Ultrasound में गर्भाशय में भ्रूण की थैली (Gestational sac) का नजर आना।
8. माँ को पेट में बच्चे के हिल-डुल करने का अहसास होना, जो चौथे या

पाँचवें महीने में शुरू होता है।

9. चिकित्सकीय जाँच में बच्चेदानी का बड़ा और मुलायम हो जाना।

आखिरी मासिक की पहली तारीख को याद रखना जरूरी है, क्योंकि इसी से भ्रूण की उम्र और उसके जन्म की संभावित तिथि निकाली जाती है। गर्भ ठहरने का जब भी अहसास हो तो डॉक्टर से मिलकर गर्भावस्था सुनिश्चित करें। घर में गर्भ की जाँच पॉजिटिव हो, तभी डॉक्टर से मिलें।

आखिर के दो-तीन महीनों में पैरों में सूजन आना सामान्य हो सकता है। देर तक खड़ा रहने पर ऐसा अधिक होता है और लेटने पर प्रायः खत्म या कम हो जाता है। गर्भावस्था में बारहवें सप्ताह से पेशाब पर नियंत्रण कम हो सकता है, जिसके कारण पेशाब अनायास निकल जाता है। मुँह के मसूड़े (Gum) सूज जाते हैं और मुलायम हो जाते हैं, जिसके कारण ब्रश या दातुन करते समय रक्त निकल सकता है। पेट में जलन अधिक होती है। बवासीर की शिकायत भी हो सकती है, जो बढ़ते गर्भाशय के दबाव एवं कब्जियत के कारण होता है। किसी-किसी के पैरों की नसें फूलकर उभर आती हैं (Varicose veins)। हथेली में झुनझुनाहट, दर्द या कमजोरी हो सकती है।

डॉक्टर को इन बातों की जानकारी अवश्य दें—

- पहले से किसी बीमारी से ग्रस्त हैं।
- किसी दवा का सेवन करती हैं।
- पिछली गर्भावस्था में कोई जटिलता हुई हो।
- परिवार में किसी को जन्मजात बीमारी, मंद बुद्धि या विकृति।
- यदि इलाज से बच्चा ठहरा हो।

डॉक्टर से कब मिलें

सामान्यतः पहले 30 सप्ताह में प्रतिमाह देखा जाता है, उसके बाद प्रति 2 सप्ताह पर और आखिरी माह में प्रति सप्ताह देखा जाता है। यदि कोई जटिलता होती है तो और पहले भी डॉक्टर बुला सकते हैं। पूर्ण रूप से सामान्य स्थिति में भी कम-से-कम तीन से पाँच बार गर्भ के दौरान चिकित्सक से मिल लेना चाहिए। पहली बार जब गर्भ का पता चले, उसके बाद 2-3 महीनों पर। कभी भी बुखार हो, चक्कर आए, शरीर फूल जाए, आँखों के आगे धुँधलापन हो या आँखें चौंधियाने

लगें, खून का रिसाव हो, पतला पानी गिरने लगे, पेट में रुक-रुककर दर्द आने का अहसास हो या बच्चे की चाल कम लगे तो डॉक्टरी सलाह तुरंत लें।

खान-पान कैसा हो

गर्भावस्था में आँतों की गति कम हो जाती है तथा खाना अधिक देर तक पेट में रह जाता है, अत: पेट भरा-भरा महसूस हो सकता है। इसके कारण भूख कम लग सकती है। अपने स्वाद के अनुसार पौष्टिक और हलका भोजन लें, जो आसानी से पच जाए। गर्भावस्था में प्रतिदिन 300 से अधिक कैलोरी की आवश्यकता होती है।

- सुबह के समय भूखे पेट देर तक न रहें।
- भोजन में विलंब न हो।
- तीन मुख्य भोजन के अतिरिक्त बीच-बीच में कुछ नाश्ता, फल, दूध इत्यादि का सेवन करें।
- भोजन के पश्चात् थोड़ी देर लेटकर आराम करें।
- तरल पदार्थ अधिक लें।
- 2 से 3 लीटर पानी प्रतिदिन लें।
- तेज नमक वाले पदार्थ न लें या कम-से-कम लें, जैसे—अचार, चटनी, पापड़ इत्यादि।
- गर्भ के शुरुआती दिनों में कई महिलाओं का जी मिचलाता है या उलटी होती है। कुछ सूखी चीजें, जैसे—बिस्कुट, रोटी इत्यादि को धीरे-धीरे लेने से यह कम हो सकता है। कुछ महिलाओं को अदरक दाँतों के बीच रखने से लाभ मिलता है। यदि मिचली या उलटी अधिक हो तो दवा लेनी पड़ती है। अधिकांश महिलाओं को यह 3 महीने में स्वत: ठीक हो जाता है। अत्यधिक उलटी से स्वास्थ्य बिगड़ने पर पानी चढ़ाने की आवश्यकता भी पड़ सकती है।
- आहार संपूर्ण होने पर भी फोलिक एसिड (vitamin) ऊपर से लेना पड़ता है। यह Folic acid या फोलेट गोली की तरह उपलब्ध होती है, जिसे गर्भ के पहले तीन माह प्रतिदिन अवश्य लेना चाहिए। वैसे तो गर्भ ठहरने के तीन महीने पहले से ही Folic acid लेना शुरू कर देना चाहिए। इसके सेवन से भ्रूण के तंत्रिका तंतु एवं अन्य अवयवों में भी अपरूपता की संभावना काफी कम हो जाती है। इसके अलावा, रक्त निर्माण में भी यह सहायक है।

- खून में हीमोग्लोबिन (Haemoglobin) की कमी (Anaemia) हमारे यहाँ काफी देखी जाती है। अत: लौह (Iron) की गोलियाँ तीसरे महीने के बाद नियमित तौर पर लेनी चाहिए। कैल्सियम और विटामिन-डी की कमी भी गोलियों से पूरी की जाती है। आयोडीन-युक्त नमक लेना ठीक रहता है।
- पूरे गर्भ के दौरान करीब 10 किलोग्राम वजन बढ़ता है। वजन में बहुत कम वृद्धि या अचानक बहुत अधिक वृद्धि खतरनाक हो सकती है।
- शराब एवं कॉफी न लें। धूम्रपान से भी भ्रूण और गर्भ पर प्रतिकूल असर पड़ता है।
- कोई भी दवा या गोली बिना डॉक्टरी सलाह के न लें।
- बाजार या होटल के खाने से बचें, खासकर फास्ट फूड से। सड़क पर बिकनेवाले चाट-पकौड़े न लें।
- कच्चा खाद्य पदार्थ, जैसे—सलाद संक्रमित हो सकता है, अत: उसे अच्छी तरह धोने के बाद ही खाएँ।
- पानी की स्वच्छता पर ध्यान दें।
- भोजन हमेशा हाथ धोकर ही करें।

गर्भावस्था में वजन

पूरे गर्भ के दौरान आपका वजन करीब 12 किलो तक बढ़ सकता है। शुरू के तीन महीनों में उलटी के कारण वजन एक-दो किलो ही बढ़ पाता है, पर उसके बाद प्रति सप्ताह करीब 1 पौंड की वृद्धि होती है। वजन का अचानक बहुत बढ़ जाना ठीक नहीं है। यदि ऐसा हो तो अपने डॉक्टर से मिलें। गर्भावस्था में वजन घटाने की कोशिश न करें। प्रसव के बाद दो-तीन महीने के अंदर ही वजन घटकर प्रसव पूर्व वजन के समकक्ष हो जाता है।

गर्भावस्था में व्यायाम

गर्भवती महिलाओं को नियमित रूप से प्रतिदिन 30 मिनट या अधिक समय तक मध्यम श्रेणी (Moderate) के व्यायाम करने चाहिए, यदि कोई खास बाधा न हो। व्यायाम के समय ध्यान रहे कि थकावट न हो तथा साँस न फूले। यदि माँ गर्भ-धारण के पहले से कुछ व्यायाम कर रही है तो गर्भ-धारण के बाद उन्हें रोकने की जरूरत

नहीं है, पर गर्भ-धारण के बाद नए-नए और थकानेवाले व्यायाम शुरू नहीं करने चाहिए। व्यायाम के समय पानी अधिक पीना चाहिए, ताकि शरीर का तापमान न बढ़े।

व्यायाम प्रतिदिन करें। शुरू में 5 से 10 मिनट रोज, फिर धीरे-धीरे समय बढ़ाएँ। इसे नियमित और रोजाना करें। ढीले, सूती कपड़े पहनें और पानी अधिक पीएँ। बीमार हों तो व्यायाम बंद रखें।

गर्भावस्था में यात्रा

गर्भावस्था में महिलाएँ कामकाजी हो सकती हैं। अपने घर-परिवार के पास आना-जाना लगा रहता है। कुछ लोग छुट्टियों में सैर पर जाते हैं। परदेस में रहनेवाले प्रसव के लिए अपने घर आना पसंद करते हैं। कारण कोई भी हो, यात्रा के समय कुछ सावधानियाँ रखनी पड़ती हैं—

- ऊँची एड़ी के सैंडल या चप्पल न पहनें। इससे गिरने का भय रहता है।
- बहुत भीड़-भाड़वाले स्थान से बचें।
- यदि गाड़ी से सफर करना है तो बड़ी गाड़ी में झटके कम लगते हैं। यदि कार में आगे की सीट पर बैठें तो सीट बेल्ट जरूर बाँधें। सीट बेल्ट इस तरह बाँधें कि बेल्ट पेट के नीचे ज्यादा हो और ऊपरी पेटी दोनों स्तनों के बीच से गुजरे।

हवाई जहाज यात्रा

हवाई जहाज में यात्रा करना गर्भावस्था में कोई विपरीत असर नहीं डालता। छत्तीसवें सप्ताह (आठवें महीने) तक हवाई सफर सुरक्षित है। हवाई अड्डे में एक्स-रे या सुरक्षा जाँच कराई जा सकती है, जो हानिकारक नहीं है। कई एयरलाइंस डॉक्टरी प्रमाण-पत्र की माँग करती हैं कि महिला को कोई जटिलता तो नहीं है। हवाई जहाज में बाहरी सीट बेहतर है, ताकि बीच-बीच में खड़ी हो सकें या थोड़ा चहल-कदमी कर सकें। पानी अधिक लें। 5-6 घंटे से लंबी यात्रा में पैरों की नस में रक्त के जमने का खतरा बढ़ जाता है, जिससे डी.वी.टी. (Deep Vein Thrombosis) जैसी खतरनाक स्थिति उत्पन्न हो सकती है। अत: एक-एक घंटे पर थोड़ा टहल लेना चाहिए। घुटने के नीचे चुस्त ऊँचे मोजे (Stocking) पहन सकती हैं। डी.वी.टी. से बचने के लिए डॉक्टर ऐस्पीरिन (Aspirin) या कोई और दवा दे सकते हैं।

गाड़ी या हवाई सफर में किसी-किसी को उल्टियाँ (Motion sickness) भी

होती हैं, जिससे बचाव के लिए दवा ली जा सकती है। यात्रा के समय स्वच्छ जल या भोजन का खास ध्यान रखें। अपनी रोज लेनेवाली दवाइयाँ और आपातकालीन दवाइयाँ, जैसे—बुखार, पेट की गड़बड़ी, दर्द या चोट की दवाई भी रखें।

अपना स्वास्थ्य पत्र अपने साथ रखें, जिसमें आपकी गर्भावस्था, ब्लड ग्रुप या अन्य विशेष सूचना हो। दवाओं की सूची एवं मेडिक्लेम कार्ड भी साथ रख लेना चाहिए। अंतरराष्ट्रीय यात्रा के पहले कुछ टीके (Vaccines) आवश्यक होते हैं। विभिन्न स्थानों के अनुसार कुछ अलग बीमारी से बचाव के लिए दवाइयों का भी प्रावधान हो सकता है; जैसे—मलेरिया, इन्फ्लुएंजा, टायफाइड इत्यादि।

कामकाजी महिलाएँ—कई महिलाएँ घर से बाहर जाकर काम करती हैं, अन्य घर-गृहस्थी के कामों में व्यस्त रहती हैं। काम कोई भी हो, शारीरिक तौर पर थकानेवाला नहीं होना चाहिए। यदि कोई गर्भ की जटिलता न हो तो माँ अपना काम पहले की भाँति कर सकती है। आराम का विशेष ध्यान दें। रात्रि में 8 घंटे एवं दोपहर में 2 घंटे लेटकर विश्राम करें। लंबे समय तक खड़े रहने तथा शारीरिक व मानसिक रूप से थकानेवाले कार्यों से समय पूर्व और कमजोर नवजात की संभावना रहती है।

बैंक व ऑफिस में कार्यरत महिलाओं को देर तक एक ही मुद्रा में कंप्यूटर के आगे बैठे रहना पड़ता है। वे ध्यान दें कि हर एक-दो घंटे पर कुछ चहल-कदमी कर लें। बैठने की मुद्रा ठीक रखें और पीठ के पीछे तकिया रखें। समय-समय पर आँख और गरदन के व्यायाम भी करें। पैर के नीचे एक पीढ़ा या स्टूल रख लें। कंप्यूटर स्क्रीन या टेलीविजन का उपयोग कम-से-कम करें। कुछ समय निकालकर लेटकर भी आराम करें। पाँचवें महीने के बाद बाईं करवट लेटना माँ और बच्चे के लिए अधिक लाभप्रद है। चित सोना (Supine) हानि पहुँचा सकता है। यदि महिला शिक्षिका है तो देर तक खड़े होकर न पढ़ाएँ। यदि महिला किसी ऐसे पेशे में है, जहाँ रासायनिक पदार्थों या रेडिएशन के संपर्क में आना पड़ता है तो उन्हें छुट्टी ले लेनी चाहिए, क्योंकि ये भ्रूण पर प्रतिकूल असर डाल सकते हैं।

अनेक प्रतिष्ठानों में मातृत्व एवं पितृत्व अवकाश का प्रावधान है। इसका उपयोग करें।

कमर दर्द (Back Pain)

गर्भावस्था में 50 से 70 प्रतिशत महिलाओं को कमर दर्द की शिकायत होती है। लिगामेंट और मांसपेशियों पर जोर पड़ने से ऐसा होता है। झुकने, भारी सामान

उठाने और अधिक चलने से भी कमर दर्द हो सकता है। झुककर काम न करें। बैठते समय पीठ के पीछे तकिए का सहारा लगा लें। ऊँची एड़ी के जूते न पहनें। पीठ के व्यायाम द्वारा मांसपेशियों को मजबूत करें। कभी-कभी हड्डी में कमजोरी हो सकती है, जिसमें कैल्सियम और विटामिन से फायदा होता है।

अधिक तेज दर्द हो तो हड्डी रोग विशेषज्ञ से सलाह लें; क्योंकि हो सकता है, रीढ़ या कूल्हे की हड्डी में कोई बीमारी हो। गरम पानी की बोतल से सेंक, दर्द की गोलियाँ आराम देते हैं; पर दर्द की गोलियों का सेवन बिना डॉक्टर की सलाह के न करें।

कॉर्ड ब्लड बैंकिंग (Cord Blood Banking)

यदि नवजात की नाल से रक्त इकट्ठा कर उसको उपयुक्त बैंक में सुरक्षित रख दिया जाए तो उसका उपयोग भविष्य में उसकी किसी असाध्य बीमारी के लिए की जा सकती है। विश्व का पहला सफल कॉर्ड ब्लड ट्रांसप्लांटेशन सन् 1988 में हुआ था। इस प्रणाली में प्रसव के समय नवजात की नाल से रक्त इकट्ठा किया जाता है और उसे स्टेम सेल बैंक में जमा करवा दिया जाता है। नाल के रक्त में स्टेम सेल काफी संख्या में पाए जाते हैं। यदि माँ या परिवार वाले स्टेम सेल बैंक में रुचि रखते हैं तो अपने चिकित्सक से इसके विषय में जानकारी लें और स्टेम सेल बैंक से पहले से ही संपर्क करें। भारत में यह सुविधा निजी संस्थानों में उपलब्ध है।

यौन संपर्क (Coitus)

एक स्वस्थ गर्भवती महिला का यौन संबंध बनाना स्वाभाविक एवं हानि-रहित होता है। लेकिन जब गर्भपात या समय पूर्व प्रसव का खतरा हो, जैसे—खून या पानी का रिसाव या पेट में दर्द होना तो यौन संपर्क न करें। प्लासेंटा प्रीविया में भी यौन संपर्क मना है।

दाँतों की देखभाल

पूर्ण स्वास्थ्य का ध्यान रखें। दाँतों की देखभाल न भूलें। प्रत्येक सुबह एवं रात में सोने से पहले दाँत साफ करें। जीभ की सफाई और दाँतों के बीच Floss करें। दाँत की जड़ों में संक्रमण या सूजन होने पर उसका शीघ्र इलाज कराएँ।

□

गर्भ एवं स्त्री रोगों के लिए नैदानिक प्रतिबिंब (Imaging)

—डॉ. शांति राय

स्त्री रोगों की पहचान के लिए या गर्भ एवं प्रसव के समय विभिन्न जानकारियों के लिए इमेजिंग की चार भिन्न-भिन्न विधियों का उपयोग आवश्यकतानुसार किया जाता है। ये हैं—

1. अल्ट्रासाउंड
2. एक्स-रे
3. सी.टी. स्कैन
4. एम.आर.आई.।

1. अल्ट्रासाउंड

चिकित्सा-शास्त्र के इतिहास में अल्ट्रासाउंड का आविष्कार मील का पत्थर साबित हुआ है। महिलाओं में न केवल विभिन्न स्त्री रोगों की पहचान एवं चिकित्सा का प्रभाव देखने के लिए इसका उपयोग किया जाता है, बल्कि पूरी गर्भावस्था में भ्रूण के विकास और गर्भ संबंधी विभिन्न जटिलताओं को समझने के लिए भी इसका उपयोग अत्यंत महत्त्वपूर्ण है। अल्ट्रासाउंड से गर्भ या भ्रूण को कोई हानि नहीं पहुँचती है।

गर्भावस्था में अल्ट्रासाउंड से निम्नलिखित जानकारियाँ मिलती हैं—

दूसरा महीना—अगर मासिक अपने समय पर नहीं आया तो अल्ट्रासाउंड से गर्भ है कि नहीं, यदि है तो वह गर्भाशय में है कि अस्थानिक है और कितने

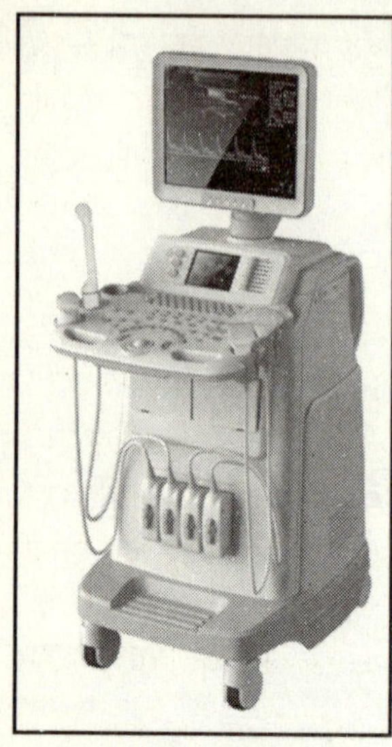

अल्ट्रासाउंड मशीन

दिनों का गर्भ है, इनका पता चलता है। सही देखभाल के लिए यह जानकारी अत्यंत आवश्यक है। अस्थानिक गर्भ का यदि शीघ्र सही उपचार नहीं किया गया तो कभी-कभी यह जानलेवा भी हो सकता है।

तीसरा महीना—इस समय एक विशेष जाँच की जाती है, जिसमें भ्रूण की गरदन के पिछले चमड़े की मोटाई नापी जाती है, जिसे न्यूकल ट्रांसलुसेंसी (Nuchal Translucency या एन.टी. स्कैन) कहते हैं। असामान्य मोटाई विकृत भ्रूण का लक्षण है, जिसकी अन्य जाँचों द्वारा संपुष्टि की जाती है। विकृत भ्रूण साबित हो तो गर्भ समापन किया जा सकता है।

चौथा महीना—गर्भ के अठारहवें सप्ताह में पुन: अल्ट्रासाउंड किया जाता है। इस समय भ्रूण का आकार-प्रकार सुनिश्चित हो चुका होता है और इसके सभी अवयव अपना रूप ले चुके होते हैं। अल्ट्रासाउंड द्वारा भ्रूण के किसी भी अंग में कोई भी विकृति हो तो अब पता चल सकता है। इसे लेवेल 2 (Level 2) स्कैन कहते हैं। कई विकृतियाँ ऐसी होती हैं, जिनमें भ्रूण या नवजात का स्वस्थ जीवन संभव नहीं। इन स्थितियों में गर्भपात का निर्णय लिया जा सकता है।

छठा महीना—गर्भ के चौबीसवें सप्ताह में एक विशेष जाँच द्वारा, जिसे फीटल इकोकार्डियोग्राफी (Foetal Echocardiography) कहते हैं, अल्ट्रासाउंड भ्रूण के हृदय की विकृतियों को पहचान सकता है। यह जाँच विशेष परिस्थितियों में ही की जाती है, जैसे—माँ को मधुमेह या लेवल II स्कैन में भ्रूण के हृदय में कोई गड़बड़ी या पूर्व में हृदय रोग से पीड़ित बच्चे का जन्म।

इसके बाद समय-समय पर जरूरत के अनुसार अल्ट्रासाउंड कराया जा सकता है, जिसमें बच्चे के विकास एवं उल्व द्रव (Amniotic fluid) की मात्रा को देखकर गर्भ की सामान्यता सुनिश्चित की जाती है। यदि विकास सही नहीं हो रहा हो या उल्व द्रव की मात्रा कम हो तो उसके लिए बार-बार जाँच एवं उपचार की जरूरत पड़ती है।

गर्भ के अंतिम दिनों में अल्ट्रासाउंड सही-सही बता सकता है कि भ्रूण सीधा है या नहीं और उसका वजन क्या है ? इन बातों से अंदाजा लगाया जाता है कि सामान्य प्रसव संभव है या ऑपरेशन की जरूरत पड़ेगी। साधारण अल्ट्रासाउंड के अलावा कभी-कभी भ्रूण के विकास में कमी होने पर या उल्व द्रव की मात्रा में कमी होने पर कलर डॉप्लर करना पड़ता है। यह एक विशेष प्रकार का अल्ट्रासाउंड है, जिसमें गर्भाशय, गर्भनाल एवं भ्रूण की रक्त वाहिनियों में रक्त-प्रवाह का आकलन किया जाता है। पाँचवें-छठे महीने में यदि गर्भाशय की रक्त-शिराओं में रक्त प्रवाह की कमी हो तो भविष्य में भ्रूण के विकास में कमी एवं माँ को प्रीइक्लैंपसिया होने की संभावना रहती है। यदि गर्भनाल की रक्त वाहिनियाँ प्रवाह में रुकावट दिखाती हैं तो उसे हर कुछ दिनों पर देखते रहना तब तक जरूरी है, जब तक भ्रूण इतना विकसित हो जाए कि उसे बाहर निकालकर स्वस्थ रखा जा सके।

अपरा के स्थान का पता भी अल्ट्रासाउंड द्वारा शुरू में ही चल जाता है। यदि वह सही जगह पर नहीं हुआ तो उसके लिए सावधानियाँ एवं उचित देखभाल जरूरी होती है। यदि गर्भावस्था में रक्तस्राव हो तो उसके कारण का पता अल्ट्रासाउंड से लग जाता है। गर्भपात की स्थिति में भी इसकी महत्त्वपूर्ण भूमिका है।

गर्भावस्था के अलावा विभिन्न स्त्री रोगों की पहचान में भी अल्ट्रासाउंड अत्यंत उपयोगी है। यहाँ योनि द्वारा की गई जाँच (TVS) अधिक सहायक है। इससे गर्भाशय, फैलोपियन ट्यूब एवं ओवरी की जाँच सही-सही हो पाती है। अस्थानिक गर्भ, बाँझपन में तरह-तरह की जानकारियाँ, ओवरी एवं एंडोमेंट्रियम के कैंसर की शीघ्र पहचान के लिए भी यह अत्यंत उपयोगी है। गर्भाशय की गाँठ जैसे फाइब्रायड, ऐडिनोमायोसिस एवं गर्भाशय की भीतरी सतह यानी एंडोमेंट्रियम की बीमारियों की जानकारी भी टी.वी.एस. द्वारा ठीक से हो जाती है। इनके अलावा ओवरी की जाँच, उसमें सिस्ट की पहचान, सिस्ट सामान्य है या उसमें कैंसर या कोई अन्य जटिलता है, इसकी पहचान भी टी.वी.एस. के द्वारा हो सकती है। पेड़ू में संक्रमण हो तो टी.वी.एस. द्वारा इसकी भी पहचान हो जाती है।

बाँझपन में इन बातों की जानकारी के लिए टी.वी.एस. उपयोगी है—

1. प्रजनन अंग सही हैं या नहीं।
2. ऐसी जटिलता, जो प्रजनन में बाधा पहुँचा सकती हो।
3. मासिक चक्र में गर्भाशय एवं ओवरी में होनेवाले परिवर्तनों का मूल्यांकन।
4. बाँझपन की चिकित्सा के क्रम में उसके असर का लेखा-जोखा।

सोनो सैल्पिंगोग्राफी (SSG)—इसके द्वारा फैलोपियन ट्यूब खुली है या बंद, इसकी पहचान अल्ट्रासाउंड से की जाती है।

सेलाइन इन्फ्यूजन सोनोग्राफी (SIS)—इसके द्वारा गर्भाशय में सेलाइन डालकर अंदर की बीमारियों को अल्ट्रासाउंड से देखा व पहचाना जा सकता है।

2. एक्स-रे

गर्भावस्था में एक्स-रे का उपयोग अत्यंत जरूरी होने पर ही कराना चाहिए, विशेषकर शुरुआती तीन महीनों में, क्योंकि एक्स-रे से ऊतकों में विकिरण होता है, जिससे भ्रूण को हानि पहुँच सकती है। विश्व भर में तरह-तरह के अनुसंधानों द्वारा जो आँकड़े प्रस्तुत किए गए हैं, उनके आधार पर विशेषज्ञों ने राय दी है कि गर्भ के आठवें सप्ताह से पच्चीसवें सप्ताह के बीच एक्स-रे हानिकारक होता है और बच्चे के विकास में गड़बड़ी आ सकती है; जैसे—सिर का छोटा होना या मंद बुद्धि होना या दोनों। गर्भ के आठवें सप्ताह से पहले और पच्चीसवें सप्ताह के बाद 50 रैड (50 rads) से अधिक मात्रा में भी यह प्रभाव नहीं देखा गया है। आठवें से पंद्रहवें सप्ताह के बीच एक्स-रे से भ्रूण अत्यधिक प्रभावित होता है, सोलहवें से पच्चीसवें सप्ताह के बीच कम। 5 रैड से कम मात्रा गर्भ या भ्रूण को कोई नुकसान नहीं पहुँचाता है। छाती या पेट या अन्य किसी जगह का यदि जरूरत के लिए एक एक्स-रे ले लिया गया तो यह हानिकारक नहीं है, क्योंकि इनमें 10 रैड से अधिक एक्सपोजर नहीं होता है। अतः माँ के लिए एक्स-रे कराना आवश्यक हो तो उसे कराना ही उचित है। यदि एक्स-रे के बजाय अल्ट्रासाउंड या एम.आर.आई. से काम चलनेवाला हो तो इन्हीं का उपयोग करना चाहिए।

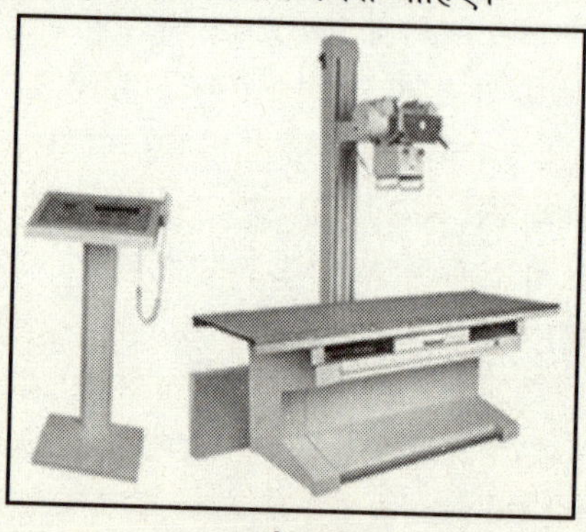

एक्स-रे मशीन

यदा-कदा एक्स-रे के रेडिएशन से ऊतकों पर ऐसे असर पड़ते हैं, जो बाद में कैंसर का रूप ले सकते हैं। इनके बारे में सही आँकड़े उपलब्ध नहीं हैं, पर देखा गया है कि बच्चों में कैंसर साधारणतया 600 में से 1 को होता है तो एक्स-रे से एक्सपोज बच्चों में 300 में से 1 को।

एक्स-रे से विकिरण की मात्रा—

1. छाती का एक एक्स-रे — 0.007 Gy (0.07 मिली रैड)
2. पेट का एक एक्स-रे — 0.001 Gy (100 मिली रैड)
3. किडनी का आई.वी.पी. — 0.005 (500 मिली रैड)

एक्स-रे वाला अंग भ्रूण से जितना ही दूर होगा, भ्रूण पर उसका प्रभाव उतना ही कम पड़ेगा।

3. सी.टी. (Computed Tomography)—सी.टी. का उपयोग निम्न परिस्थितियों में अधिकांशत: किया जाता है—

- मस्तिष्क में चोट, रक्तस्राव, ट्यूमर या किसी अन्य रोग की पहचान।
- इक्लैंपसिया।
- अपेंडिसाइटिस।
- पेल्विमेंट्री (श्रोणि के आकार की जानकारी)।
- पेट के रोगों की जाँच।
- छाती या पेट में ट्यूमर।

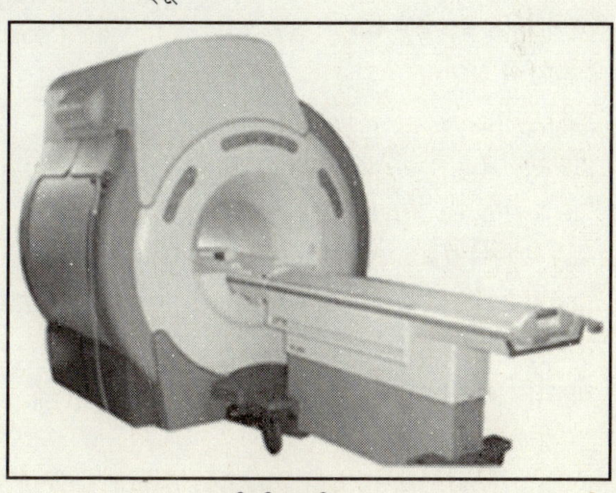

सी.टी. मशीन

सी.टी. में विकिरण की मात्रा अधिक होने के कारण इसका उपयोग गर्भावस्था में कम-से-कम किया जाता है। यदि एम.आर.आई. की सुविधा हो तो वह अधिक सुरक्षित है।

4. एम.आर.आई. (MRI)—इस विधि में आयोनाइजिंग रेडिएशन का उपयोग नहीं होता है और अब तक इसका कोई बुरा प्रभाव मनुष्य में नहीं देखा गया है। यदि शरीर में कोई धातु हो तो एम.आर.आई. नहीं किया जाता है। इसका उपयोग सी.टी. के बदले किया जा सकता है।

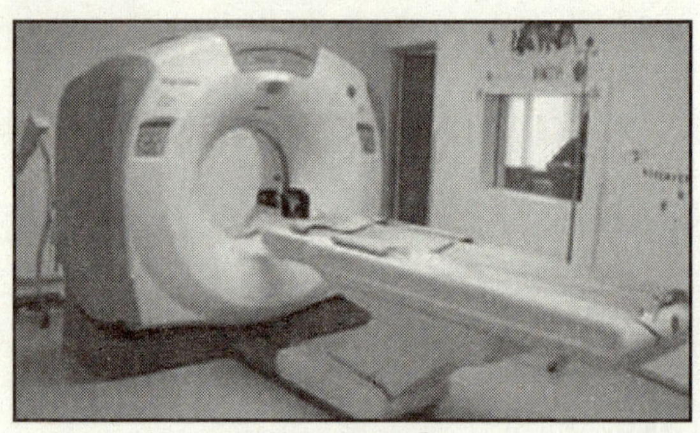

एम.आर.आई. मशीन

गर्भिणी के लिए एम.आर.आई का उपयोग निम्न जटिलताओं की सही पहचान के लिए किया जाता है—

- माँ के मस्तिष्क में ट्यूमर।
- मेरुदंड में चोट।
- इक्लैंपसिया।
- प्रीइक्लैंपसिया में मस्तिष्क का रक्त-प्रवाह।
- पेट के रोगों की जाँच।
- प्लासेंटा एक्रेटा की पहचान और उसका विस्तार।
- किडनी, एड्रिनल या श्रोणि में कोई बीमारी, जो पहचान में नहीं आ रही है।
- छाती या पेट में ट्यूमर।
- थ्रोम्बोसिस।
- प्रसवोपरांत संक्रमण।
- एपेंडिसाइटिस या पाचन नली से संबंधित अन्य गड़बड़ियाँ।

भ्रूण के लिए एम.आर.आई. का उपयोग

अल्ट्रासाउंड की जाँच के बाद भी यदि कोई दुविधा हो तो एम.आर.आई. उसे स्पष्ट कर सकता है। भ्रूण के मस्तिष्क, छाती एवं मूत्र प्रणाली में विकृति की संभावना हो तो एम.आर.आई. उसकी सही पहचान के लिए विशेष उपयोगी है।

इस प्रकार, हम देखते हैं कि अल्ट्रासाउंड एवं छायांकन की अन्य विधियाँ आज विभिन्न रोगों एवं प्रसव की जटिलताओं को पहचानने में अत्यंत सहायक हैं, जिसके चलते सही उपचार अब संभव हो सकता है।

□

भ्रूण अपरूपता एवं अपरूपकारक दवाएँ

(Fetal Abnormalities & Teratogens)

—डॉ. नूतन

बहुत सारे बच्चों में जन्म के समय ही तरह-तरह की शारीरिक, मानसिक या मेटाबोलिक विकृतियाँ रहती हैं। शारीरिक विकृतियाँ तो आँखों से दिखाई पड़ जाती हैं, पर मानसिक मेटाबोलिक विकृतियाँ कुछ दिनों बाद उजागर होती हैं, जो बच्चों के शारीरिक एवं मानसिक विकास में बाधा पहुँचा सकती हैं। विकृतियाँ होती क्यों हैं, इसके बारे में जानकारी जरूरी है। टेराटोजेंस (Teratogens) वैसे कारकों या पदार्थों को कहते हैं, जिनके प्रभाव से भ्रूण के विकास के समय उनमें कुछ ऐसे परिवर्तन होते हैं, जो विकृति का रूप ले लेते हैं। ये टेराटोजेन दवा, रासायनिक पदार्थ, परिवेश की गड़बड़ी, एक्स-रे, माँ में कुछ प्रक्रियात्मक गड़बड़ियाँ—जैसे मधुमेह और फिनाइल किटोन्यूरिया, वंशानुगत असामान्यता या संक्रमण—कुछ भी हो सकते हैं। यह जरूरी नहीं कि किसी-न-किसी टेराटोजेन का असर पड़ने से ही भ्रूण में विकृति आए। सामान्यतया भी कुछ प्रतिशत भ्रूण विकृत पाए जाते हैं, जिनमें टेराटोजेन का पता काफी खोजबीन के बाद भी नहीं चल पाता है। अत: किसी टेराटोजेन से संपर्क नहीं होने पर भी बच्चे में विकृतियाँ हो सकती हैं। हाँ, टेराटोजेन से विकृतियों का डर काफी बढ़ जाता है।

Teratogens की वजह से होनेवाली विकृतियों का प्रतिशत कुछ इस प्रकार पाया जाता है—

- नवजात शिशु में — 3 प्रतिशत।
- एक वर्ष तक के बच्चों में — 7 प्रतिशत।

- बच्चों के स्कूल शुरू होने तक की उम्र में — 12-14 प्रतिशत।
- अठारह वर्ष से पहले तक — 17 प्रतिशत।

विकृतियों के मुख्य कारण

1. जीवाणुओं से संक्रमण।
2. रासायनिक पदार्थ।
3. वातावरण में प्रदूषण।
4. माँ में मधुमेह।
5. वंशानुगत।
6. दवाएँ।

Teratogen से भ्रूण के ऊपर कुप्रभाव हमेशा नहीं होता है। कुछ भ्रूण प्रभावित होते हैं और अन्य नहीं होते हैं। इसका कारण क्या है, यह पता नहीं। शायद इसमें भ्रूण के जीन्स का हाथ है। भ्रूण की अपरूपता में दवाओं का महत्त्वपूर्ण योगदान है। इसलिए गर्भ-धारण के दौरान या गर्भावस्था में किसी भी दवा का सेवन करने से पहले डॉक्टर से सलाह लेना आवश्यक होता है। किसी भी टेराटोजेन का भ्रूण पर दुष्प्रभाव पड़ेगा या नहीं और यदि पड़ेगा तो कितना, यह इस बात पर निर्भर करता है कि उक्त टेराटोजेन गर्भ के किस सप्ताह में उपयोग में लाया गया, टेराटोजेन की मात्रा क्या थी और उसे कितने समय तक उपयोग में लाया गया।

भ्रूण के विकास के दौरान किस अवस्था में टेराटोजेन का प्रभाव कैसा होगा, वह निम्न प्रकार है—

1. मासिक रुकने के बाद और 31 दिनों के पहले टेराटोजेन का प्रभाव पूरा या कुछ नहीं होता है। इसका मतलब यह है कि भ्रूण जीवित रहेगा ही नहीं या यदि जीवित रहेगा तो सामान्य भ्रूण की तरह विकसित होगा।
2. गर्भ-धारण के 31 से 71 दिनों तक भ्रूण के अंगों के सक्रिय विकास का समय होता है। इस समय टेराटोजेन के दुष्प्रभाव का सबसे अधिक खतरा रहता है।
3. गर्भ-धारण के 71 दिनों बाद भी दिमाग एवं प्रजनन अंगों का विकास होता रहता है। इसलिए इस समय टेराटोजेन का अधिकतम प्रभाव इन अंगों पर पड़ता है।
4. कभी-कभी टेराटोजेन के प्रभाव को जानने के बाद भी माँ के लिए इन

दवाओं की अत्यंत आवश्यकता होती है, क्योंकि इनके बिना उसका स्वास्थ्य बुरी तरह प्रभावित हो सकता है। ऐसी परिस्थिति में इन दवाओं का उपयोग मरीज के परिजनों को बताकर कम-से-कम मात्रा में और कम-से-कम समय तक करना चाहिए।

दवाएँ

दवाओं से होनेवाली अपरूपता की संभावना के आधार पर दवाओं को पाँच वर्गों में बाँटा गया है।

Category A—वे दवाएँ, जिनका गर्भवती माँ में परीक्षण करने के बाद भ्रूण में कोई अपरूपता नहीं देखी गई है। इस्तेमाल में आनेवाली सभी दवाओं का 1 प्रतिशत से भी कम इस A वर्ग में रहने योग्य है।

Category B—इस वर्ग की दवाओं का जानवरों पर परीक्षण किया गया है और उन पर कोई कुप्रभाव नहीं देखा गया है या वे दवाएँ, जिनका जानवरों पर तो कुप्रभाव होता है, पर गर्भवती माताओं में कोई कुप्रभाव नहीं देखा गया है। इस श्रेणी में बहुत सारे एंटीबायोटिक आते हैं।

Category C—इन दवाओं का जानवरों के ऊपर परीक्षण करने पर उनके भ्रूण पर कुप्रभाव देखा गया है, पर मनुष्य में ऐसा कोई परीक्षण नहीं किया गया है। करीब दो-तिहाई दवाएँ इसी श्रेणी में आती हैं और उनमें से बहुत सारी जीवन-रक्षा के लिए आवश्यक भी होती हैं।

Category D—ये दवाएँ गर्भवती माँ को देने पर भ्रूण को नुकसान पहुँचा सकती हैं। इस श्रेणी में बहुत सारी ऐसी दवाएँ भी हैं, जो जीवन-रक्षा के लिए आवश्यक हैं।

Category E—इस श्रेणी की दवाओं का उपयोग गर्भवती में या उन महिलाओं में, जिनमें गर्भ-धारण की संभावना है, वर्जित है।

फोलिक एसिड के चयापचय (Metabolism) में गड़बड़ी

भ्रूण के तंत्रिका तंत्र और हृदय में अपरूपता, कटे होंठ और तालु इत्यादि फोलिक एडिस की कमी के कारण होते हैं। मिरगी में देनेवाली दवाएँ, जैसे—Phenytoin, Carbamazepine, Valproic acid और Phenobarbital फोलिक एसिड के चयापचय में बाधा पहुँचाते हैं, अत: उनसे विकृतियाँ हो सकती हैं।

पिता पर टेराटेजोंस का प्रभाव

कुछ दवाओं या परिवेश के प्रदूषण पिता के जींस (genes) को प्रभावित करते हैं, जिसके कारण शुक्राणुओं में गड़बड़ी आ सकती है। इन शुक्राणुओं से उत्पन्न भ्रूण में अपरूपता आ सकती है। प्रदूषित वातावरण एवं टेराटोजेनिक दवाओं का पिता में उपयोग बंद करने के दो महीने या उसके बाद ही उनकी पत्नी को गर्भ-धारण करना चाहिए।

अल्कोहल—अल्कोहल से होनेवाली भ्रूण-विकृतियों को फीटल अल्कोहल सिंड्रोम (fetal alcohol syndrome) कहते हैं।

fetal alcohol syndrome के अलावा काफी नवजात तंत्रिका संबंधी असामान्य व्यवहार के साथ जन्म लेते हैं।

मिरगी के लिए दी जानेवाली दवाएँ—किसी भी ऐसी दवा को गर्भ-धारण में सुरक्षित नहीं पाया गया है। इनसे होनेवाली निम्नलिखित विकृतियाँ प्रमुख हैं—

- मुँह एवं तालू की विकृति।
- हृदय की विकृति।
- तंत्रिका तंत्र की विकृति।
- मानसिक विकास में कमी।

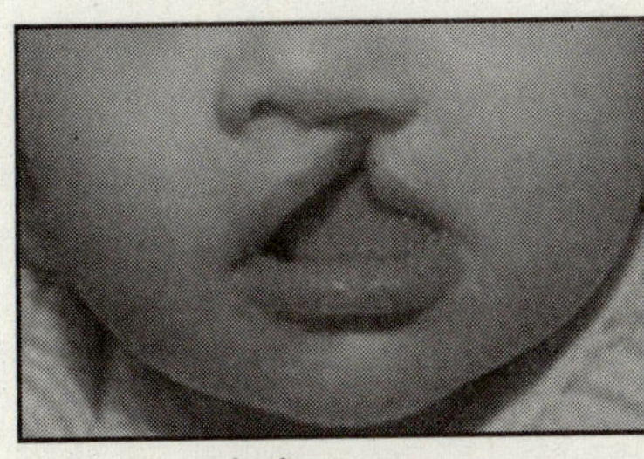

कटे होंठ (Cleft lip)

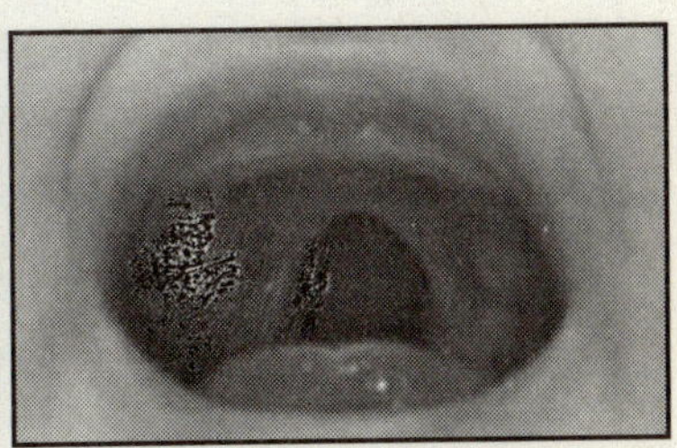

कटा तालू (Cleft palate)

मिरगी की दवाओं में valproic acid सबसे खतरनाक विकृति कारक होता है।

ACE Inhibitors—इनका उपयोग उच्च रक्तचाप की बीमारी में किया जाता है। इससे होनेवाली विकृतियों को ACE Inhibitor Teratopathy कहा जाता है। इन दवाओं का सेवन गर्भवती महिलाओं को नहीं करना चाहिए। इनसे होनेवाली विकृतियाँ हैं—

1. बच्चों का रक्तचाप कम होना।
2. किडनी में रक्त परिवहन की कमी।

3. किडनी में अपर्याप्त रक्त-आपूर्ति (Ischaemia)।
4. पेशाब बंद या कम हो जाना (Anuria)।

दाद-फफूँदी के लिए दी जानेवाली दवाएँ—इन दवाओं में फ्लूकोनाजोल (Fluconazole) से विकृतियाँ हो सकती हैं, जिनमें मुँह की विकृति, असामान्य चेहरा और हृदय, अस्थि, खोपड़ी एवं जोड़ों की विकृतियाँ सबसे अधिक होती हैं। ये विकृतियाँ केवल उन भ्रूणों में ही पाई गई हैं, जिनकी माँ ने गर्भावस्था के प्रथम तीन महीनों में लंबी अवधि के लिए एवं अधिकतम मात्रा में (400-800 mg प्रतिदिन) इसका सेवन किया है। योनि के फंगल संक्रमण के लिए एक बार 150 mg की मात्रा में इसका उपयोग करने से कोई विकृति नहीं होती है।

सूजन कम करनेवाली दवाएँ (Anti-Inflammatory Agents)—इनका सेवन दर्द एवं सूजन से राहत के लिए किया जाता है। इस श्रेणी में Aspirin, Ibuprofen और Indomethacin इत्यादि दवाएँ आती हैं। हालाँकि इनके प्रयोग से अपरूपता नहीं पाई गई हैं, फिर भी अधिक मात्रा में गर्भावस्था के प्रथम तीन महीनों में इनका उपयोग नहीं करना चाहिए।

एनसेड्स (Non Steroidal Anti Inflammatory Drugs)—इनका अधिक प्रभाव गर्भावस्था के अंतिग महीनों में देखा गया है, जब इनके 72 घंटों से अधिक सेवन करने से भ्रूण के हृदय पर अनचाहा प्रभाव पड़ सकता है। इंडोमेथासिन (Indomethacin) से बच्चे के भ्रूण के हृदय से निकलने वाले डक्टस आर्टेरियोसस (Ductus arteriosus) में संकुचन हो जाता है। इससे फेफड़ों में उच्च रक्तचाप, भ्रूण द्वारा मूत्र कम बनना और माँ के गर्भ में उल्व द्रव की कमी हो जाती है।

लेफ्लूनोमाइड (Leflunomide)—इसका उपयोग रीउमाटॉयड (Rheumatoid) गठिया के लिए किया जाता है। इसके लेने से भ्रूण के सिर में पानी, आँख की विकृतियाँ, हड्डी की विकृतियाँ एवं भ्रूण की मौत तक हो सकती है। यदि पिता इस दवा का उपयोग कर रहे हैं, तब भी भ्रूण में विकृतियों का डर रहता है। अत: इस दवा को लेनेवाले किसी भी स्त्री या पुरुष के लिए गर्भाधान वर्जित है। दवा बंद करने के बाद भी यह रक्त में करीब दो वर्षों तक वर्तमान रहता है और उस अवधि में भ्रूण को दुष्प्रभावित कर सकता है। गर्भाधान के पहले बार-बार जाँच करके यह सुनिश्चित करना जरूरी है कि माँ या पिता के रक्त से Leflunomide बिल्कुल खत्म हो चुका है। रक्त से Leflunomide को जल्दी खत्म करने के लिए Cholestyramine का भी उपयोग किया जाता है।

संक्रमण के लिए दी जानेवाली दवाएँ (Anti-Microbial Drugs)

संक्रमण के लिए दी जानेवाली अधिकांश दवाएँ गर्भावस्था के लिए भी सुरक्षित हैं। निम्नलिखित दवाएँ भ्रूण को कुप्रभावित कर सकती हैं।

एमाइनोग्लाइकोसाइड्स (Aminoglycosides)—समय से पूर्व होनेवाले बच्चों में इस ग्रुप की दवाओं के प्रयोग से किडनी की समस्या एवं सुनने की समस्या देखी गई है। परंतु गर्भावस्था से पूर्व इसके उपयोग का किसी भी प्रकार का दुष्प्रभाव भ्रूण पर नहीं देखा गया है।

नाइट्रोफुरंटॉइन (Nitrofurantoin)—गर्भ के पहले तीन महीने में इसके सेवन से कुछ जन्म-दोष या विकृतियाँ बच्चों में देखी गई हैं। भ्रूण के हृदय के बाएँ भाग का सही विकास नहीं होने की संभावना अन्य से चार गुना अधिक होती है। आँखें बहुत छोटी हो सकती हैं (Microphthalmia) या हो सकता है कि हों ही नहीं (Anophthalmia)। कटे होंठ-तालु और हृदय की दीवार की गड़बड़ी होने की संभावना भी दो गुना अधिक होती है। पर यदि और कोई दवा प्रभावशाली न हो तो इसका उपयोग गर्भ के शुरू के तीन महीनों में भी किया जा सकता है।

सल्फोनामाइड्स (Sulfonamides)—गर्भ के पहले तीन महीनों में इसके प्रयोग से शिशुओं में होनेवाले Anencephaly/left ventricular outflow tract obst का खतरा तीन गुना बढ़ जाता है और दो गुना ज्यादा risk diaphragmatic hernia के लिए पाया गया है।

टेट्रासाइक्लिन (Tetracycline)—गर्भ के पच्चीसवें सप्ताह के बाद इसके इस्तेमाल से शिशु के दाँतों का रंग पीला या भूरा होता है।

कैंसर के लिए दी जानेवाली दवाएँ—इनसे गर्भ नुकसान होने का डर रहता है। गर्भपात नहीं हुआ तो भ्रूण की हड्डियों, हाथ, पैर व आँखों में विकृतियाँ आ सकती हैं। कटे होंठ और तालु की संभावना अधिक होती है। जन्म के बाद भी इन शिशुओं के विकास में कमी पाई जाती है।

एंटीवायरल दवाएँ (Antiviral Agents)

राइबोवेरिन (Ribovarin)—इसे Hepatitis C के लिए दिया जाता है। इसका उपयोग भ्रूण में अनेक विकृतियाँ ला सकता है। अत: गर्भावस्था में इसका उपयोग वर्जित है और इसके आखिरी उपयोग के छह महीने बाद तक भी गर्भाधान सुरक्षित नहीं है।

इफाविरेंज (Efavirenz)—यह एच.आई.वी. के लिए इस्तेमाल की जानेवाली दवा है। इससे स्नायु तंत्र (CNS) की विकृतियाँ हो सकती हैं।

सेक्स हॉर्मोंस

टेस्टोस्टीरोन (Testosterone)—टेस्टोस्टीरोन एवं इससे संबंधित दवाओं का उपयोग बहुत लोग अपने शरीर एवं मांसल मजबूती के लिए करते हैं। यदि गर्भवती माँ इसका इस्तेमाल करती है और उसके गर्भ में लड़की है तो उस मादा भ्रूण के जननांगों में विकृतियाँ आ सकती हैं।

डाइ इथाइल स्टीलबिस्ट्रोल (DES)—गर्भावस्था में इसका उपयोग भ्रूण को कुप्रभावित करता है और उसे भविष्य में योनि का कैंसर एवं योनि तथा गर्भ ग्रीवा में CIN होने की संभावना रहती है। पुरुष भ्रूण भी प्रभावित हो सकता है।

कॉर्टिकोस्टिरॉइड्स (Corticosteroids)—गर्भावस्था में इनके उपयोग से कोई गंभीर विकृति नहीं होती। हाँ, कटे होंठ और तालुओं की संभावना सामान्य से कुछ अधिक हो सकती है। प्रेड्नीसोलोन काफी सुरक्षित पाया गया है।

माइकोफेनोलेट मोफेटिल (Mycophenolate mofetil)—इस दवा का उपयोग किडनी या अन्य अंगों के प्रत्यारोपण के बाद किया जाता है। गर्भ में इनका उपयोग वर्जित है, क्योंकि गर्भपात तथा भ्रूण-विकृति की संभावना बहुत अधिक बढ़ जाती है।

रेडियो आयोडीन—इसका उपयोग थायरॉइड कैंसर और थाइरोटॉक्सीकोसिस की चिकित्सा एवं थायरॉइड की स्कैनिंग के समय किया जाता है। गर्भावस्था में इसके उपयोग से भ्रूण बुरी तरह प्रभावित होता है। कभी न ठीक होनेवाला हाइपोथायरॉइडिज्म तथा थायरॉइड का कैंसर इन शिशुओं को हो सकता है।

सीसा (Lead)—गर्भवती महिला में इसके इस्तेमाल से शिशु में व्यावहारिक असामान्यता (Behavioural abnormalities) होने का डर रहता है।

पारा (Mercury)—गर्भवती माँ में इसके उपयोग से भ्रूण का मस्तिष्क बहुत बुरी तरह प्रभावित हो सकता है। सिर के छोटा होने एवं विकास में कमी भी इन शिशुओं को हो सकती है।

मानसिक रोगों की दवाएँ

लिथियम (Lithium)—माँ में इसके इस्तेमाल से प्रति 1,000 में 1-2 बच्चे के हृदय पर प्रभाव पड़ सकता है और उसे Ebstein anomaly हो सकता है।

पैरॉक्सेटिन (Paroxetine)—इसके उपयोग से भ्रूण के हृदय में विकृति का खतरा सामान्य से दोगुना होता है। जन्म के बाद नवजात में तरह-तरह की व्यावहारिक असामान्यताएँ दिखती हैं; जैसे—उलटी, चिड़चिड़ापन, शर्करा की कमी, शरीर का ठंडा या गरम हो जाना इत्यादि। ये असामान्यताएँ अधिकांशतः कुछ ही दिनों में स्वतः ठीक हो जाती हैं। गर्भ के बीसवें सप्ताह के बाद इनके इस्तेमाल से शिशु में पल्मोनरी हाइपरटेंशन की संभावना बढ़ जाती है।

एंटीसाइकोटिक्स (Antipsychotics)—ऐसी अधिकांश दवाओं का प्रभाव नवजात के व्यवहार पर पड़ता है; पर वह कुछ ही दिनों में स्वतः ठीक भी हो जाता है।

रेटिनॉइड्स (Retinoids)—ये विटामिन A से संबंधित दवाएँ हैं, जिनका उपयोग चर्म-रोग के लिए किया जाता है। भ्रूण के लिए ये दवाएँ अत्यंत खतरनाक हैं और अनेकानेक विकृतियाँ पैदा कर सकती हैं। भ्रूण के स्नायु-तंत्र, चेहरा, हृदय, थाइमस इत्यादि प्रभावित हो सकते हैं। गर्भ के प्रथम तीन महीनों में इसके उपयोग से आधे से अधिक गर्भिणियों का गर्भपात हो जाता है। त्वचा पर लगानेवाले इस तरह के मरहम भी सुरक्षित नहीं हैं और उनसे भी गर्भपात एवं विकृतियों की बहुत अधिक संभावना रहती है।

विटामिन-ए (Vitamin-A) गर्भावस्था में इसका अधिक उपयोग (10,000 IU प्रतिदिन से अधिक) भ्रूण में विकृतियाँ उत्पन्न कर सकता है।

थैलिडोमाइड (Thalidomide)—इसका उपयोग कोढ़ एवं multiple myeloma के लिए किया जाता है। 34 से 50 दिन तक के गर्भ के समय इसके उपयोग से भ्रूण की भुजाओं की एकाधिक हड्डियाँ नहीं बन पाती हैं और प्रभावित भुजा या चारों भुजाएँ छोटी रह जाती हैं। हृदय एवं पाचन-तंत्र की विकृतियाँ भी इससे हो सकती हैं।

वार्फारिन (Warfarin)—इस दवा का उपयोग दिल की बीमारी में या दिल के ऑपरेशन के बाद अधिकांशतः किया जाता है। छठे से नौवें सप्ताह की गर्भावस्था में इसके उपयोग से भ्रूण में शारीरिक विकृतियाँ चार गुना बढ़ जाती हैं। तीसरे महीने के बाद भी इनका उपयोग सुरक्षित नहीं है। डैंडी वाकर सिंड्रोम, आँखों का छोटा होना, अंधापन, बहरापन एवं विकास में कमी की संभावना रहती है।

नशीली दवाएँ

एंफेटामिन (Amphetamine)—माँ द्वारा इनके उपयोग से भ्रूण के विकास में कमी एवं नवजात के बरताव में असामान्यता आ सकती है।

कोकेन (Cocaine)—माँ को स्ट्रोक (मस्तिष्क में रक्तस्राव), दिल का दौरा एवं अपरा के पृथक्करण की संभावना बढ़ जाती है। भ्रूण में भी कटे तालु तथा हृदय एवं मूत्र-तंत्र की विकृतियाँ हो सकती हैं।

अफीम एवं नार्कोटिक दवाएँ

गर्भावस्था में इनके इस्तेमाल से भ्रूण में विकृतियों की संभावना सामान्य से थोड़ी अधिक हो सकती है। समय पूर्व प्रसव, अपरा पृथक्करण (Abruption of Placenta), भ्रूण के विकास में कमी एवं गर्भस्थ शिशु की मृत्यु की संभावना काफी बढ़ जाती है।

तंबाकू—गर्भावस्था में इसके इस्तेमाल से विकृतियों की संभावना थोड़ी अधिक हो सकती है और इसका विशेष कुप्रभाव भ्रूण के विकास पर पड़ सकता है। गर्भपात, अपरा संबंधी जटिलताओं एवं समय पूर्व प्रसव की भी अधिक संभावना रहती है।

□

भ्रूण चिकित्सा
(Fetal Surgery)

—**डॉ. अरुण कुमार**

विश्व में विज्ञान का विकास अपने चरम पर है। प्रति वर्ष लगभग 2 प्रतिशत बच्चे ऐसी विषमताओं के साथ जन्म लेते हैं, जिन्हें ठीक करने लायक शल्य चिकित्सीय (Surgical) बीमारी होती है। इनमें से लगभग आधे को ऐसी जन्मजात बीमारी होती है, जिन्हें बड़े ऑपरेशन की तुरंत आवश्यकता होती है। यदि गर्भवती महिला को शुरू से ही प्रसव रोग विशेषज्ञ की देखरेख में रखें और भ्रूण का अल्ट्रासाउंड समय-समय पर कराते रहें तो बहुत सारी बीमारियों के बारे में हमें पहले ही पता चल सकता है और उसका समुचित इलाज गर्भावस्था के दौरान ही या उसके पश्चात् किया जा सकता है। आधुनिक प्रसूति विज्ञान में जन्म पूर्व भ्रूण निगरानी (Antenatal Fetal Surveillance) का महत्त्व बढ़ रहा है, जिससे भ्रूण की विकृतियों का भी पता चल जाता है।

आम सर्जिकल बीमारियाँ, जो आसानी से अल्ट्रासाउंड के माध्यम से भ्रूणावस्था में ही पहचानी जा सकती हैं, वे निम्नलिखित हैं—

- मेनिंगोसील (Meningocele)
- ओमफैलोसिल (Omphalocele)
- कंजेनिटल डायफ्रेगमैटिक हर्निया (Congenital Diaphragmatic Hernia)
- इसोफेजियल अट्रेसिया (Esophageal Atresia)
- पेल्वी यूरेटरिक जंक्शन ऑब्सट्रक्शन (Pelvi Ureteric Junction Obstruction)

- पोस्टीरियर यूरेथ्रल वाल्व (Posterior Urethral Valve)

इन बीमारियों का विवरण एवं उपचार इस प्रकार से होता है—

मेनिंगोसील (Meningocele)

यह बीमारी रीढ़ की हड्डी की संरचनात्मक गड़बड़ी के कारण होती है। इसमें शिशु की पीठ पर एक फोड़ा होता है और नसें नहीं बनती हैं या कम बनती हैं। आगे चलकर इन बच्चों में पैर की कमजोरी, पैखाना या पेशाब पर नियंत्रण नहीं होना और सिर में पानी की मात्रा का ज्यादा होना देखा जाता है। इस बीमारी को भ्रूणावस्था में 14–15 हफ्ते में पहचाना जा सकता है तथा चिकित्सक की सलाह पर समुचित काररवाई की जा सकती है।

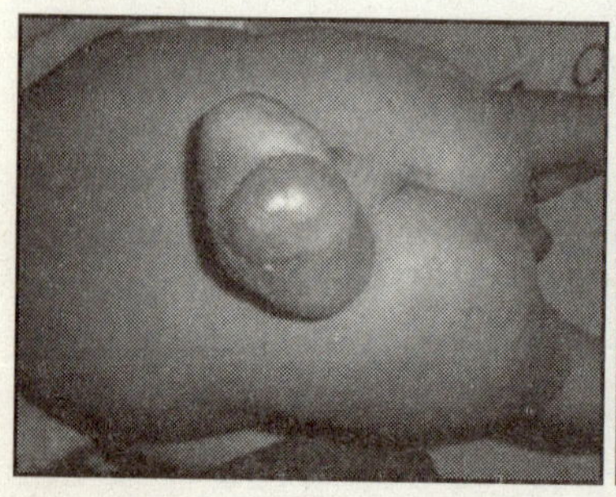
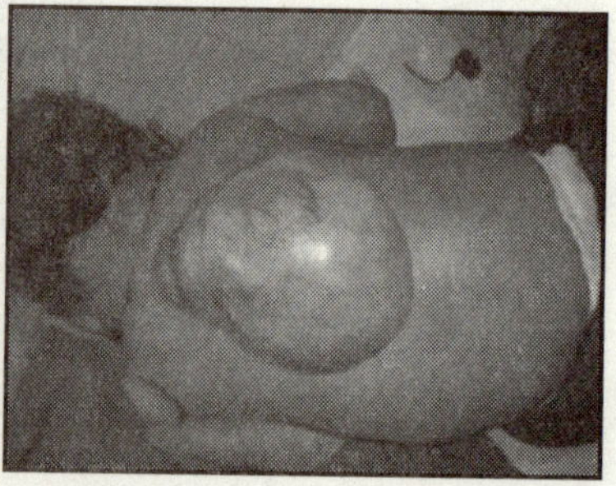

ओमफैलोसिल/गैस्ट्रोसाइसिस (Omphalocele/Gastroschisis)

इसमें भ्रूण के पेट की दीवार नहीं बनती है और इसकी वजह से भ्रूण की अँतड़ी पेट के बाहर बनती है। ऐसे बच्चों में हृदय की संरचनात्मक गड़बड़ी भी देखी जाती है। इन बच्चों को पैदा होने के बाद तुरंत ऑपरेशन की आवश्यकता होती है।

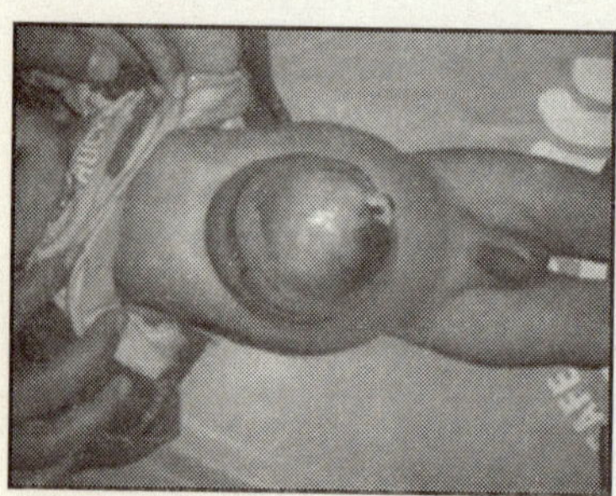
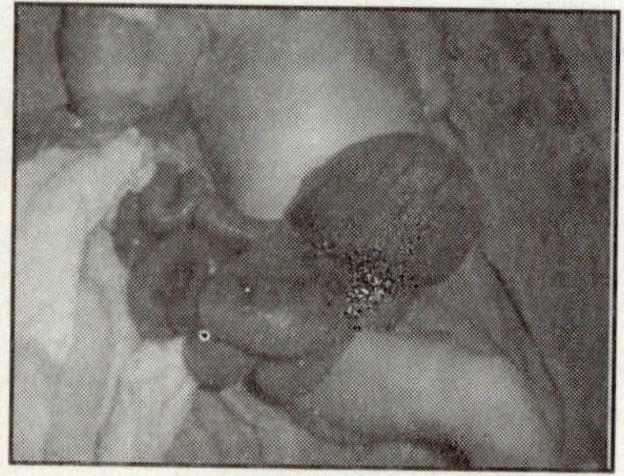

डायफ्रेगमैटिक हर्निया (Diaphragmatic Hernia)

सामान्य भ्रूण की छाती और पेट के बीच में एक झिल्ली होती है, जो फेफड़े और हृदय को छाती में एवं अँतड़ियों को पेट में बनने देती है। कुछ भ्रूणों में एक तरफ की यह झिल्ली नहीं बनती है, जिससे पेट की अँतड़ियाँ छाती में बन जाती हैं एवं फेफड़ों के विकास को बाधित करती हैं। पैदा होने के बाद इस बीमारी से ग्रसित शिशुओं में तेज साँस एवं नीला पड़ना देखा जाता है। इन बच्चों को भी तुरंत ऑपरेशन की आवश्यकता होती है।

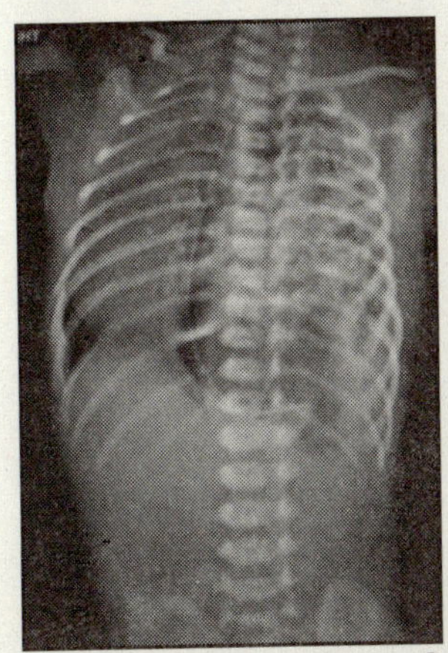

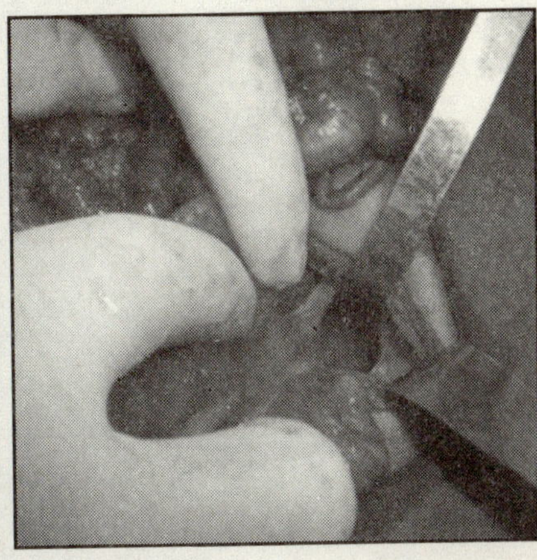

झिल्ली का नहीं बनना

इसोफेजियल अट्रेसिया (Esophageal Atresia)—इन बच्चों में पैदायशी भोजन की नली नहीं बनती है और भोजन की नली फेफड़े से भी जुड़ी रहती है। जन्म लेने के बाद इनके मुँह से फेन की तरह का थूक निकलना शुरू हो जाता है और दूध पिलाने की चेष्टा करने पर वे दूध पी नहीं पाते हैं। कुछ समय के बाद इनके फेफड़े में संक्रमण हो जाता है और ये तेज गति से साँस लेने लगते हैं। ऐसे बच्चों को जन्म लेने के बाद छाती को खोलकर शल्य-चिकित्सा के माध्यम से भोजन की नली को जोड़ा जाता है।

पेल्वी यूरेटरिक जंक्शन ऑब्सट्रक्शन (Pelvi Ureteric Junction Obstruction)

ऐसे नवजात में गुर्दे से निकलनेवाली नली (Ureter) जाम रहती है, जिसके

कारण गुर्दे से बना मूत्र मूत्राशय तक नहीं पहुँच पाता है। मूत्र के दबाव से इन बच्चों के गुर्दे में सूजन अल्ट्रासाउंड में दिखाई पड़ने लगता है, जिसे हाइड्रोनेफ्रोसिस (Hydronephrosis) कहते हैं। जन्म के बाद इन बच्चों को गुर्दे की जाँच करने के बाद शल्य-चिकित्सा की जरूरत पड़ सकती है।

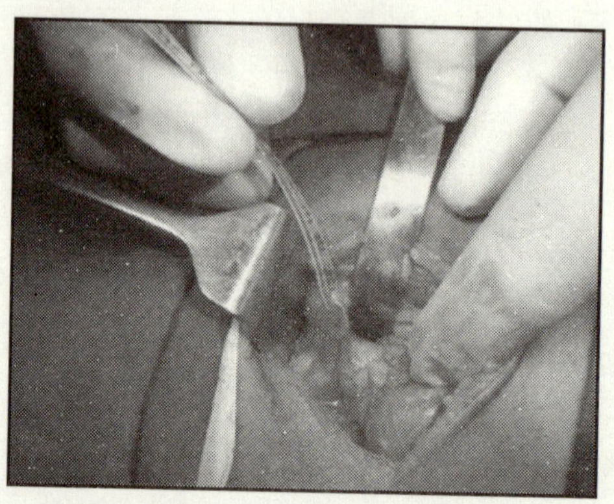

पोस्टेरियर यूरेथ्रल वॉल्व (Posterior Uretheral Valve)

इस बीमारी में भ्रूण के पेशाब की निचली नली (Urethra) के अंदर एक झिल्ली-सी बन जाती है, जो पेशाब की नली में अवरोध पैदा करती है। इसके चलते भ्रूण के गुर्दों एवं पेशाब की थैली में दबाव बढ़ जाता है और इसके फलस्वरूप गुर्दों में सूजन एवं पेशाब की थैली की संरचनात्मक गड़बड़ी हो जाती है। आमतौर पर यह अंत में खतरनाक बीमारी सिद्ध होती है और इससे ग्रसित शिशुओं के गुर्दे बाद में काम करना बंद कर सकते हैं।

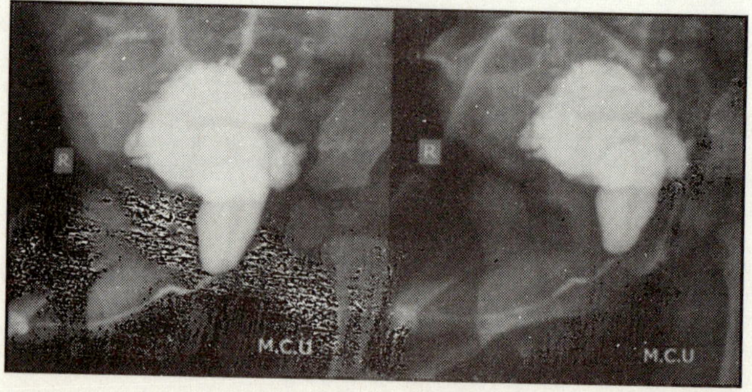

उपचार—शिशु के पैदा होने के बाद गुर्दों की जाँच के पश्चात् एंडोस्कॉपी (Endoscopy) के सहारे पेशाब की नली की झिल्ली को हटाया जाता है।

उपर्युक्त बीमारियों के अलावा भी बहुत सारी बीमारियाँ हैं, जो गर्भावस्था में ही पहचानी जा सकती हैं। परंतु इसके लिए मरीज एवं चिकित्सक दोनों को तत्पर रहना होगा, ताकि जल्द-से-जल्द इनकी जानकारी एवं समुचित इलाज की जा सके।

□

भ्रूण का आकलन
(Fetal Assessment)

—डॉ. शांति राय

एक स्वस्थ नवजात और स्वस्थ माँ के ऊपर ही गर्भ की सफलता निर्भर है। माँ के स्वास्थ्य की देखभाल माँ की शिकायतों, उसके परीक्षण एवं विभिन्न जाँचों द्वारा आसानी से संपन्न की जा सकती है; पर भ्रूण के स्वास्थ्य का आकलन उतना आसान नहीं है। वह गर्भाशय के अंदर होता है, अपनी कोई तकलीफ मुँह से व्यक्त नहीं कर सकता और उसकी जाँच भी काफी नजदीक से नहीं की जा सकती है। अतः भ्रूण के स्वास्थ्य का आकलन ज्यादा कठिन है। इसके लिए निम्नलिखित विधियों का प्रयोग किया जाता है—

1. **भ्रूण की गतिशीलता**—7 सप्ताह के भ्रूण में थोड़ी-बहुत गतिशीलता आ जाती है, पर यह माँ को महसूस नहीं होता है। इस गतिशीलता को अल्ट्रासाउंड के परीक्षण द्वारा देखा जा सकता है। आठवें सप्ताह के आस-पास भ्रूण कभी भी लगातार 13 मिनट से अधिक स्थिर नहीं रहता है। भ्रूण की स्थिरता और गतिशीलता एक क्रम से चलती रहती है, जो धीरे-धीरे अधिक-से-अधिक व्यवस्थित होती जाती है। भ्रूण थोड़ी देर के लिए सोता है और फिर जागकर गतिशील रहता है। धीरे-धीरे उसके सोने और जागने का यह क्रम अधिक देर का होता जाता है। वह लगातार 20 से 75 मिनट तक सो सकता है। गर्भावस्था के शुरू में भ्रूण की गतिशीलता धीमी होती है, जो बाद में अधिक तेज होती जाती है और 36-37 सप्ताह तक सबसे अधिक होती है। उसके बाद गर्भाशय में पानी (उल्व द्रव) की कमी होने के कारण उसकी तीव्रता कम हो

जाती है। भ्रूण की गतिशीलता में कमी उसकी अस्वस्थता की निशानी है। गतिशीलता माँ महसूस करती है; पर कई बार इसे महसूस करने में वह असमर्थ होती है। अच्छे से चलते हुए भ्रूण की गति को भी महसूस न कर पाना और मृत भ्रूण की गति को महसूस करना कई गर्भवतियों के साथ होता है। अत: केवल माँ के अनुभव पर पूरा-का-पूरा निर्भर नहीं किया जा सकता है। यदि माँ ठीक से महसूस कर पाती है तो दो घंटे में भ्रूण का दस बार चलना उसके अच्छे स्वास्थ्य की निशानी है। गतिशीलता जानने के लिए अल्ट्रासाउंड से जाँच की जा सकती है और भ्रूण को चलते हुए देखा जा सकता है।

2. **भ्रूण का श्वसन**—एक स्वस्थ भ्रूण गर्भ में भी थोड़ी-थोड़ी देर पर साँस लेता है, जिसके द्वारा उसकी श्वास नली में उल्व द्रव घुसता है और फिर निकलता है। यह हमेशा नहीं होता, बल्कि थोड़े-थोड़े अंतराल पर यह क्रिया होती है। यह श्वसन गति रात में कम हो जाती है और माँ के भोजन लेने के बाद बढ़ जाती है। यदि अल्ट्रासाउंड की जाँच में भ्रूण में श्वसन गति दिखाई पड़े तो यह उसकी स्वस्थता की निशानी है, पर नहीं भी दिखाई पड़ने पर उसे अस्वस्थ नहीं माना जा सकता।
3. **संकुचन तनाव जाँच (Contraction Stress Test)**—यह जाँच उस भ्रूण की स्वस्थता देखने के लिए की जाती है, जिसके अस्वस्थ होने की आशंका हो। यदि दवा देकर गर्भावस्था में संकुचन उत्पन्न किया जाए तो संकुचन के समय और उसके बाद भ्रूण की हृदय गति का धीमी हो जाना भ्रूण की अस्वस्थता का द्योतक है। संकुचन के लिए दवा की मात्रा इतनी दी जाती है कि 10 मिनट में कम-से-कम तीन बार और हर बार कम-से-कम 40 सेकंड के लिए गर्भाशय संकुचित हो।
4. **बिना तनाव की जाँच (Non Stress Test)**—यह जाँच एक मशीन द्वारा की जाती है, जिसमें भ्रूण की गतिशीलता एवं उसके हृदय की गति एक कागज पर अंकित होती जाती है। यदि गर्भाशय में संकुचन हो रहा हो तो वह भी उस कागज पर अंकित होता जाता है। 20 मिनट में कम-से-कम दो बार भ्रूण का गतिशील होना और उस समय उसकी हृदय गति का बढ़ जाना उसके अच्छे स्वास्थ्य की निशानी है। यदि गतिशील न भी हो तो बीच-बीच में हृदय गति का 15 से अधिक बढ़ना और हमेशा गति

में परिवर्तन होते रहना उसके अच्छे स्वास्थ्य की निशानी है। यह जाँच कम-से-कम 20 मिनट की जाती है; पर यदि इतने समय में एक बार भी भ्रूण की हृदय गति में बढ़ोतरी नहीं हुई तो इसे 40 मिनट तक बढ़ाया जा सकता है। यदि लगातार 90 मिनट तक भ्रूण की हृदय गति में कोई परिवर्तन नहीं आए तो यह उसकी अस्वस्थता और खतरे की निशानी है। यदि माँ को प्रसव-पीड़ा हो रही हो और गर्भाशय के संकुचन के तुरंत बाद हृदय की गति कम हो जाए तो यह भ्रूण के लिए खतरे की निशानी है। ऐसे भ्रूण को शीघ्र बाहर निकालना जरूरी हो जाता है। जब कभी भी भ्रूण के स्वास्थ्य के बारे में शंका हो तो नॉन स्ट्रेस टेस्ट किया जाता है। आवश्यकता के अनुसार इस जाँच को प्रतिदिन दो बार या एक बार या दो-तीन दिनों पर अथवा सप्ताह में एक बार किया जा सकता है। कई बार माँ के पेट के पास आवाज उत्पन्न करने पर भी भ्रूण में गतिशीलता एवं उसके हृदय गति में तेजी आ जाती है, जो उसकी अच्छे स्वास्थ्य का लक्षण है।

5. **बायोफिजिकल प्रोफाइल**—इसमें पाँच चीजों पर ध्यान देकर भ्रूण के स्वास्थ्य का अंदाजा लगाया जाता है—
   (a) उल्व द्रव की मात्रा।
   (b) भ्रूण में गतिशीलता।
   (c) भ्रूण में श्वसन-प्रक्रिया।
   (d) भ्रूण में तान।
   (e) नॉन स्ट्रेस टेस्ट।

उपर्युक्त पाँच में से दो को ही अधिक उपयोगी माना जाता है—उल्व द्रव की मात्रा एवं नॉन स्ट्रेस टेस्ट, जिनसे भ्रूण के स्वास्थ्य का आकलन आसानी से हो जाता है।

उल्व द्रव की मात्रा—यदि कुल मात्रा 5 सेंटीमीटर से कम हो या सबसे बड़ा पॉकेट 2 सेंटीमीटर से कम तो यह अस्वस्थ भ्रूण की निशानी है। अपरा में रक्त-आपूर्ति की कमी होने पर भ्रूण को पोषण कम मिलता है, उसकी किडनी को कम रक्त-आपूर्ति होती है और उसके मूत्र की मात्रा में कमी आ जाती है। इसके फलस्वरूप उल्व द्रव की मात्रा घटती जाती है, जो भ्रूण की अस्वस्थता की निशानी है।

डॉप्लर—अल्ट्रासाउंड द्वारा गर्भाशय को रक्त-आपूर्ति करनेवाली रक्त-वाहिनियों, नाभि की रक्त-वाहिनियों एवं भ्रूण की अन्य रक्त-वाहिनियों में रक्त-प्रवाह की मात्रा और गति डॉप्लर अल्ट्रासाउंड द्वारा देखी जा सकती है। इसके अध्ययन से भ्रूण के स्वास्थ्य को आँका जा सकता है।

उपर्युक्त सारी जाँचें भ्रूण के स्वास्थ्य के आकलन के लिए की जाती हैं। यह आकलन कुछ विशेष परिस्थितियों में अत्यंत आवश्यक होता है; जैसे—भ्रूण के विकास में कमी, भ्रूण की गतिशीलता में कमी, जुड़वाँ बच्चे, माँ को अत्यधिक रक्तचाप, मधुमेह, प्रीइक्लैंपसिया, गर्भाशय की बनावट में गड़बड़ी, इस गर्भ से पहले मृत शिशु का जन्म, बार-बार गर्भपात का इतिहास, बाँझपन की चिकित्सा के बाद गर्भ, समय पश्चात् गर्भ इत्यादि। इन जटिलताओं के न होने पर भी यदि माँ को भ्रूण की गतिशीलता नहीं महसूस हो या कम महसूस हो तो उपर्युक्त जाँच करनी चाहिए।

□

उल्व तरल
(Amniotic Fluid)

—डॉ. नीलम

उल्व तरल एक द्रव है, जो गर्भवती महिला के गर्भाशय में बच्चे के चारों ओर उल्वकोष (Amniotic Sac) में रहता है तथा सुरक्षा कवच का काम करता है।

उल्व तरल (AF) का बनना भ्रूण के बनने के साथ ही शुरू हो जाता है। प्रारंभ में यह पानी की तरह दिखता है और इसकी उत्पत्ति माँ के प्लाज्मा (Plasma) से होती है। बाद में यह भ्रूण के ऊतकों तथा अपरा (प्लासेंटा) से भी बनने लगता है और इसकी संरचना में भिन्नता आ जाती है। प्रारंभ में उल्व तरल में पानी और लवण ही रहते हैं, परंतु बारहवें से चौदहवें सप्ताह में इसमें प्रोटीन, कार्बोहाइड्रेट, वसा, फॉस्फोलिपिड एवं यूरिया भी पाए जाते हैं, जो गर्भस्थ शिशु के विकास में सहायक होते हैं।

उल्व तरल की मात्रा का सीधा संबंध शिशु के विकास से होता है। गर्भ के दसवें सप्ताह में इसकी मात्रा 25 मिलीलीटर रहती है, जो बीसवें सप्ताह में बढ़कर लगभग 400 मि.ली. हो जाती है। आठवें सप्ताह से जब शिशु की किडनी काम करने लगती है तब उल्व तरल में शिशु का मूत्र भी मिलने लगता है। लगभग दसवें सप्ताह में शिशु के श्वसन एवं पीने के कारण उल्व तरल की मात्रा कुछ कम हो जाती है। उनतीसवें सप्ताह में इसकी मात्रा लगभग स्थिर होकर 800 मि.ली. पर रहती है, जो बयालीसवें सप्ताह तक घटकर 400 मि.ली. हो जाती है।

उल्व तरल के लाभ/उपयोगिता

1. उल्व तरल बच्चे की साँस के द्वारा फेफड़े में जाता है और शिशु के

सामान्य विकास के लिए इसका शिशु के फेफड़े में जाना आवश्यक है।

2. शिशु के मूत्र एवं शिशु के प्रथम मल की रचना में भी इसकी अहम भूमिका रहती है।
3. यह शिशु के चारों ओर एक कवच बनाकर माँ के पेट पर अचानक होनेवाले आघातों से भ्रूण की रक्षा करता है।
4. उल्व तरल शिशु की गतिविधियों को आसान बनाकर मांसपेशियों एवं अस्थि-तंत्र के विकास में मदद करता है।
5. शिशु द्वारा घुटके गए उल्व तरल से उसके पाचन-तंत्र की रचना में सहायता मिलती है।

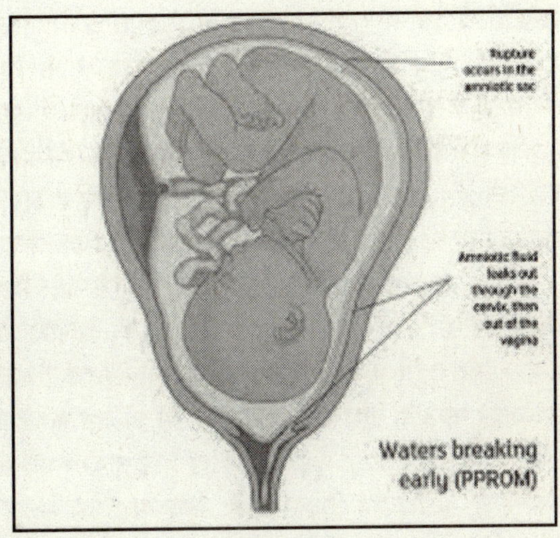

विश्लेषण—सामान्यत: उल्व तरल क्षारीय प्रकृति (पी.एच. 7 से 7.5) का होता है। योनि के ऊपरी भाग की प्रकृति अम्लीय (पी.एच. 3 8 से 4.5) होती है। यदि कभी भी योनि का पी.एच. 4.5 से अधिक मिले और साफ तरल पदार्थ निकल रहा हो तो उल्व कोष के फटने की आशंका होती है।

उल्व तरल में शिशु की कोशिकाएँ पाई जाती हैं, जिनके अध्ययन से शिशु के आनुवंशिक स्वास्थ्य (रोगों) के बारे में महत्त्वपूर्ण सूचना गर्भावस्था में ही मिल सकती है।

नए अध्ययनों और शोधों से पता चला है कि उल्व तरल में स्टेम सेल भी

अच्छी संख्या में पाए जाते हैं। ये स्टेम सेल्स किसी भी तरह के ऊतक में परिवर्तित होने की क्षमता रखते हैं और इनका उपयोग भविष्य में मानव संरचना में किया जा सकता है। उल्व तरल अभ्रूणीय स्टेम कोशिकाओं का भी बृहत् कोष है। इन कोशिकाओं के विभिन्न अवयवों—जैसे लिवर एवं अस्थि की कोशिकाओं—में परिवर्तित होने की क्षमता होती है। उल्व तरल से इन कोशिकाओं को निकालकर संरक्षित कर रखने की प्रक्रिया प्राइवेट स्टेम सेल बैंकों में शुरू हो चुकी है, जो जरूरत पड़ने पर भविष्य में काम आ सकती हैं।

उल्व तरल से संबंधित जटिलताएँ

1. **अल्प उल्वोदकता (Oligoamnios)**—इसमें उल्व तरल की मात्रा सामान्य से कम होती है। मात्रा का बहुत कम होना शिशु के लिए खतरनाक हो सकता है। उल्व तरल बहुत कम मात्रा में रहने पर शिशु के हाथ-पैर में टेढ़ापन या मोड़ आ सकता है। उसके फेफड़े भी कम विकसित और छोटे हो सकते हैं, जिसे अर्द्ध विकसित (Hypoplastic) फेफड़े कहते हैं। यदि बच्चे का जन्म अर्द्ध विकसित फेफड़ों के साथ होता है तो यह स्थिति अत्यंत खतरनाक होती है और शिशु की मृत्यु ऑक्सीजन की कमी के कारण जन्म के कुछ ही देर बाद हो जाती है।

प्रत्येक प्रसव पूर्व जाँच में यह आवश्यक है कि गर्भाशय की ऊँचाई को सही तरीके से, नापनेवाले फीते के द्वारा नापी जाए तथा इसे अंकित कर दी जाए, ताकि हर अगली जाँच में गर्भाशय में हुई वृद्धि का स्पष्ट पता चले। गर्भाशय की ऊँचाई बढ़ने का मतलब है—शिशु का विकास एवं उल्व तरल की मात्रा का बढ़ना। समय-समय पर अल्ट्रासाउंड से भी शिशु एवं उल्व तरल की मात्रा में वृद्धि का आकलन करना चाहिए।

अल्प उल्वोदकता के निम्न कारण हो सकते हैं—

1. संक्रमण।
2. भ्रूण के गुर्दों की विकृति या उनका अविकसित रहना।
3. हृदय एवं परिवहन तंत्र की जटिलता।
4. उल्व कोष का समय पूर्व—प्रसव पूर्व फटना।

उपचार—उपचार इसके कारण पर निर्भर करता है। बच्चे के गुर्दे यदि काम

नहीं कर रहे हों तो कोई भी चिकित्सा बेकार है। प्रसव के बाद ही स्थिति के अनुसार चिकित्सा संभव है। यदि उल्व द्रव की झिल्ली फटने के कारण द्रव की कमी है तो संक्रमण से बचाने के लिए एंटीबायोटिक दी जाती है और भ्रूण के फेफड़ों को परिपक्व कराने के लिए स्टेरॉयड दिया जाता है। माँ को अस्पताल में रखकर उसकी एवं भ्रूण की गहन देख-भाल की जानी चाहिए। पानी की अत्यधिक कमी हो तो प्रसव करा दिया जाता है। कई चिकित्सक गर्भाशय में नॉर्मल सलाइन देकर (amnio infusion) उल्व द्रव की मात्रा बढ़ाने की कोशिश करते हैं।

1. अत्युल्वोदकता (Polyhydramnios)—जब गर्भाशय में उल्व तरल की मात्रा बहुत अधिक होती है तो उसे 'अत्युल्वोदकता' कहते हैं। इस अवस्था में माँ के गर्भ में इसकी मात्रा 2,000 मि.ली. से भी अधिक हो जाती है। यह 1 से 2 प्रतिशत गर्भवतियों में देखा जाता है।

कारण—अत्यधिक उल्व तरल या तो उसके अधिक उत्पादन से होता है या शोषण और परिवहन की कमी से। निम्नलिखित कारण प्रमुख हैं—

1. **भ्रूण**—यदि भ्रूण का सिर विकसित नहीं हुआ हो, खुला स्पाइना बिफिडा (spina bifida) हो, पाचन-तंत्र की नली बंद हो अथवा जुड़वाँ या इससे अधिक भ्रूण हो तो अधिक उल्व तरल रहता है।
2. **अपरा**—अपरा (Placenta) में कोरियोएंजियोमा जैसी स्थिति।
3. **माँ**—30 प्रतिशत अधिक उल्व तरल का कारण माँ में मधुमेह, हृदय एवं किडनी की बीमारी होती है। जिन्हें चार से अधिक बच्चे हो चुके हैं, उनमें भी अत्युल्वोदकता अधिक पाई जाती है।
4. **अज्ञात**—66 प्रतिशत गर्भवती महिलाओं में अत्यधिक उल्व तरल होने का कारण अज्ञात ही रहता है।

अत्युल्वोदकता के प्रकार—उल्व तरल की मात्रा के बढ़ने की तीव्रता के अनुसार उसे तीव्र (acute) या जीर्ण (chronic) की श्रेणी में रखा जाता है।

जीर्ण—जब उल्व तरल में वृद्धि धीरे-धीरे होती है तो इसे 'जीर्ण' कहा जाता है। अधिकांश अत्युल्वोदकता इसी प्रकार की होती है। यह अधिकांशत: 32 सप्ताह के बाद पाया जाता है। इसके लक्षणों में वृद्धि धीरे-धीरे होती है, अत: महिला अपने को बहुत बीमार नहीं महसूस करती है।

लक्षण—उल्व तरल की अधिकता के कारण अन्य अवयवों पर दबाव पड़ता है, जिससे माँ की साँस फूलती है, हृदय की धड़कनें तेज हो सकती हैं, पैर फूलने,

बवासीर होने और पैरों की नसें फूलने जैसी शिकायतें हो सकती हैं। कभी-कभी इक्लेंपसिया भी हो सकता है।

जाँच करने पर पेट का आकार गर्भावस्था के समय के अनुपात में अधिक बड़ा पाया जाता है। अल्ट्रासाउंड के द्वारा इसकी निश्चित पहचान होती है।

अत्युल्वोदकता की जटिलताएँ—उल्व तरल का अधिक होना माँ और गर्भस्थ शिशु दोनों के लिए हानिकर है। माँ को प्रीइक्लेंपसिया, समय पूर्व प्रसव, प्रसव पूर्व झिल्ली फटना और हृदय एवं श्वसन-तंत्र में तकलीफ होने की संभावना अधिक रहती है। प्रसव के समय उल्व कोष (amniotic sac) के फटने के बाद ढेर सारा द्रव एक साथ बाहर निकल जाता है और गर्भाशय का आकार काफी छोटा हो जाता है, जिससे अपरा का पृथक्करण (abruption) हो सकता है। बच्चे की नाल के बाहर आ जाने की, जटिल प्रसव की और अपरा के गर्भाशय में फँस जाने की संभावनाएँ भी अधिक रहती हैं। प्रसव के बाद गर्भाशय का संक्रमण होने का डर रहता है। गर्भाशय को पुनः अपने गर्भ पूर्व आकार को प्राप्त करने में अधिक समय लगता है।

शिशु से संबंधित जटिलताएँ—जन्मजात विकृतियाँ, अपरिपक्वता एवं समय पूर्व होने के कारण शिशु में प्रसवकालीन मृत्यु-दर बढ़ जाता है। नाल का बाहर आना एवं अपरा का पृथक्करण भी प्रसवकालीन मृत्यु-दर एवं रोगग्रस्त शिशुओं की संख्या को बढ़ाता है।

अत्युल्वोदकता का उपचार—गर्भवती महिला का उपचार इस बात पर निर्भर करता है कि गर्भ की अवधि क्या है, शिशु में जन्मजात विकृति है या नहीं और संबंधित जटिलताएँ क्या और कितनी हैं? यदि शिशु में ऐसी विकृतियाँ हों, जिसके कारण वह भविष्य में जीवित रहने में सक्षम नहीं हो सकेगा तो गर्भ का समापन किया जाता है। यदि भ्रूण में ऐसी कोई विकृति न हो, पर गर्भ की अवधि 37 सप्ताह से कम हो, तब कभी-कभी एम्नियोसेंटेसिस नामक प्रक्रिया द्वारा उल्व तरल को धीरे-धीरे पेट से बाहर निकालकर माँ को आराम पहुँचाया जा सकता है। कुछ दवाएँ भी गर्भिणी को आराम देती हैं, जिनसे गर्भ की अवधि को बढ़ाने में मदद मिलती है। यदि गर्भ की अवधि 37 सप्ताह से अधिक हो तो प्रसव की शुरुआत करने की प्रक्रिया अपनाई जाती है। जन्म के उपरांत नवजात शिशु को अच्छे शिशु विशेषज्ञ की देख-रेख में रखना जरूरी है।

तीव्र अत्युल्वोदकता (Acute Hydramnios)

यह एक असामान्य स्थिति है, जिसमें कुछ ही दिनों में उल्व तरल की मात्रा बहुत अधिक बढ़ जाती है। यह अकसर गर्भावस्था के बीसवें सप्ताह या उसके उपरांत होता है। जुड़वाँ गर्भ में यह स्थिति अधिक पाई जाती है।

लक्षण—पेट दर्द, उलटी, जी मिचलाना, बेचैनी इत्यादि। परीक्षण करने पर उल्व तरल की अधिकता का पता चलता है। अल्ट्रासाउंड से उसकी निश्चित पहचान होती है।

इस अवस्था में सामान्यतः स्वतः गर्भपात हो जाता है। यदि भ्रूण में कोई विकृति न हो तो बार-बार एम्नियोसेंटेसिस प्रक्रिया द्वारा उल्व तरल निकालकर गर्भावस्था को आगे बढ़ाने की कोशिश की जा सकती है, अन्यथा गर्भ समापन कर दिया जाता है। □

समय पूर्व उल्व थैली का फटना
(Premature Rupture of Membranes)

—डॉ. नीलम

गर्भाशय में भ्रूण चारों ओर से एक झिल्ली से घिरा रहता है, जिसमें पानी नुमा द्रव भरा रहता है, जिसे उल्व द्रव या Amniotic Fluid कहते हैं। इसी पानी की थैली में गर्भस्थ शिशु चलता या तैरता है। प्रसव के समय यह झिल्ली फट जाती है और उल्व द्रव बाहर आ जाता है। यदि बिना गर्भाशय में संकुचन शुरू हुए स्वत: झिल्ली फट जाती है तो उसे प्रसव पूर्व झिल्ली का फटना कहते हैं। यदि यह घटना 37 सप्ताह के पूर्व होती है तो उसे समय पूर्व—प्रसव पूर्व झिल्ली का फटना कहते हैं।

लगभग 3 प्रतिशत गर्भवती महिलाओं में प्रसव पूर्व झिल्ली का फटना पाया जाता है, परंतु समय पूर्व प्रसव शुरू होनेवाली माताओं में यह 30-40 प्रतिशत में पाया जाता है। समय पूर्व झिल्ली फटने के बाद करीब 30-40 प्रतिशत माताओं में अगले 48 घंटों के भीतर प्रसव-पीड़ा स्वत: शुरू हो जाती है। 56 से 65 प्रतिशत प्रसव सात दिनों के अंदर हो जाता है।

कारण

समय पूर्व—प्रसव पूर्व झिल्ली का फटना निम्नलिखित स्थितियों में अधिक पाया जाता है—

1. आर्थिक एवं सामाजिक रूप से कमजोर वर्ग।
2. प्रजनन तंत्र का संक्रमण।
3. पेशाब में संक्रमण।

4. बहुत दुबला-पतला शरीर।
5. मोटापा।
6. गर्भाशय की ग्रीवा का छोटा होना।
7. गर्भाशय में शिशु की मृत्यु।
8. गर्भाशय में अपरूप भ्रूण की पहचान के लिए किए गए विशेष परीक्षण के बाद (एम्नियोसेंटेसिस एवं फीटल ब्लड सैंपलिंग)।

प्रभाव

1. समय पूर्व प्रसव का शुरू होना एवं शिशु का जन्म।
2. गर्भजल की कमी के कारण शिशु के फेफड़ों का अविकसित रहना।
3. गर्भाशय का संक्रमण।
4. उल्व द्रव की कमी के कारण भ्रूण को हिलने-डुलने में कठिनाई और भ्रूण के जोड़ों एवं हड्डियों की विरूपता।

लक्षण—उल्व द्रव के अलावा और भी कुछ कारण हो सकते हैं, जिसमें माँ को लगता है कि उल्व द्रव ही निकल रहा है और वह परेशान हो सकती है। सामान्य स्थिति की अपेक्षा गर्भावस्था में योनिमार्ग से स्राव की मात्रा बढ़ जाती है, जिसे माँ उल्व द्रव समझ सकती है। योनि के संक्रमण के कारण होनेवाला स्राव भी दुविधा में डाल सकता है। झिल्ली फटकर उल्व द्रव निकलने का लक्षण है, योनि से रंगहीन द्रव का निकलना, जिसकी मात्रा खड़े होने और खाँसने-छींकने पर बढ़ जाती है।

योनि से निकला हुआ द्रव उल्व द्रव ही है, इसकी पहचान के लिए माँ को लिटाकर स्पेकुलम द्वारा उसकी गर्भाशय ग्रीवा को देखा जाता है। यदि वहाँ से द्रव बाहर आ रहा है तो वह उल्व द्रव ही है। दुविधा की स्थिति में विशेष जाँच द्वारा उल्व द्रव की पहचान की जा सकती है।

उपचार—समय पूर्व झिल्ली फटने के बाद माँ का उपचार अस्पताल में भरती करके करना चाहिए, क्योंकि इसका कुप्रभाव गर्भ और भ्रूण दोनों पर पड़ सकता है। झिल्ली फटने के कारण मुख्यत: दो जटिलताएँ होती हैं—पहला समय पूर्व प्रसव और दूसरा गर्भाशय का संक्रमण, जो माँ और शिशु दोनों को बुरी तरह प्रभावित कर सकता है तथा कभी-कभी जानलेवा भी हो सकता है। यदि गर्भ की अवधि 36 सप्ताह से कम हो तो आशान्वित उपचार किया जाता है, ताकि भ्रूण कुछ दिनों और गर्भाशय में ही रहकर विकसित हो पाए। कभी-कभी गर्भाशय का संकुचन

रोकनेवाली दवाएँ भी दी जाती हैं। संकुचन रोकनेवाली दवाएँ पूरी तरह सुरक्षित नहीं हैं, अतः इन्हें देते समय चिकित्सक के नजदीकी निरीक्षण में रहना जरूरी है।

संक्रमण को रोकने के लिए एंटीबायोटिक दिए जाते हैं। एंटीबायोटिक्स देने से माँ के गर्भाशय, झिल्ली एवं रक्त तथा शिशु के संक्रमण की आशंका कम रहती है। मूत्र-परीक्षण करके उसमें संक्रमण की जाँच की जाती है तथा उसका समुचित उपचार किया जाता है।

कॉर्टिसोन की सूई—यदि गर्भ की अवधि 36 सप्ताह से कम हो तो माँ को कॉर्टिसोन की सूई दी जाती है, पहले दिन बेटनीसॉल की तीन सूई एक साथ फिर 24 घंटे के बाद दुबारा तीन सूई एक साथ दी जाती हैं। बेटनीसॉल के बदले अन्य कौर्टिसोन भी कई चिकित्सक देते हैं। कॉर्टिसोन की सूई से जन्म लेने के बाद नवजात की श्वास लेने की क्षमता बढ़ती है और अन्य अंगों की भी मजबूती बढ़ती है।

अल्ट्रासाउंड—यह एक बहुत ही उपयोगी यंत्र है। समय पूर्व झिल्ली फटने के बाद इससे निम्नलिखित जानकारियाँ मिलती हैं—

1. गर्भस्थ शिशु का वजन।
2. भ्रूण सीधा है या उलटा या आड़ा।
3. भ्रूण गें कोई विरूपता।
4. भ्रूण जीवित है या मृत, यदि जीवित है तो उसके हृदय की गति और श्वास क्रिया सही है या नहीं।
5. गर्भाशय में उल्व द्रव की मात्रा का आकलन।

प्रसव—उल्व द्रव की झिल्ली फूटने के बाद प्रसव की शुरुआत साधारणतया स्वतः कुछ घंटों या दो-चार दिनों में हो जाती है, अन्यथा इसे कृत्रिम रूप से शुरू कराया जा सकता है। यदि गर्भ की अवधि 24 से 34 सप्ताह की हो, भ्रूण की स्थिति ठीक हो, संक्रमण की आशंका नहीं हो और गर्भाशय में अभी भी उल्व द्रव बचा हुआ हो तो ऐसी स्थिति में आशान्वित उपचार किया जाता है, ताकि भ्रूण कुछ और दिनों तक गर्भ में रह सके और विकसित हो सके। संक्रमण की पहचान माँ के रक्त, मूत्र एवं उल्व द्रव की जाँच द्वारा की जाती है। गर्भाशय में बचे हुए उल्व द्रव की मात्रा एवं भ्रूण का मूल्यांकन अल्ट्रासाउंड द्वारा किया जाता है। यदि गर्भाशय में उल्व द्रव की मात्रा अत्यंत कम या नहीं के बराबर हो तो कॉर्टिसोन की सूई देने के बाद 72 घंटों में प्रसव-पीड़ा शुरू करा देना उचित है। संक्रमण का अंदेशा होने पर गर्भ की अवधि कुछ भी हो, प्रसव कराना आवश्यक हो जाता है, अन्यथा माँ

और भ्रूण दोनों बुरी तरह प्रभावित होंगे। मृत या अपरूप भ्रूण रहने पर आशान्वित उपचार का कोई मतलब नहीं है और प्रसव शुरू कराना उचित है।

अधिकांशत: ऐसी स्थिति में सामान्य प्रसव संभव एवं सर्वोत्तम है, पर कभी-कभी सिजेरियन ऑपरेशन की जरूरत बच्चे के उलटा या टेढ़ा होने या किसी कारण विशेष से हो सकती है।

शिशु के लिए गहन उपचार इकाई (Neonatal Intensive Care Unit) की व्यवस्था हो तो उसकी अच्छी देखभाल समय के अनुरूप हो सकती है और उसकी मृत्यु-दर में कमी आती है।

□

गर्भपात
(Abortion)

—डॉ. अभिलाषा शांडिल्य

22 सप्ताह के अंदर या 500 ग्राम से कम के भ्रूण का माँ के गर्भ से निष्कासन गर्भपात कहलाता है। यह मुख्यत: दो प्रकार का होता है—स्वत: एवं स्वैच्छिक।

स्वत: गर्भपात—ऐसा गर्भपात बिना किसी कारण के स्वयं हो जाता है और उसका कारण जानने के लिए गर्भवती एवं उसके परिवार के लोग परेशान रहते हैं।

स्वैच्छिक गर्भपात—ऐसा गर्भपात जान-बूझकर कराया जाता है—या तो माँ और उसके परिवार की इच्छा के कारण या किसी बीमारी या सामाजिक समस्या के कारण। यदि कोई ऐसी बीमारी हो, जिसमें गर्भ के कारण आगे चलकर माँ के जीवन को खतरा हो या फिर ऐसी सामाजिक समस्या हो, जैसे बलात्कार के बाद गर्भ, विधवा या कुँवारे का गर्भ इत्यादि, तब गर्भपात कराना आवश्यक हो जाता है।

स्वत: गर्भपात—करीब 10 से 20 प्रतिशत गर्भ का स्वत: गर्भपात हो जाता है।

कारण

1. आनुवंशिक।
2. हॉर्मोंस का असंतुलन।
3. गर्भाशय की विषमता।
4. संक्रमण।
5. प्रतिरोधक क्षमता (इम्यूनिटी) की असामान्यता।

6. अन्य।

आनुवंशिक—गर्भ-धारण के बाद प्रथम 12 सप्ताह में होनेवाले 50 प्रतिशत स्वतः गर्भपात अधिकांशतः भ्रूण में क्रोमोसोम की संख्या की या उनकी गुणवत्ता की विषमता के कारण होते हैं। प्रकृति ऐसे भ्रूण को, जो सामान्य जीवन जीने योग्य नहीं है, स्वतः गर्भपात द्वारा खत्म कर देती है।

हॉर्मोन का असंतुलन—10 से 15 प्रतिशत स्वतः गर्भपात में एक या अधिक हॉर्मोन की कमी या अधिकता पाई जाती है। प्रोजेस्टेरॉन की कमी, थायरॉइड के काम में कमी, मधुमेह इत्यादि इसके उदाहरण हैं।

गर्भाशय की विषमता—ऐसा गर्भपात अमूमन 12 सप्ताह के बाद ही होता है। गर्भाशय संबंधी मुख्य विषमताएँ इस प्रकार हैं—

- गर्भाशय ग्रीवा का ढीलापन (Cervical Incompetence)—गर्भावस्था में भ्रूण एवं गर्भ को सुरक्षित रखने के लिए गर्भाशय ग्रीवा हमेशा बंद रहता है और प्रसव-पीड़ा के साथ-साथ धीरे-धीरे खुलकर भ्रूण को बाहर निकलने के लिए रास्ता देता है। कभी-कभी ग्रीवा के ढीला होने के कारण गर्भपात होने का डर रहता है। इसका उपचार गर्भावस्था में 12 से 14 सप्ताह के बीच गर्भ ग्रीवा को झोले के मुख जैसा फीते से टाँका लगाकर बंद कर दिया जाता है।
- बनावट में गड़बड़ी, जैसे यूनीकॉर्नुएट, बाइकॉर्नुएट इत्यादि।
- भीतरी सतह पर पॉलिप।
- फाइब्रॉयड एवं अन्य ट्यूमर।
- साइनेकिया—इसमें गर्भाशय की आगे और पीछे की दीवारें आपस में चिपक जाती हैं, जिसके कारण भ्रूण को फैलने के लिए पूरी जगह नहीं मिल पाती है और गर्भपात हो जाता है।

संक्रमण (Infection)

- वायरस—रूबेला, साइटोमेगालोवाइरस, एच.आई.वी. इत्यादि।
- पारासाइट—टॉक्सोप्लाज्मा (Toxoplasmosis मलेरिया।
- बैक्टीरिया—क्लामाइडिया (Chlamydia) इत्यादि।

इम्यूनोलॉजिकल—स्वयं के प्रति प्रतिरोधकता उत्पन्न होना (Autoimmunity) या दूसरे के प्रति प्रतिरोधक क्षमता की कमी के कारण भी

स्वतः गर्भपात हो सकता है। एंटीफॉस्फोलिपिड एंटीबॉडीज इसके उदाहरण हैं।

अन्य—सिगरेट, शराब, एक्स-रे, कैंसर की दवाएँ, बेहोशी की दवाएँ इत्यादि गर्भ के समय लेने से गर्भपात की संभावना बढ़ जाती है।

अज्ञात—40 से 60 प्रतिशत स्वतः गर्भपात अज्ञात कारणवश हो सकता है। ऐसे गर्भपात का मूलभूत कारण पता लगा पाना असंभव होता है। गर्भ के किस चरण में गर्भपात हुआ, यह समय भी गर्भपात का कारण जानने में सहायक होता है। प्रथम 12 सप्ताह में अधिकांश गर्भपात आनुवंशिक, हॉर्मोन से संबंधित, प्रतिरोधक अक्षमता एवं अज्ञात कारणों से होते हैं; जबकि 12 से 22 सप्ताह में गर्भाशय संबंधी विभिन्न गड़बड़ियाँ अधिक पाई जाती हैं।

गर्भपात के प्रकार

संभावित गर्भपात (Threatened Abortion)

ऐसे गर्भ में गर्भपात की संभावना रहती है, पर गर्भ सही प्रकार से आगे भी बढ़ सकता है। जीवित भ्रूण गर्भाशय की दीवार से अलग होने लगता है, योनि से हलका रक्तस्राव होने लगता है और कभी-कभी कमर में थोड़ा दर्द भी। यदि अन्य कोई जटिलता न हो, तब गर्भ बच सकता है।

पहचान—

- योनि से रुक-रुककर थोड़ा रक्तस्राव।
- हलका कमर दर्द या पेट के निचले हिस्से में दर्द।
- गर्भ ग्रीवा बंद।
- अल्ट्रासाउंड से जाँच में भ्रूण, अपरा (पुरैन) एवं गर्भजल सुरक्षित।

चिकित्सा—संभावित गर्भपात की चिकित्सा घर या अस्पताल, कहीं भी की जा सकती है।

- आराम।
- कीटाणु-मुक्त पैड।
- प्रयोग में लाए सभी पैड व कपड़ों का रक्तस्राव की मात्रा के अनुमान हेतु निरीक्षण।
- माँ की नाड़ी-गति, रक्तचाप, तापमान व रक्तस्राव का समय-समय पर निरीक्षण।

➢ प्रोजेस्टेरॉन हॉर्मोन की गोली या सूई से भी अपरा के विकास में सहायता मिलती है।

अलक्षित गर्भपात (Missed abortion)—यदि मरा हुआ भ्रूण गर्भाशय में पड़ा रह जाए तो उसे अलक्षित गर्भपात या मिस्ड एबॉर्शन कहते हैं। साधारणतया मृत भ्रूण को प्रकृति स्वत: दर्द या रक्तस्राव शुरू करके निकालने का प्रयास करती है।

अपरिहार्य गर्भपात (Inevitable abortion)—जिस गर्भपात को रोका नहीं जा सकता है, उसे अपरिहार्य गर्भपात कहते हैं। अपरा एवं भ्रूण गर्भाशय की दीवार से छूटकर योनि से बाहर निकलने की प्रक्रिया में होते हैं। पेट के निचले हिस्से में रुक-रुककर तेज दर्द या अधिक रक्तस्राव या दोनों हो सकते हैं।

अपूर्ण गर्भपात (Incomplete Abortion)—इसमें भ्रूण अंशत: बाहर निकल चुका होता है, पर उसका कुछ अंश गर्भाशय में ही रह जाता है। ऐसी स्थिति में रक्तस्राव होता रहता है और रुक-रुककर दर्द भी हो सकता है। अधिक रक्तस्राव के कारण कभी-कभी माँ की स्थिति गंभीर हो सकती है। अपूर्ण गर्भपात में संक्रमण का भी खतरा रहता है।

पूर्ण गर्भपात (Complete Abortion)—भ्रूण और पूरा-का-पूरा अपरा योनि से बाहर निकल जाते हैं। कोई भी हिस्सा गर्भाशय के अंदर नहीं छूटता। रक्तस्राव व दर्द बंद हो जाते हैं। गर्भ ग्रीवा का मुँह भी बंद हो जाता है।

बारंबार गर्भपात (Habitual Abortion)—बार-बार स्वत: गर्भपात के कारण और सही उपचार के विषय में वैज्ञानिकों का ज्ञान अभी भी अधूरा है। किसी-किसी महिला में जाँच करने पर ऊपर बताए हुए कारणों में से कोई भी कारण नहीं मिलता है और सभी तरह के उपचार असफल हो जाते हैं। माँ, उसके परिवार एवं चिकित्सक को भी काफी निराशा का सामना करना पड़ता है।

चिकित्सीय गर्भपात—कुछ विशेष परिस्थितियों में गर्भ का विकास माँ, शिशु या दोनों के लिए मानसिक या शारीरिक रूप से हानिकारक होता है। माँ की जान बचाने या किसी अन्य विशिष्ट कारण से मेडिकल प्रशिक्षित व्यक्ति द्वारा कीटाणु-मुक्त तरीके से किया गया गर्भपात चिकित्सीय गर्भपात कहलाता है। ऐसा गर्भपात उचित स्थान पर एवं प्रशिक्षित चिकित्सक से कराया जाता है, जिसके लिए कुछ नियम-कानून सुनिश्चित किए गए हैं। इससे परे गर्भपात कराना गैर-कानूनी तो है ही, जानलेवा भी हो सकता है।

क्रिमिनल गर्भपात (Criminal Abortion)—अप्रशिक्षित व्यक्ति द्वारा

गलत तरीके से या अमान्य जगह पर किया गया गर्भपात क्रिमिनल गर्भपात कहलाता है। ऐसे गर्भपात में माँ को तीव्र संक्रमण की आशंका रहती है, जिसके लिए अस्पताल में उपचार जरूरी हो जाता है। कभी-कभी गर्भाशय निकालना पड़ जाता है और कई बार महिला की मृत्यु भी हो जाती है।

संक्रमित गर्भपात (Septic Abortion)—संक्रमण अधिकांशत: अमान्य तरीके (criminal) से किए गए गर्भपात के कारण होता है। यह स्थिति जीवन के लिए गंभीर होती है और मृत्यु की संभावना रहती है।

गर्भपात का उपचार—गर्भपात के प्रकार एवं उसके कारण पर उपचार निर्भर करता है। गर्भपात के लक्षणों के साथ यदि कोई महिला चिकित्सीय सलाह के लिए आती है, तब उसकी अवस्था का आकलन, भ्रूण के जीवित या मृत स्थिति की अल्ट्रासाउंड से संपुष्टि एवं रक्तस्राव की मात्रा के आधार पर उपचार निर्धारित किया जाता है। माँ की स्थिति ठीक हो, भ्रूण जीवित हो तथा रक्तस्राव अत्यधिक न हो तो गर्भपात रोकने की कोशिश की जाती है। यदि रक्तस्राव अधिक मात्रा में हो रहा हो, भ्रूण मृत हो या अधिक रक्तस्राव के कारण माँ की स्थिति बिगड़ रही हो, तब गर्भपात कराना आवश्यक हो जाता है। माँ की स्थिति सुधारने के लिए नस में सलाइन और कभी-कभी रक्त चढ़ाने की जरूरत पड़ती है। अपूर्ण, अपरिहार्य एवं मिस्ड गर्भपात का उपचार गर्भ-समापन (Evacuation) के द्वारा किया जाता है। क्रिमिनल और सेप्टिक गर्भपात में उच्च श्रेणी के एंटीबायटिक्स दिए जाते हैं और देखभाल के लिए उन्हें अस्पताल के गहन देखभाल की इकाई में भरती करना जरूरी होता है। बारंबार गर्भपात से पीड़ित महिलाओं की पूरी जाँच-पड़ताल करके कारण पता लगाने की कोशिश की जाती है और उसी कारण के आधार पर उनका उपचार किया जाता है। यदि कारण पता नहीं चल पाया तो चिकित्सक का स्नेह और सहानुभूतिपूर्ण व्यवहार भी काफी सहायक होता है।

□

अस्थानिक गर्भ
(Ectopic Pregnancy)

—डॉ. शांति राय

गर्भाशय के अंदर विकसित न होकर भ्रूण जब किसी और स्थान में विकसित होने लगता है तो उसे अस्थानिक गर्भ या एक्टोपिक प्रेग्नेंसी कहते हैं। अंडाशय से निकला हुआ अंडाणु फैलोपियन ट्यूब में घुस जाता है, जहाँ उसे पुरुष शुक्राणु द्वारा निषेचित होने का मौका मिलता है। यह निषेचित अंडाणु धीरे-धीरे विकसित होता जाता है और साथ-साथ फैलोपियन ट्यूब के भीतर स्थित सिलिया एवं फैलोपियन ट्यूब की मांसल गतिविधियों द्वारा लगातार गर्भाशय की ओर बढ़ता जाता है, जहाँ वह निषेचन के चौथे-पाँचवें दिन तक पहुँच जाता है। गर्भाशय में पहुँचने तक वह ब्लास्टोसिस्ट बन चुका होता है, जो गर्भाशय की अंदरूनी सतह (एंडोमेट्रियम) में निरोपित होकर आगे विकसित होता है। इस यात्रा में किसी तरह की बाधा होने पर यह भ्रूण एंडोमेट्रियम के पास न जाकर कहीं और आरोपित होकर अपना विकास करने लगता है।

एक्टोपिक प्रेग्नेंसी कहाँ है, उसके आधार पर उसके निम्न प्रकार हो सकते हैं—

1. ट्यूबल (Tubal)
2. ओवैरियन (Ovarian)
3. इंटरस्टीशियल (Interstitial)
4. एब्डॉमिनल (Abdominal)
5. सर्वाइकल (Cervical)

95 प्रतिशत से अधिक अस्थानिक गर्भ फैलोपियन ट्यूब में होते हैं।

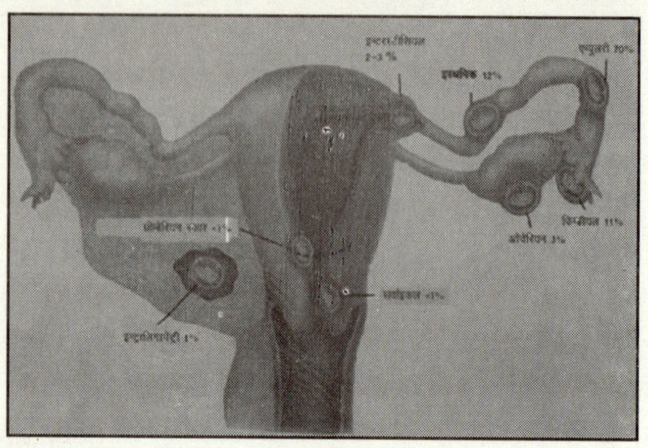

कारण–

1. फैलोपियन ट्यूब में संक्रमण एवं उसके कारण उत्पन्न ट्यूब में बदलाव ही एक्टोपिक प्रेग्नेंसी के मुख्य कारण हैं। यह संक्रमण गर्भपात, प्रसव, टी.बी., यौन रोग, डी. एंड सी. या गर्भाशय पर अन्य किसी ऑपरेशन के समय या अन्य कारणों से भी हो सकता है।
2. अगर पहले एक्टोपिक प्रेग्नेंसी हो चुकी हो, तो दोबारा एक्टोपिक होने की काफी संभावना रहती है। यदि दो बार एक्टोपिक हो चुका हो तो तिबारा एक्टोपिक होने का दस गुना डर रहता है।
3. जो महिलाएँ बंध्यापन से ग्रसित हैं, उनमें गर्भ-धारण यदि होता है तो उसके एक्टोपिक होने की अधिक संभावना रहती है।
4. कॉपर टी या मिरेना के साथ भी अगर गर्भ-धारण होता है तो इसके एक्टोपिक होने का डर अधिक रहता है।
5. कम पावर वाली गर्भ-निरोधक गोलियाँ कभी-कभी निषेचन को रोक नहीं पातीं और निषेचित भ्रूण के फैलोपियन ट्यूब में निरोपित होने का डर रहता है।
6. दवाओं द्वारा गर्भपात कराने के बाद भी भविष्य में एक्टोपिक प्रेग्नेंसी अधिक होती है।
7. धूम्रपान करनेवाली तथा 35 से 44 वर्ष की महिलाओं में एक्टोपिक प्रेग्नेंसी ज्यादा देखी गई है।
8. बंध्याकरण ऑपरेशन होने के बाद भी एक्टोपिक होने का डर बढ़ जाता है।

आँकड़ों के अनुसार, प्रति 1,000 ऐसी महिलाओं में एक-दो एक्टोपिक का शिकार हो सकती हैं।

आजकल एक्टोपिक प्रेग्नेंसी पहले की अपेक्षा ज्यादा लोगों में देखा जाता है। इसका कारण है यौन संबंधी रोगों में वृद्धि एवं बाँझपन की चिकित्सा।

खतरे—भ्रूण अगर ट्यूब की दीवार में अपने को निरोपित करने की कोशिश करता है तो ट्यूब के फटने एवं रक्तस्राव होने का डर रहता है। यह रक्तस्राव बाहर नहीं निकलता है, बल्कि पेट के अंदर ही जमा होता जाता है (आंतरिक रक्तस्राव। रक्तस्राव कितना होगा, यह निश्चित नहीं है; क्योंकि ट्यूब कहीं पतली और कहीं मोटी होती है। पतले भाग के तुरंत फट जाने का डर रहता है, जबकि मोटा भाग कुछ दिनों तक ठीक रह सकती है। कई बार अगले मासिक के समय के पहले भी ट्यूब फट सकता है और रक्तस्राव शुरू हो सकता है। रक्तस्राव की मात्रा के अनुसार महिला की स्थिति गंभीर हो सकती है और कभी-कभी मृत्यु भी हो सकती है। अधिकांशतः मृत्यु समय पर समुचित चिकित्सा सेवा उपलब्ध नहीं हो पाने के कारण होती है।

लक्षण–

1. मासिक का टल जाना।
2. लगातार रक्तस्राव होना।
3. पेड़ू में दर्द।
4. दर्द के साथ रक्तस्राव।
5. कमजोरी, चक्कर, आँखों के आगे अँधेरा होकर गिर जाना।
6. कंधे में दर्द।

इनमें से कोई भी एक लक्षण हो तो एक्टोपिक प्रेग्नेंसी की संभावना को मद्देनजर रखना आवश्यक है।

पहचान—रक्त की कमी, आंतरिक रक्तस्राव के अनुसार महिला की नब्ज और रक्तचाप में गिरावट, अवस्था में गंभीरता, पेट में कड़ापन या छूने पर दर्द, आंतरिक जाँच में दर्द एवं गोला जैसा महसूस होना इत्यादि कुछ भी मिल सकता है; पर इनके नहीं रहने पर भी अगर लक्षण हों तो एक्टोपिक की संभावना रहती है।

एक्टोपिक की सही-सही पहचान के लिए रक्त में बीटा एच.सी.जी. (βHCG) की मात्रा एवं टी.वी.एस. (Vaginal Sonography) मुख्य जाँचें हैं।

बीटा एच.सी.जी. किसी भी तरह के गर्भ में बढ़ने लगता है; पर गर्भाशय में स्थित भ्रूण अधिक मात्रा में बीटा एच.सी.जी. बनाता है, जबकि एक्टोपिक प्रेग्नेंसी कम। निदान के लिए बीटा एच.सी.जी. की मात्रा की जाँच 48 घंटों के अंतराल पर दो बार की जाती है। अगर दोबारा जाँच में यह मात्रा 60 प्रतिशत से अधिक बढ़ी पाई गई, तो शायद भ्रूण अपने सही स्थान यानी गर्भाशय में है। अगर यह मात्रा नहीं बढ़ी या 60 प्रतिशत से कम बढ़ी, तो हो सकता है, एक्टोपिक प्रेग्नेंसी हो। टी.वी.एस. में अगर भ्रूण गर्भाशय के अंदर नहीं पाया जाता है तो हो सकता है, वह ट्यूब या अन्य कहीं हो। टी.वी.एस. में गर्भ की पहचान साढ़े चार से पाँचवें सप्ताह तक हो जाती है। पाँचवें से छठे सप्ताह के भीतर अंडपीत थैली (Yolk sac) दिखने लगता है और साढ़े पाँच से छह सप्ताह में भ्रूण के हृदय का स्पंदन दिखने लगता है। जब बीटा एच.सी.जी. 1,500 से 2,000 आई.यू. प्रति लीटर रहता है, उस समय भ्रूण भी टी.वी.एस. में दिखाई पड़ने लगता है। कभी-कभी दोनों ट्यूब में एक्टोपिक प्रेग्नेंसी एक साथ हो सकती हैं या यह भी हो सकता है कि एक भ्रूण गर्भाशय में हो और दूसरा भ्रूण ट्यूब में।

उपचार—अगर कोई उपचार नहीं किया गया तो ट्यूब में स्थित भ्रूण की निम्न गतियाँ हो सकती हैं—

1. फिम्ब्रिया की ओर से निकलकर थोड़े-बहुत रक्तस्राव के साथ पेट में जाना (Tubal Abortion)।
2. ट्यूब फटना (Tubal Rupture)।
3. भ्रूण का धीरे-धीरे गलकर ट्यूब में ही खत्म हो जाना।

यदि ट्यूब फट गया तो ऑपरेशन आवश्यक हो जाता है। ट्यूब फटने के पहले अगर निश्चित पता चल गया कि भ्रूण ट्यूब में है तो दवा द्वारा ऑपरेशन को कई बार टाला जा सकता है। मिथोट्रेक्सेट नाम की दवा इसके लिए दी जाती है, जो भ्रूण को विकसित होने से रोकता है और धीरे-धीरे भ्रूण खत्म हो जाता है, जिसमें एक महीना से भी अधिक समय लग सकता है।

दवा से चिकित्सा के लिए निम्न स्थितियाँ जरूरी हैं—

1. महिला में ट्यूब के फटने या रक्तस्राव का कोई लक्षण नहीं हो।
2. महिला दवा लेने के लिए तैयार हो।
3. आस-पास या अस्पताल में रहने के लिए तैयार हों, ताकि जाँच समय-समय पर की जा सके या आकस्मिक जरूरत पड़ने पर शीघ्र ऑपरेशन किया जा सके।

निम्न परिस्थितियों में दवा द्वारा चिकित्सा नहीं की जाती है—

1. अगर नब्ज या रक्तचाप में गिरावट हो।
2. महिला आस-पास रहने को तैयार नहीं हो।
3. गर्भाशय में गर्भ की आशंका हो।
4. माँ के दूध पर आश्रित छोटा बच्चा हो।
5. माँ के लिवर या किडनी में कोई गड़बड़ी हो।

□

गर्भ की बीज-पोषक बीमारियाँ
(Gestational Trophoblastic Disease–GTD)

—डॉ. शांति राय
—डॉ. बरुणकला सिन्हा

गर्भ की बीज-पोषक बीमारियाँ (GTD) अपरा से निकलनेवाले कुछ ऐसे ट्यूमर के समुदाय को कहते हैं, जो बीटा एच.सी.जी. (βHCG) नामक हॉर्मोन उत्पन्न करते हैं। मोलर गर्भ सुगम (benign) हो सकता है या दुर्दम (malignant। ट्यूमर का विस्तार कितनी दूर तक हुआ है, उसके आधार पर इनके विभिन्न नाम दिए गए हैं—

(1) **मोलर प्रेग्नेंसी या Hydatidiform mole**—यह एक असामान्य गर्भ की स्थिति है, जिसमें भ्रूण और अपरा सही रूप में विकसित नहीं हो पाते और गर्भ में अंगूर के गुच्छे जैसे अंकुर पाए जाते हैं। मोलर प्रेग्नेंसी में या तो पूरा-का-पूरा गर्भ अंकुर के रूप में परिणत पाया जाता है या इसका कुछ भाग सामान्य गर्भ के जैसा भी रहता है। यदि पूरा-का-पूरा गर्भाशय अंकुरों से भरा हो तो उसे संपूर्ण (complete) मोल कहते हैं और यदि कुछ भाग सामान्य गर्भ के रूप में हो तो उसे अधूरा (incomplete) मोल कहते हैं।

(2) कोरियोकार्सिनोमा (Choriocarcinoma)।

(3) प्लेसेंटल साइट ट्रोफोब्लास्टिक ट्यूमर (Placental Site Trophoblastic Tumour)।

आघटन

आँकड़ों के अनुसार, प्रति 1,000 प्रसव पर एक या दो जी.टी.डी. अमेरिका

में होते हैं। जिन महिलाओं की उम्र 20 वर्ष से कम या 35 वर्ष से अधिक है, उनमें इसकी बहुलता होती है और 40 की उम्र के बाद संभावना 7.5 गुना बढ़ जाती है। यदि पहले कभी मोलर गर्भ हो चुका है तो वैसी महिलाओं को दोबारा मोलर होने की संभावना दस गुना बढ़ जाती है और यदि दो बार हो चुका तो 23 गुना। पिता की बढ़ती उम्र का भी इससे संबंध पाया गया है। इस बीमारी की भौगोलिक बहुलता भी पाई गई है और दक्षिण-पूर्व एशिया के लोगों में अमेरिका-इंग्लैंड की अपेक्षा इसकी अधिक संभावना रहती है।

रोग-जनन—सामान्य गर्भ में अपरा के अंकुर (Villi) कुछ इस तरह विकसित होते हैं कि वे माँ के गर्भाशय की रक्त वाहिनियों में प्रविष्ट हो सकें। मोलर गर्भ में ये अंकुर अपना काम ठीक से नहीं कर पाते हैं और इनमें पानी जमा हो जाता है, जिसके कारण ये अंगूर की तरह दिखते हैं। यह असामान्यता या तो सभी अंकुरों में हो सकती है या कुछ सामान्य भी हो सकते हैं और इसी के अनुसार उन्हें पूरा या अधूरा (Partial) कहा जाता है। गर्भाधान के समय क्रोमोसोम की संख्या की गड़बड़ी के कारण मोलर गर्भ होता है।

पूर्ण मोल (Complete Mole)—इसमें सारे-के-सारे 46 क्रोमोसोम पिता से प्राप्त होते हैं, जबकि सामान्य गर्भ में 23 माँ और 23 पिता से मिलते हैं और सभी अंकुर अंगूर के रूप में परिवर्तित हो जाते हैं।

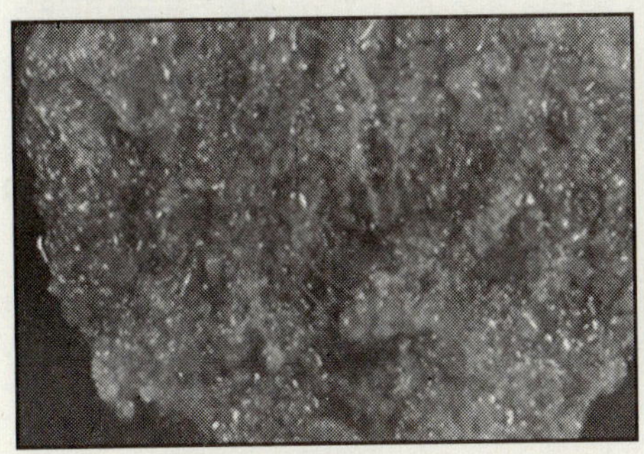

Complete mole

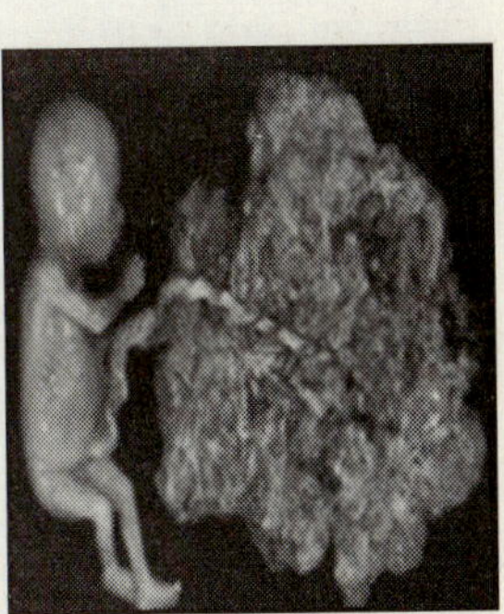

Incomplete mole

लक्षण–

1. गर्भावस्था के दूसरे, तीसरे या चौथे महीने में रुक-रुककर रक्तस्राव, जो कभी-कभी तीव्र भी हो सकता है।

2. रक्ताल्पता, कमजोरी, चक्कर।
3. गर्भ के लक्षण तीव्र, जैसे—अत्यधिक मिचली या वमन।
4. पेट का समय से अधिक फैलाव।
5. स्तन में दर्द इत्यादि।

यदि मोलर प्रेग्नेंसी की चिकित्सा नहीं की जाए तो बाद में उच्च रक्तचाप और प्रीइक्लेंपसिया हो सकता है। 5 प्रतिशत में थायरॉइड ग्रंथि और रक्त में थायरॉक्सीन की मात्रा बढ़ जाती है।

अधूरा मोल (Partial Hydatiolitorm Mole)—इसके लक्षणों और जटिलताओं की तीव्रता 'पूर्ण मोल' से कम होती है। निषेचित डिंब का कुछ भाग 'Mole' बनाता है और कुछ भाग भ्रूण, पानी की थैली और अपरा (Placenta)। रक्त में β-HCG की मात्रा भी पूर्ण मोल की अपेक्षा काफी कम होती है।

अधूरे मोल में क्रोमोसोम की संख्या 69 होती है—69XXX, 69XXY या 69XYY (सामान्य व्यक्तियों में यह संख्या 46 होती है 46XX या 46XY)। अधूरे मोल में 46 क्रोमोसोम पिता एवं 23 क्रोमोसोम माँ से प्राप्त होते हैं।

हाइडेटिडिफॉर्म मोल की पहचान—रक्त में बीटा एच.सी.जी. की अत्यधिक मात्रा एवं अल्ट्रासाउंड से गर्भाशय में भ्रूण और अपरा के बदले अंकुरों का पाया जाना इस बीमारी की पहचान है। टी.वी.एस. (योनि मार्ग से अल्ट्रासाउंड) की स्पष्टता के कारण मोलर गर्भ की पहचान अब अधिकांशत: काफी जल्दी हो जाती है, जो पहले संभव नहीं था। कहीं-कहीं आज भी, जहाँ शिक्षा और सुविधा का अभाव है, इसको पहचानने में देर हो जाती है।

उपचार—एक बार मोलर गर्भ की पहचान सुनिश्चित हो जाए तो उसका उपचार है—चूषण यंत्र द्वार सफाई (Suction Evacuation)।

यदि महिला को और बच्चे नहीं चाहिए और वह बंध्याकरण भी चाहती है तो ओवरी को बचाते हुए गर्भाशय निकाल देना चाहिए। मोलर में एक या दोनों ओवरी कभी-कभी काफी बड़े हो जाते हैं; पर सफाई या गर्भाशय निकालने के बाद धीरे-धीरे ये वापस अपने सही आकार को प्राप्त कर लेते हैं। यदि उनमें बड़े-बड़े सिस्ट हों तो ऑपरेशन के दौरान उनका पानी निकाल देना चाहिए। यदा-कदा सिस्ट के कारण ओवरी ऐंठ जाती है और उसका रक्त-संचालन बंद हो चुका होता है। ऐसे ओवरी को निकालना जरूरी हो जाता है।

ऑपरेशन के पहले थायरॉइड की जाँच और उसके लिए सावधानी जरूरी

है। रक्त में βHCG के अलावा छाती का एक्स-रे और रक्त की कुछ अन्य जाँचें Hb%, TLC, DLC, BT, CT, Blood Sugar, ABO grouping RH typing भी करा लेनी चाहिए।

ऑपरेशन के समय इंबोलिज्म नहीं हो, इसके लिए सावधानी बरतनी चाहिए और सशंकित रहना चाहिए। रक्त की व्यवस्था भी रहनी चाहिए, ताकि जरूरत हो तो तुरंत रक्त दिया जा सके।

मोलर प्रेग्नेंसी के बाद की देखभाल

15 से 20 प्रतिशत कंप्लीट मोल को बाद में कैंसर (Choriocarcinoma) होने का भय रहता है, जिनमें से तीन-चौथाई की बीमारी गर्भाशय तक ही सीमित रहती है, पर बाकी एक-चौथाई में शरीर के अन्य अवयवों में भी रोग फैल जाता है (Metastasis)। अन्य अवयवों में प्रसारण रक्त के माध्यम से होता है। अधूरे (Partial) मोल में केवल 2 से 4 प्रतिशत को ही कैंसर होने की संभावना रहती है, जो अधिकांशतः गर्भाशय तक ही सीमित रहते हैं। रोग का दूर-दराज तक विस्तार (Metastasis) अधूरे मोल में यदा-कदा ही होता है।

कोरियोकार्सिनोमा की तुरंत पहचान हो जाए, इसके लिए मोलर प्रेग्नेंसी वाली महिला को सफाई या ऑपरेशन के बाद भी देख-रेख में रहना आवश्यक होता है। किसी भी कैंसर की पहचान जितनी ही जल्दी हो, उपचार से उसके संपूर्ण सुधार और पूर्ण स्वास्थ्य-लाभ की संभावना उतनी ही अधिक होती है।

कोरियो कैंसर को पहचानने के लिए जाँच

रक्त में बीटा एच.सी.जी. की मात्रा—सफाई या ऑपरेशन के बाद हर एक-दो सप्ताह पर माँ के रक्त में बीटा एच.सी.जी. की मात्रा देखी जाती है, जब तक यह रक्त से बिलकुल खत्म नहीं हो जाता। इस दौरान गर्भ-निरोध आवश्यक है, क्योंकि गर्भाधान के बाद पुनः बीटा एच.सी.जी. निकलना शुरू होगा और सही निगरानी नहीं हो पाएगी। गर्भ-निरोधक हॉर्मोन की गोलियाँ या सूई इसके लिए ली जा सकती हैं। Barrier method उतना सफल उपाय नहीं है और कॉपर टी लगवाना इन लोगों के लिए सुरक्षित उपाय नहीं है।

कोरियोकार्सिनोमा से बचाव—निम्न परिस्थितियों में सफाई या ऑपरेशन के बाद कीमोथैरेपी दी जा सकती है, ताकि कोरियोकार्सिनोमा से बचाव हो सके—

- कंप्लीट मोल।
- उम्र 40 वर्ष से ऊपर।
- पहले भी मोलर प्रेग्नैंसी हो चुकी हो।
- रक्त में बीटा एच.सी.जी. की मात्रा बहुत अधिक।

ऐसी परिस्थितियों में भी कीमोथैरेपी तभी देनी चाहिए, यदि जाँच के लिए महिला का बार-बार आना संभव नहीं हो।

मोलर गर्भ के साथ-साथ सामान्य भ्रूण

प्रति 20 हजार से 1 लाख गर्भों में एक गर्भ ऐसा भी होता है, जिसके कुछ भाग में मोल और कुछ भाग में एक सामान्य भ्रूण उपस्थित रहता है। ऐसे गर्भ में स्वत: गर्भपात की संभावना बहुत अधिक रहती है और उच्च रक्तचाप भी हो सकता है। पर यदि माँ की इच्छा है तो पूरी देखरेख में ऐसे गर्भ को विकसित होने दिया जा सकता है; पर बच्चे की क्रोमोसोमल जाँच हो जानी चाहिए।

Invasive Mole—इसमें जरायु अंकुर की ये पूर्ण काफी या अधूरे होने लगती है या अधूरे मोलर गर्भ के बाद होते हैं। इसमें जरायु अंकुर गर्भाशय की दीवार को भेदते हुए उसके बाहर आस-पास के ऊतकों तक पहुँच जाते हैं।

Gestational Choriocarcinoma (GCC)

यह अत्यंत ही दुर्दम ट्यूमर होता है। इसमें जरायु अंकुर सर्वथा अनुपस्थित रहते हैं और केवल कोशिकाएँ ही होती हैं, जो आस-पास फैलती जाती हैं। कोशिकाएँ cytotrophoblast और syncytiotrophoblast होते हैं। शुरू में तो ये कोशिकाएँ गर्भाशय में ही सीमित रहती हैं, पर शीघ्र ही माँ की रक्तवाहिनियों द्वारा अन्य अवयवों में प्रवेश प्राप्त कर लेती हैं; जैसे—फेफड़ा, मस्तिष्क, लीवर इत्यादि में।

यह कैंसर मुख्यत: मोलर गर्भ के बाद ही उत्पन्न होता है, पर कभी-कभी बिना मोलर गर्भ के सामान्य प्रसव, सीजेरियन या गर्भपात के पश्चात् भी हो सकता है, जिसे नन-मोलर कहते हैं।

इसका मुख्य लक्षण है—अनियमित रक्तस्राव। यदि प्रसव या गर्भपात के बाद अनियमित रक्तस्राव काफी दिनों तक चलता रहे तो बीटा एच.सी.जी. की जाँच करना जरूरी है। कोरियोकार्सिनोमा काफी बढ़ जाता है।

प्लैसेंटल साइट ट्रोफोब्लास्टिक ट्यूमर (Placental Site Trophoblastic Tumour—PSTT)—यदा-कदा ही ऐसे ट्यूमर दिखाई पड़ते हैं और ये किसी भी प्रकार के गर्भ के बाद हो सकते हैं। इसमें बीटा एच.सी.जी. की मात्रा अपेक्षाकृत कम होती है। इसका उपचार है गर्भाशय को ऑपरेशन द्वारा हटा देना। यदि गर्भाशय बचाना अत्यंत ही आवश्यक हो तो हिस्ट्रोस्कोप की सहायता से पीड़ित भाग को हटाने के बाद कीमोथेरैपी दी जा सकती है; पर इस तरह के ट्यूमर पर प्राय: कीमोथेरैपी का असर कम पड़ता है। PSTT प्राय: गर्भाशय तक ही सीमित रहता है और दूर के अवयवों में प्रवेश काफी देर से होता है। पर एक बार अन्य अवयवों में प्रवेश पा जाने पर स्थिति काफी गंभीर हो जाती है और मृत्यु की संभावना बढ़ जाती है।

एपीथिलॉइड ट्रोफोब्लास्टिक ट्यूमर (Epitheloid Trophoblastic Tumour)—पिछले गर्भ के काफी दिनों बाद ये ट्यूमर होते हैं और कभी-कभी गर्भ का इतिहास नहीं भी मिलता है। यह बीमारी बिरले देखने को मिलती है। इसका उपचार गर्भाशय हटाकर किया जाता है।

GTN की पहचान

रक्त में बीटा एच.सी.जी. की मात्रा का लगातार बढ़ते जाना, एक मात्रा पर पहुँचकर रुक जाना या एक बार कम होकर पुन: बढ़ने लगना। उपचार शुरू करने के पहले यह देख लेना जरूरी है कि महिला पुन: गर्भवती न हो गई हो।

कोरियोकार्सिनोमा की अवस्था (Stage)

Stage I. गर्भाशय में सीमित

Stage II. गर्भाशय से बाहर फैलाव, पर जननेंद्रियों तक सीमित

Stage III. फेफड़े में फैलाव

Stage IV. अन्य अवयवों में फैलाव।

उपचार—अधिकांश महिलाओं में इस बीमारी का पता प्रथम स्टेज में ही चल जाता है और उपचार मुख्यत: कीमोथेरैपी से किया जाता है। बायोप्सी जाँच जरूरी नहीं होती। केवल HCG की जाँच और अल्ट्रासाउंड से देखकर चिकित्सा शुरू की जाती है।

हिस्ट्रेक्टोमी—कोरियोकार्सिनोमा या मोलर बीमारी के लिए निम्नलिखित

परिस्थितियों में गर्भाशय को ऑपरेशन द्वारा हटा देना चाहिए—

- प्लैसेंटल साइट ट्रोफोब्लास्टिक ट्यूमर (PSTT)।
- एपीथिलॉइड टाइप ट्रोफोब्लास्टिक ट्यूमर (PSTT Epitheloid)।
- बेअसर कीमोथेरैपी, यानी जब दवाएँ फायदा नहीं पहुँचा रही हों।
- अति तीव्र रक्तस्राव, जो काबू में नहीं लाया जा सके।
- यदि और बच्चों की इच्छा न हो तो अन्य स्थितियों में भी गर्भाशय निकालना उचित है, क्योंकि गर्भाशय हटा देने से कीमोथेरैपी के कम डोज देने पड़ते हैं।

कीमोथेरैपी—कीमोथैरेपी के लिए GTN को दो समूह में विभाजित किया गया है—

1. कम खतरनाक (Low Risk),
2. अधिक खतरनाक (High Risk)।

इसके लिए इन बिंदुओं पर ध्यान दिया जाता है—

1. महिला की उम्र।
2. पहले का गर्भ सामान्य था कि मोलर, गर्भपात या अस्थानिक।
3. पिछले गर्भ से अंतराल (महीनों में)।
4. उपचार से पहले बीटा एच.सी.जी. की मात्रा।
5. ट्यूमर का आकार।
6. रोग के विस्तार का स्थान।

यदि माँ की उम्र 40 वर्ष से कम हो और पूर्व गर्भ मोलर हो तो रोग कम खतरनाक होता है। माँ की उम्र 40 से अधिक या पिछला गर्भ सामान्य या गर्भपात होने पर रोग अधिक खतरनाक की श्रेणी में आता है। उसी प्रकार यदि पिछला गर्भ चार महीने के अंदर हुआ हो तो खतरा कम और एक वर्ष से पहले हुआ हो तो खतरा बहुत बढ़ जाता है। बीटा एच.सी.जी. की मात्रा अधिक ($<10^4$) होने पर भी खतरा अधिक रहता है। यदि रोग का आकार 5 सेंटीमीटर से कम हो और उसका विस्तार केवल फेफड़े तक हुआ हो तो खतरा कम श्रेणी का माना जाता है। अन्य अंगों में विस्तार होने पर खासकर लिवर और मस्तिष्क में तथा रोग का आकार 7 सेंटीमीटर या उससे अधिक होने पर खतरे की श्रेणी बढ़ जाती है।

कम खतरनाक बीमारी का उपचार कैंसर-नाशक केवल एक दवा Methotrexate या Actinomycin D से की जाती है। एक दवा से उपचार को

मोनोथेरैपी कहते हैं। Methotrexate की सूई एक दिन का अंतर देकर चार दी जाती है। बीटा एच.सी.जी. की जाँच हर सप्ताह की जाती है। यदि इसकी मात्रा क्रमशः कम होती गई तो हर दो सप्ताह पर चार सूई की मात्रा की पुनरावृत्ति की जाती है। यदि मात्रा कम नहीं हुई तो अन्य दवाओं का उपयोग करना पड़ता है। बीटा एच.सी.जी. के पूर्णतः खत्म होने के बाद भी दवा के और दो कोर्स पड़ते हैं।

प्रत्येक कीमोथेरैपी के कोर्स को शुरू करने के पहले रक्त की जाँच जरूरी होती है, जिसमें लाल और श्वेत रक्त कणों की जाँच तथा लिवर एवं किडनी की जाँच जरूरी है। मेथोट्रेक्सेट की हर सूई के दूसरे दिन फोलिनिक एसिड की सूई दी जाती है। बहुत से चिकित्सक मेथोट्रेक्सेट के बदले एक्टीनोमाइसिन-डी देते हैं।

अधिक खतरनाक बीमारी (High Risk GTN) की कीमोथेरैपी–

इसके लिए एक से अधिक दवाओं का एक साथ उपयोग किया जाता है। अधिकांशतः तीन दवाएँ एक कोर्स में दी जाती हैं।

मस्तिष्क में फैलाव—यह काफी गंभीर स्थिति है। कीमोथेरैपी, रेडिएशन एवं ऑपरेशन—सबको मिलाकर उपचार करना पड़ता है।

उपचार के बाद देखभाल—स्टेज एक, दो, तीन GTN में बीटा एच.सी. जी. की जाँच हर सप्ताह की जाती है, जब तक लगातार तीन सप्ताह तक रिपोर्ट निगेटिव नहीं मिले। इसके बाद एक वर्ष तक हर महीने जाँच होनी चाहिए। चौथी स्टेज वालों की यह जाँच दो वर्षों तक चलती है। इस देखरेख की अवधि में गर्भाधान बिलकुल वर्जित है, नहीं तो देखभाल सही नहीं हो पाएगी।

□

सामान्य प्रसव
(Normal Delivery)

—डॉ. शांति राय

प्रसव एक अद्भुत प्राकृतिक प्रक्रिया है। जन्म लेने के लिए प्रसव के समय भ्रूण को अनेकानेक गतिविधियों से गुजरना पड़ता है। गर्भ के प्रथम चरण से ही प्रकृति प्रसव की तैयारी में जुट जाती है। गर्भ के पहले तीन महीने से ही कई हॉर्मोंस की मात्रा में बहुलता आ जाती है, जिसके कारण कूल्हे के लिगामेंट्स ढीले होने लगते हैं और एक हड्डी दूसरी से थोड़ी अलग होने लगती है। इस प्रकार प्रसव के समय तक कूल्हे (pelvis) के अंदर की जगह करीब एक इंच बढ़ जाती है। इस अंदरूनी जगह के बढ़ने से भ्रूण को बाहर निकलने में सहायता मिलती है। प्रसव का समय पास आने पर गर्भाशय में भी तरह-तरह के परिवर्तन होते हैं।

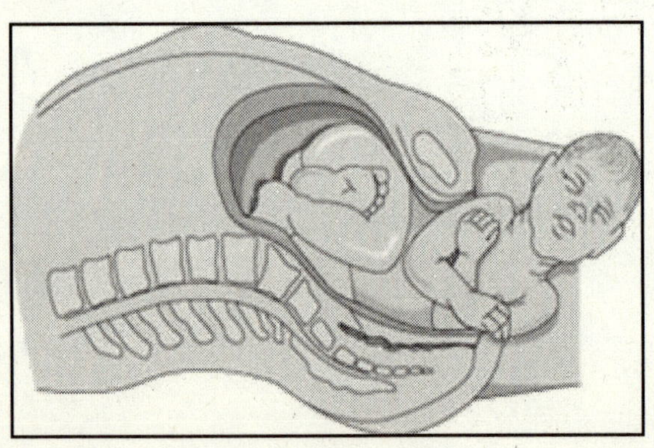

प्रसव

गर्भ की औसत अवधि 40 सप्ताह की होती है, जिसके बाद प्रसव-पीड़ा शुरू होती है। प्रसव-पीड़ा पीठ के नीचे से शुरू होती है और आगे पेट के निचले भाग में और फिर पूरे पेट में फैल जाती है। यह दर्द शुरू में कुछ सेकंड के लिए ही होता है और फिर कुछ देर के लिए आराम।

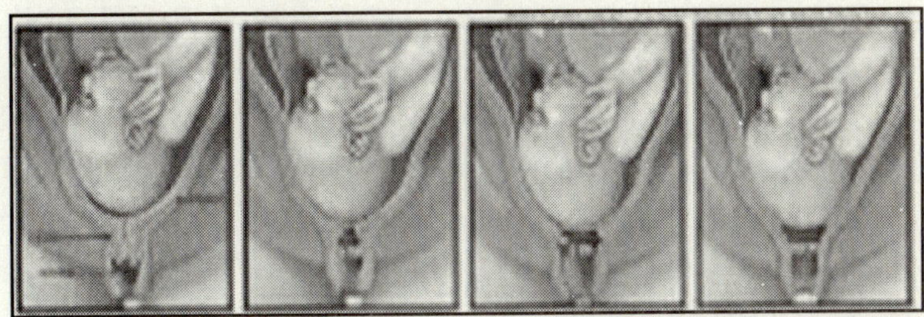

गर्भाशय ग्रीवा (cervix) गर्भ को पूरे नौ महीने तक सँभालने में मुख्य भूमिका निभाती है, जब वह करीब एक इंच लंबी, कड़ी, बंद नली की तरह होती है। प्रसव का समय पास आने पर या प्रसव के शुरू होते समय यह अत्यंत मुलायम और छनना के आकार की हो जाती है। धीरे-धीरे इसकी लंबाई छोटी होती जाती है और अंत में बिलकुल खत्म हो जाती है। इस प्रक्रिया को 'इफेसमेंट' कहते हैं, जब गर्भाशय ग्रीवा के नाम पर केवल एक छोटी सी सुराख बच जाती है। प्रसव क्रिया जैसे-जैसे आगे बढ़ती है, हर दर्द के साथ यह सुराख फैलता जाता है। जब तक यह सुराख फैलते-फैलते 10 सेंटीमीटर या करीब 4 इंच का नहीं हो जाता है, तब तक एक सामान्य बच्चे का सिर इसको पार करके नीचे नहीं आ पाता है।

गर्भाशय ग्रीवा की चौड़ाई से ही बच्चे के जन्म के समय का अनुमान लगाया जाता है। 2-3 सेंटी मीटर गर्भाशय ग्रीवा के माप का मतलब है कि प्रसव-पीड़ा अभी शुरू ही हुई है। 4 से 7 सेंटीमीटर में प्रसव-पीड़ा काफी बढ़ जाती है। इसे सक्रिय प्रसव-पीड़ा (active labour) कहते हैं।

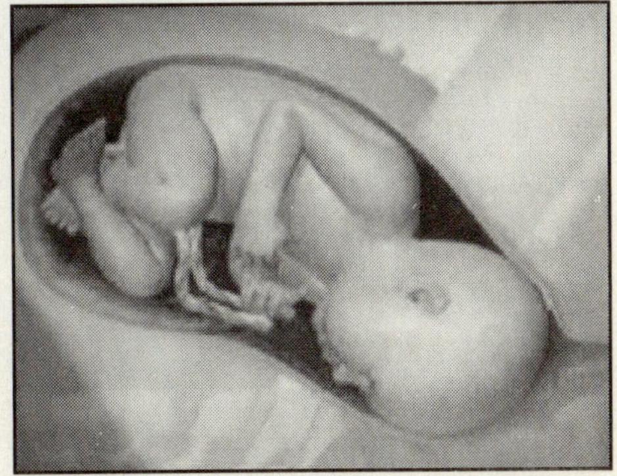

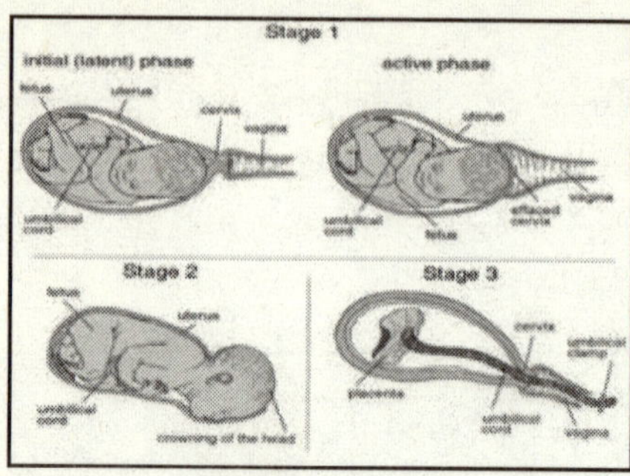

प्रसव के विभिन्न चरण

प्रसव-पीड़ा के दौरान उल्व द्रव की झिल्ली (amniotic sac) कभी भी स्वत: फट सकती है। झिल्ली के फटने के बाद दर्द और भी तेजी से बढ़ता है। 7 से 10 सेंटीमीटर में प्रसव का दर्द अपनी चरम सीमा पर होता है। हर प्रसव-पीड़ा के समय गर्भाशय में सिकुड़न और खिंचाव होता है। गर्भाशय की मांसपेशियों में जितनी ही तीव्र सिकुड़न होती है, दर्द उतना ही अधिक महसूस होता है और प्रसव क्रिया भी उसी तीव्रता से आगे बढ़ती है। हर दर्द के समय गर्भाशय कड़ा होकर बच्चे को क्रमश: नीचे की ओर धक्का देता है, जिससे अंतत: बच्चे के सिर का निचला हिस्सा योनि द्वार तक पहुँच जाता है। पर यह तभी संभव है, जब श्रोणि (Pelvis) का आकार सही हो और सर्विक्स का मुँह पूरा-का-पूरा खुल चुका हो। इस दौरान माँ बच्चे को बाहर निकाल देने के लिए लगातार प्रयास करती रहती है, जो स्वत: होता रहता है। यदि स्थिति सामान्य हो तो बच्चे के सिर का पिछला भाग (occiput) सबसे पहले दिखाई पड़ता है और बाहर आता है। उसके बाद क्रमश: सिर का अगला भाग और फिर चेहरा। इस प्रकार पूरा सिर बाहर आ जाता है। फिर बच्चे का अगला कंधा, फिर पिछला और तब पूरा शरीर बाहर आ जाता है। उसके बाद बच्चे की चिल्लाहट में माँ का सारा दर्द समाप्तप्राय हो जाता है।

बच्चे का नाल (umbilical cord) काटकर उसे माँ से अलग कर दिया जाता है। गर्भाशय में पुन: कुछ मिनटों के पश्चात् सिकुड़न शुरू होता है, जिसके प्रभाव से अपरा (Placenta) गर्भाशय की दीवार से अलग हो जाता है और थोड़ी देर में माँ के हलके प्रयास से बाहर आ जाता है। प्रसव के समय उपस्थित प्रसूति सहायक अपरा

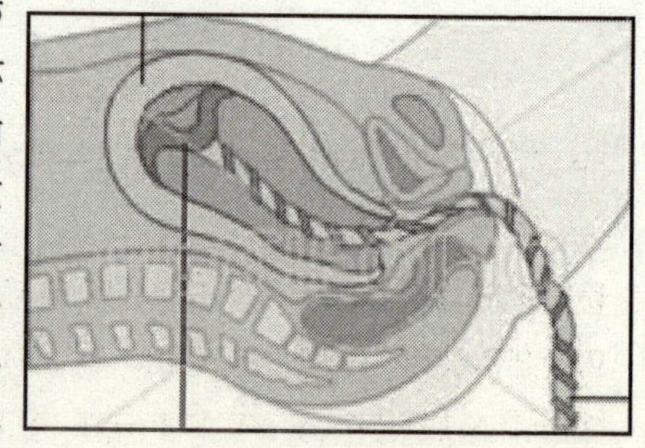

अपरा का बाहर निकलना

को बाहर लाने में सही दिशा में थोड़ा खींचकर सहायता कर सकते हैं। अपरा पूरा-का-पूरा बाहर आ गया या नहीं; यह भी सुनिश्चित कर लेना आवश्यक है।

अपरा के बाहर आ जाने के बाद गर्भाशय सिकुड़कर एकदम कड़ा और गोल, क्रिकेट के बॉल जैसा, हो जाता है। बच्चे के बाहर आने के बाद और अपरा के बाहर आने के पहले या उसके बाद भी थोड़ा रक्तस्राव होता है, जिसकी मात्रा 100-300 मि.ली. हो सकती है।

इस प्रकार प्रसव क्रिया पूरी होती है और अंत में एक स्वस्थ शिशु एक स्वस्थ माँ की गोद में स्तनपान करता हुआ देखा जाता है।

पर हमेशा सबकुछ इस तरह सामान्य नहीं हो पाता है। पूरे प्रसव में कभी भी, कहीं भी, किसी भी तरह की अड़चन और रुकावट आ सकती है, जो कभी-कभी काफी खतरनाक और जानलेवा भी हो सकती है। कुछ अड़चनों की आशंका गर्भ के समय से ही हो जाती है, पर कुछ अड़चनें अचानक सामने आती हैं। इन्हीं कारणों से प्रसव क्रिया अनुभवी और योग्य व्यक्ति की देखरेख में तथा सही स्थान पर होनी चाहिए, ताकि कोई गड़बड़ी हो तो उसे तुरंत सँभाला जा सके।

प्राचीन काल में हजारों वर्षों तक महिलाओं की असमय मृत्यु का सबसे मुख्य कारण प्रसव से संबंधित जटिलताएँ ही हुआ करती थीं। प्रसव के पश्चात् अधिक रक्तस्राव, अपरा का बाहर नहीं आना, अपरा का अँटककर कुछ भाग गर्भाशय में ही छूट जाना और फिर बहुत अधिक रक्तस्राव होना तथा कभी-कभी प्रसव क्रिया में गर्भाशय का फट जाना इत्यादि गंभीर समस्याएँ हो सकती हैं। एंटीबायोटिक्स के आविष्कार के पहले गर्भाशय का संक्रमण मातृ-मृत्यु का मुख्य कारण हुआ करता था। संक्रमण आज भी होता है, पर उसका प्रकोप पहले से बहुत कम हो गया है। प्रसव के पहले एवं प्रसव के समय उल्व द्रव गर्भाशय में संक्रमण को पहुँचने से रोकता है। इसके फट जाने के बाद संक्रमण की संभावना बहुत बढ़ जाती है। योनि मार्ग से जीवाणु गर्भाशय में स्वतः भी प्रवेश कर जाते हैं, पर सबसे अधिक डर होता है नर्स या डॉक्टर द्वारा संक्रमित हाथों से गर्भाशय की आंतरिक जाँच। अगर हाथ अच्छे से साफ नहीं किए गए हों या बार-बार जाँच की जाए तो संक्रमण की आशंका काफी बढ़ जाती है। झिल्ली फटने के बाद यदि 24 घंटों के अंदर प्रसव क्रिया पूरी नहीं हुई तो संक्रमण का भय 40 प्रतिशत रहता है।

दूसरी जटिलता, जो प्रसव के समय हो सकती है, वह है अवरुद्धता (Obstructed labour), यानी बच्चे का अँटक जाना। गर्भाशय पूरी शक्ति से

बार-बार सिकुड़कर भ्रूण को नीचे धकेलने का प्रयास करता है; माँ दर्द से बेहाल होकर बार-बार बच्चे को निकालने का भरपूर प्रयास करती है, पर बच्चा नीचे खिसकता ही नहीं है। अवरुद्ध प्रसव के कई कारण होते हैं, जैसे—भ्रूण का बड़ा आकार, माँ की श्रोणि का छोटा आकार, गर्भाशय में भ्रूण में उलटी, तिरछी या आड़ी स्थिति। बच्चे के अँटकने के बाद गर्भाशय उसे बाहर निकालने के लिए बार-बार जोर-जोर से सिकुड़कर अथक प्रयत्न करता है और ऐसा करने में बहुत बार फट भी जाता है। इस प्रकार गर्भाशय के फट जाने पर बच्चे की मृत्यु तो हो ही जाती है, माँ की हालत भी अत्यंत गंभीर हो जाती है और बहुत बार उसकी भी मृत्यु हो जाती है। समय पर ऑपरेशन करके बच्चे को निकाल देना ही अवरुद्ध प्रसव का एकमात्र उपाय है।

□

अवरुद्ध प्रसव एवं गर्भाशय का फटन
(Obstructed Labour & Uterine Rupture)

—डॉ. आभा रानी सिन्हा

अवरुद्ध प्रसव (Obstructed Labour)

प्रसव के समय गर्भाशय बार-बार थोड़ी देर में संकुचित होता है और गर्भस्थ शिशु को नीचे की ओर धक्का देता है, ताकि शिशु माँ के श्रोणि (Pelvis) से बाहर आ सके। गर्भाशय का यह संकुचन धीरे-धीरे अधिक जल्दी-जल्दी, अधिक देर तक एवं अधिक तेज होता जाता है। प्रभावी संकुचन तेज होता जाता है। प्रभावी संकुचन के बावजूद यदि गर्भस्थ शिशु का अगला हिस्सा नीचे की ओर नहीं खिसकता है तो प्रसव अवरुद्ध हो जाता है, जिसे अवरुद्ध प्रसव कहते हैं।

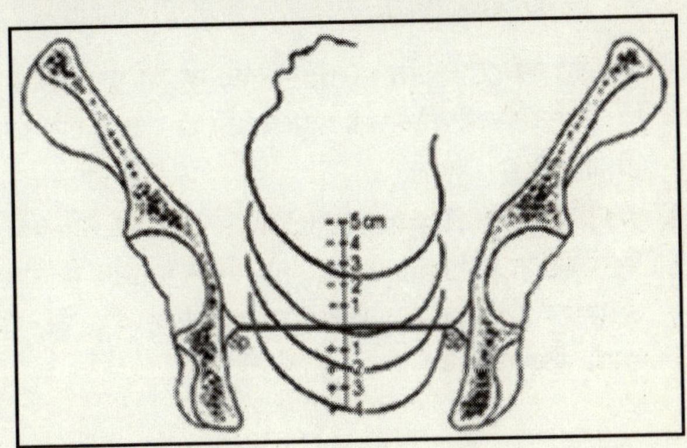

इसके निम्नलिखित कारण हैं—

1. शीर्ष-श्रोणि विषमानुपात (Cephalo Pelvic Disproportion—CPD) —माँ की श्रोणि के अनुपात में भ्रूण के सिर का बड़ा होना विषमानुपात या

सी.पी.डी. कहलाता है। अनुपात में थोड़ी-बहुत गड़बड़ी को भ्रूण अपने सिर का आकार बदलकर स्वयं सँभाल लेता है और श्रोणि की यात्रा पूरी कर लेता है; पर अधिक गड़बड़ी होने पर यह संभव नहीं हो पाता।

2. डीप ट्रांसवर्स अरेस्ट (Deep Transverse Arrest)—माँ की श्रोणि को पार करके बच्चे के सिर का बाहर आना एक कलाकारी ही है। सिर को स्थिर रखते हुए सीधे-सीधे श्रोणि को पार कर लेना उसकी बनावट के कारण असंभव है। अत: भ्रूण अपनी गरदन को तरह-तरह से घुमाते हुए श्रोणि की घुमावदार यात्रा को तय करता है। अपनी गरदन को सही दिशा में पूरी-पूरी मोड़ नहीं देने के कारण भी प्रसव अवरुद्ध हो जाता है और सिर उसी जगह पर फँसकर रह जाता है।

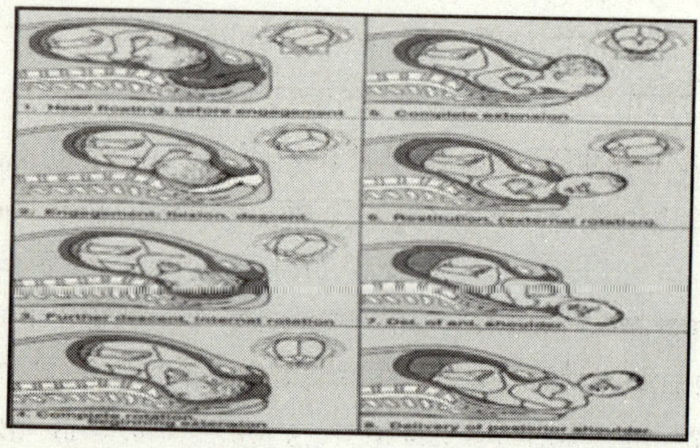

3. कंजॉइंट टर्न (Conjoint Turn)—यदि जुड़वाँ भ्रूण आपस में जुड़े हुए हों तो उनका बाहर निकलना बहुत कठिन हो जाता है और प्रसव अवरुद्ध हो जाता है।
4. हाइड्रोसिफालस (Hydrocephalous)—भ्रूण का सिर बड़ा होना।
5. मैलप्रेजेंटेशन (Malpresentation)—भ्रूण गर्भाशय में सीधा न रहकर असामान्य स्थिति में रहता है तथा उसका कूल्हा, भौंह, पेट, पीठ या कंधा सबसे नीचे रहता है।

प्रसव अवरोध के लक्षण

बच्चेदानी का मुँह पूरा या काफी हद तक खुला रहने के बावजूद यदि शिशु नीचे की ओर नहीं खिसक पाता है तो ऐसी स्थिति में अवश्य संदेह करना चाहिए

कि प्रसव अवरुद्ध है। इस अवस्था में प्रसूता को बार-बार मूत्र-विसर्जन की इच्छा होती है, पर वह पूरी तरह मूत्र-विसर्जन नहीं कर पाती है। गर्भाशय में संकुचन एवं उसके कारण दर्द होता जाता है। प्रसूता थक जाती है और उसके शरीर में पानी की कमी (Dehydration) होने लगती है। गर्भाशय के ऊपरी एवं निचले हिस्से के बीच एक धनुषाकार लाइन-सी बन जाती है, जिसे Bandles ring कहते हैं। अंदरूनी परीक्षण में योनि सूखी महसूस होती है और उसका तापमान बढ़ा हुआ रहता है। पानी की झिल्ली फट चुकी होती है और बदबूदार स्राव का भी रिसाव हो सकता है। बच्चे के सिर में Moudling एवं Caput के लक्षण रहते हैं।

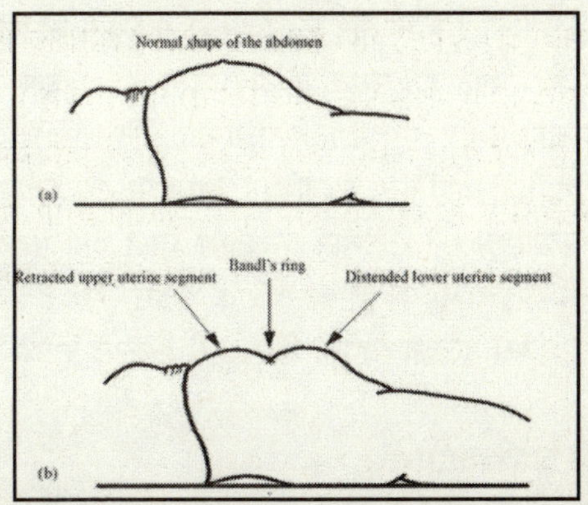

Photo of Cephalhaematoma, Caput & Bandl's ring

रोकथाम (Prevention)—प्रसव पूर्व जाँच में यह बहुत महत्त्वपूर्ण है कि CPD एवं असामान्य भ्रूण-प्रस्तुति (Malpresentation) की पहचान कर ली जाए। माँ की श्रोणि के आकार का भी अनुमान लगा लेना जरूरी है। भ्रूण का भी अनुमानित वजन पता होना चाहिए। यदि श्रोणि का आकार छोटा लगे या भ्रूण का अनुमानित वजन सामान्य से अधिक हो तो अवरुद्ध प्रसव की संभावना रहती है। भ्रूण के आड़े या तिरछे रहने पर तथा सिर के अलावा किसी और भाग के नीचे रहने पर प्रसव के अवरुद्ध होने का डर रहता है। सिर में भी उसके शीर्ष (Vertex) के अलावा किसी और भाग के नीचे रहने पर गड़बड़ी आ सकती है। यदि उपर्युक्त परिस्थितियों की पहचान प्रसव के पूर्व हो जाए तो संस्थागत प्रसव कराना आवश्यक है। प्रसव ऐसी संस्था में होनी चाहिए, जहाँ सिजेरियन की सुविधा उपलब्ध हो। प्रसव के दौरान अवरोध की पहचान माँ की बार-बार जाँच

से होती है। इसमें Partogram का प्रयोग बहुत महत्त्वपूर्ण है, जिससे अवरोध की पहचान और जल्दी होती है।

उपचार—अवरुद्ध प्रसव का मुख्य उपचार है—भ्रूण को उचित मार्ग द्वारा गर्भाशय से बाहर लाना। अधिकांशत: सिजेरियन सेक्शन की जरूरत पड़ती है, पर कभी-कभी यांत्रिक सहायता से योनि मार्ग द्वारा भी बाहर लाया जा सकता है। किस माँ के लिए कौन सी विधि उपयुक्त है, इसका फैसला पूरी जाँच के बाद चिकित्सक करते हैं। महिला को जल की कमी (Dehydration) न हो, इसके लिए समुचित उपाय होना चाहिए। अधिकांश महिलाओं को पर्याप्त मात्रा में नस में पानी (IV fluids) चढ़ाना पड़ता है। संक्रमण की रोकथाम के लिए उच्च श्रेणी के एंटीबायोटिक्स दिए जाते हैं। प्रसव में अवरुद्धता की पहचान अगर घर या किसी साधारण संस्थान में हो तो ऐसी महिलाओं को अति शीघ्र बड़े अस्पताल में स्थानांतरित करना चाहिए, जहाँ तुरंत सिजेरियन द्वारा प्रसव कराया जा सके। प्रसव के समय अधिक रक्तस्राव की रोकथान पर खास ध्यान देना पड़ता है, क्योंकि अवरुद्ध प्रसव वाली महिलाओं को इसका अधिक खतरा रहता है। अपरा अटकने का भी डर रहता है, जिसे हलकी बेहोशी में हाथ से निकालना पड़ सकता है।

अवरुद्ध प्रसव की जटिलताएँ–

- संक्रमण।
- नवजात को श्वास लेने में परेशानी (Asphyxia)।
- बच्चे के सिर पर लंबे दबाव के कारण मस्तिष्क पर बुरा प्रभाव।
- प्रसव के पश्चात् अधिक रक्तस्राव (PPH)।
- गर्भाशय का फटना (Rupture uterus)।
- पेशाब की थैली पर लंबे दबाव के कारण चोट और बाद में निरंतर मूत्रस्राव (VVF)।
- माता एवं शिशु की मृत्यु।

गर्भाशय का फटना (Rupture Uterus)

28 हफ्ते की गर्भावस्था के बाद गर्भाशय में आंशिक या संपूर्ण दरार पड़ जाना Rupture uterus कहलाता है।

कारण–

- गर्भाशय पर पूर्व में की गई शल्य-क्रिया जैसे डी एंड सी (D & C), सिजेरियन सेक्शन, गर्भाशय से गाँठ हटाने का ऑपरेशन (Myomectomy) ।
- गर्भाशय पर चोट।
- पूर्व में चार से अधिक बच्चों का जन्म (Grand multipara)।
- अवरुद्ध प्रसव (Obstructed labour)।
- ऑक्सीटोसिन (Oxytocin) या प्रोस्टाग्लैंडिन का अत्यधिक मात्रा या गलत समय में प्रयोग।
- अपरा को हाथ द्वारा गर्भाशय से निकालना।
- फॉरसेप्स (Forceps) या वेंटूस (Ventouse) का गलत उपयोग।

प्रकार—गर्भाशय के फटन को दो श्रेणियों में बाँटा गया है—

अपूर्ण (Incomplete)—इसमें गर्भाशय की अंदरूनी परत क्षतिग्रस्त हो चुकी होती है, परंतु बाहरी परत ठीक रहती है।

पूर्ण (Complete)—इसमें गर्भाशय की तीनों परतें क्षतिग्रस्त हो चुकी होती हैं और गर्भाशय का भीतरी भाग पेट के अन्य अवयवों के संपर्क में आ जाता है। यह एक गंभीर स्थिति है।

लक्षण–

- पेट में दर्द।
- पेट छूने पर मरीज का कराहना।
- माँ की नाजुक स्थिति तथा होश में कमी या बेहोशी।
- शरीर में जल की कमी (Dehydration)।
- गर्भाशय का आकार असामान्य प्रतीत होना।
- योनि से रक्तस्राव या दुर्गंध-युक्त रक्त-मिश्रित स्राव।
- माँ की नब्ज का तीव्र से तीव्रतर होते जाना और रक्तचाप का क्रमशः गिरते जाना।
- बच्चे की धड़कन अनियमित होना तथा बाद में खत्म हो जाना।
- परीक्षण करने पर शिशु के अंगों का काफी आसानी से महसूस होना।
- पेट के अंदर रक्तस्राव होना।

रोकथाम–

- ऐसी माँ, जिसका पहले कभी सिजेरियन ऑपरेशन हो चुका हो, उसका प्रसव ऐसे अस्पताल में होना चाहिए, जहाँ कुशल एवं प्रशिक्षित चिकित्सक हों और उस अस्पताल में सिजेरियन से प्रसव कराने की सभी सुविधाएँ उपलब्ध हों।
- हर प्रसव का कुशल निरीक्षण होना चाहिए। गर्भाशय में संकुचन लानेवाली दवाओं का उपयोग कम-से-कम और जरूरत पर ही होना चाहिए।
- यदि प्रसव अवरुद्ध हो रहा हो तो उसकी पहचान शीघ्र करके ऑपरेशन द्वारा बच्चे को निकाल देना चाहिए।
- गर्भाशय-ग्रीवा के पूर्ण रूप से खुलने के पहले फॉरसेप्स (forceps) या वेंटूस (ventouse) नहीं लगाना चाहिए।
- यदि अपरा गर्भाशय के अंदर अटक जाए तो उसका निष्कासन कुशल चिकित्सक द्वारा ही किया जाना चाहिए।

उपचार–

- गर्भाशय फटने पर रोगी की स्थिति—नब्ज व रक्तचाप देखते रहना जरूरी है।
- पर्याप्त मात्रा में नब्ज द्वारा पानी चढ़ाना (Saline or Ringer Lactate) चाहिए।
- महिला के रक्त की जाँच, ब्लड ग्रुप एवं क्रॉस मैच के बाद रक्त की व्यवस्था करनी चाहिए; क्योंकि अधिकांशत: रक्त चढ़ाना जरूरी होता है।
- संक्रमण की रोकथाम के लिए एंटीबायोटिक्स दिया जाता है।
- ऑपरेशन—गर्भाशय फटने का मुख्य उपचार ऑपरेशन ही है। पेट खोलने के पश्चात् स्थिति के अनुसार गर्भाशय को हटा दिया जाता है या उसकी मरम्मत की जाती है। ऐसी महिलाओं को अगले गर्भ में कभी भी गर्भाशय के फटने एवं हालत गंभीर होने की संभावना बनी रहती है, अत: इनके गर्भाशय की मरम्मत के साथ बंध्याकरण कर देना उचित है। कभी-कभी कोई महिला या उसका परिवार बंध्याकरण के लिए तैयार नहीं होता है। ऐसे में इन्हें अगला गर्भ तीन वर्षों के लिए टाल देना चाहिए और गर्भ-

धारण के पश्चात् कुशल चिकित्सक की निगरानी में हमेशा रहना चाहिए। इनके बच्चे को ऑपरेशन (CS) द्वारा समय से कुछ पहले निकालना जरूरी होता है। कभी-कभी समय से बहुत पहले गर्भाशय के फटने का आभास हो सकता है। ऐसी स्थिति में तुरंत ऑपरेशन करना अत्यंत आवश्यक हो जाता है।

□

प्रसवोपरांत अत्यधिक रक्तस्राव
(Post Partum Haemorrhage –PPH)

—डॉ. अलका पांडेय

प्रसव के बाद थोड़ा रक्तस्राव स्वाभाविक है, परंतु अधिक मात्रा में (500 मि.ली. से अधिक) रक्तस्राव को प्रसवोपरांत अत्यधिक रक्तस्राव या PPH कहते हैं। प्रसवोपरांत की गहन समस्याओं में PPH प्रमुख है। इस पर शीघ्र ही नियंत्रण नहीं पाया गया तो प्रसूता की मृत्यु भी हो सकती है।

PPH मुख्यतः दो कारणों से होता है–

1. गर्भाशय में संकुचन की कमी,
2. प्रसव मार्ग में चोट।

शिशु के बाहर आने के बाद धीरे-धीरे गर्भाशय में संकुचन होता है और उसकी मांसपेशियाँ संकुचित होकर रक्त-शिराओं को बंद कर देती हैं। गर्भावस्था के दौरान सामान्यतः रक्त की सांद्रता बढ़ती है और रक्त जल्दी जमता है, जो रक्त-प्रवाह को कम करता है। यदि गर्भाशय में संकुचन ठीक से नहीं हो पाता, तब रक्तशिराएँ खुली रह जाती हैं और अत्यधिक रक्तस्राव होता है। इसे Atonic PPH कहते हैं।

I. Atonic PPH

Atonic PPH के कारण निम्नलिखित हैं—

1. पूर्व में चार या उससे अधिक बच्चों का जन्म।
2. गर्भाशय का आकार अत्यधिक बड़ा होना।
3. गर्भ में जुड़वाँ या दो से अधिक बच्चे।
4. बड़े आकार का बच्चा।

5. गर्भाशय में अधिक पानी।
6. माँ में कुपोषण एवं रक्त की कमी।
7. गर्भावस्था में रक्तस्राव।
8. लंबी प्रसव-पीड़ा।
9. गर्भाशय में गाँठ, सेप्टम इत्यादि।
10. Placenta या अपरा निकालने में अधिक छेड़छाड़।
11. Precipitate labour अति लघु प्रसव। इस स्थिति में प्रसव-पीड़ा शुरू होने के बाद शिशु शीघ्र बाहर आ जाता है।

II. प्रसव मार्ग में चोट (Traumatic PPH)—कभी-कभी गर्भाशय बिलकुल ठीक से सिकुड़ा रहता है, पर रक्तस्राव होता रहता है। यदि गर्भाशय, गर्भाशय ग्रीवा या योनि मार्ग कहीं से फट जाए, तब अत्यधिक रक्तस्राव हो सकता है। यह शिशु के निकलते समय प्रसव मार्ग में चोट या विदीर्णता के कारण होता है। इसका उपचार माँ को शल्य कक्ष में ले जाकर, अच्छे प्रकाश में भलीभाँति देखकर, टाँके लगाकर किया जाता है।

यदि प्रसवोपरांत गर्भाशय में अपरा या खून का बड़ा थक्का छूट जाए, तब भी अत्यधिक रक्तस्राव हो सकता है।

III. रक्त के जमने में गड़बड़ी (Coagulopathy)—रक्त में आवश्यकतानुसार थक्का बनाने की अक्षमता भी PPH का कारण हो सकती है। यह अक्षमता जन्मजात हो सकती है या किसी बीमारी के कारण बाद में भी पैदा हो सकती है। पीलिया, अपरा के पृथक्करण एवं इक्लैंपसिया जैसी बीमारियों में खून में थक्का बनाने की शक्ति क्षीण हो जाती है और PPH की संभावना बढ़ जाती है।

PPH से बचाव–

1. गर्भवती महिला को अपना ब्लड ग्रुप एवं Rh Type मालूम होना चाहिए।
2. हर गर्भवती महिला के लिए खून का प्रबंध पहले से रहना चाहिए, ताकि आवश्यकता पड़ने पर इंतजाम में देरी न हो।
3. जिन महिलाओं को अधिक रक्तस्राव की संभावना है, उनका संस्थागत प्रसव ऐसी जगह होना आवश्यक है, जहाँ अनुभवी चिकित्सक के साथ-साथ रक्त की व्यवस्था हो।

4. अत्यधिक रक्तस्राव से बचाव में प्रसव के तीसरे चरण का शीघ्र संचालन भी बहुत सहायक है।

प्रसव के उपरांत

1. Oxytocin (10 Unit) नवजात के जन्म के तुरंत बाद मांस में पड़ना चाहिए।
2. अपरा को स्वत: धीरे-धीरे अति अल्प सहायता के द्वारा निकालना चाहिए।
3. अपरा के निकलने के बाद पेट पर हाथ रखकर गर्भाशय का संकुचन सुनिश्चित करना चाहिए। अगर संकुचन कम लगे तो गर्भाशय को रगड़कर संकुचित कराया जाता है।

फिर भी यदि रक्तस्राव कम न हो, तब अर्गोमेट्रिन (Ergometrine) या कार्बोप्रोस्ट (Corboprost) दी जाती है। यदि अधिक रक्तस्राव होता रहा तो Misoprost (800 mg) की गोली मलद्वार (Rectum) में लगाई जाती है। रक्तस्राव कम करने के इन उपायों के अलावा दोनों हाथों की नसों में पानी चढ़ाना भी आवश्यक है, जो तेजी से चढ़ना चाहिए। इसके लिए ऑक्सीटॉसिन मिलाए हुए Normal Salinc और Ringer lactate का प्रयोग करते हैं।

अत्यधिक रक्तस्राव के कारण प्रसूता को ऑक्सीजन की कमी होने लगती है। अत: उसे ऑक्सीजन देना भी जरूरी होता है। अत: मूत्राशय भरा होने पर गर्भाशय के संकुचन में कमी आती है। कैथेटर लगाते हैं, ताकि मूत्राशय खाली रहे और पेशाब कितना हो रहा है, यह भी पता चलता रहे। इसके लिए मूत्राशय में फॉली कैथेटर लगाकर छोड़ दिया जाता है। हर आधे घंटे पर पल्स एवं रक्तचाप देखते रहना जरूरी है। इन सभी कोशिशों के बाद भी यदि रक्तस्राव नहीं रुकता है तो महिला को ऑपरेशन थिएटर में ले जाकर बेहोश करके अच्छी रोशनी में देखना आवश्यक होता है। यदि रक्तस्राव किसी विशेष स्थान से फटने के कारण होता हुआ दिखे तो उसकी ठीक से सिलाई की जाती है। गर्भाशय के अंदर हाथ डालकर भी देख लिया जाता है कि अपरा का कुछ अंश छूट तो नहीं गया है। तब उसे निकाल दिया जाता है।

यदि इसके बाद भी रक्तस्राव नहीं रुकता है, तब पेट खोलकर ऑपरेशन की आवश्यकता पड़ सकती है। गर्भाशय में तरह-तरह के टाँके लगाकर रक्तस्राव को रोका जा सकता है। जैसे—बी-लिंच सुचर, चो-सुचर इत्यादि। गर्भाशय की

मुख्य रक्त नलिका (दोनों यूटेराइन आर्टरी) को बाँधकर या उसके ऊपर दोनों तरफ के इंटरनल इलियक आर्टरी को बाँधकर भी कभी-कभी रक्तस्राव रोका जा सकता है। पर कुछ महिलाओं में ये सारे उपाय असफल साबित होते हैं और गर्भाशय को निकालना पड़ सकता है। स्पष्ट है कि उपर्युक्त उपायों के लिए एक कुशल चिकित्सक की जरूरत पड़ेगी और प्रसव का स्थान भी ऐसा होना चाहिए, जहाँ ऑपरेशन की सारी सुविधाएँ उपलब्ध हों। ऐसा न होने पर गर्भाशय में टाइट पैकिंग करके या बैलून से प्रेशर डालकर महिला को उचित अस्पताल में भेज देना आवश्यक है। इस अवधि में Non Pneumatic anti shock garment का प्रयोग भी काफी सहायक है। इसे शरीर के निचले आधे हिस्से में टाइट बाँध दिया जाता है, ताकि रक्त-प्रवाह पैरों में कम और शरीर के मुख्य तंत्र, जैसे—हृदय, मस्तिष्क, लिवर, किडनी इत्यादि में अधिक हो सके। इसका उपयोग केवल तभी तक किया जाता है, जब तक कि महिला उचित अस्पताल में नहीं पहुँचती।

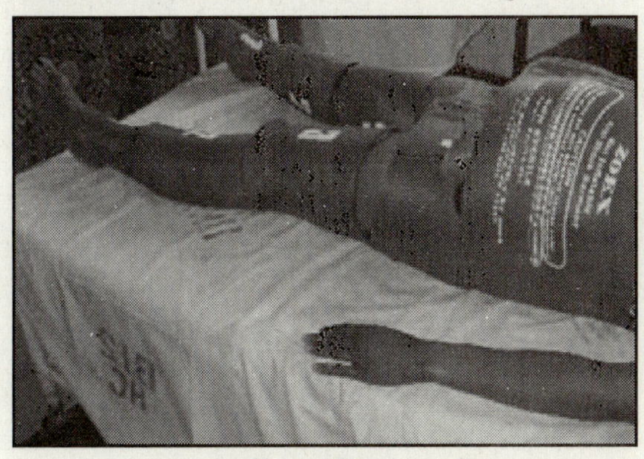

नम-न्यूमैटिक एंटी शॉक गारमेंट

□

प्रसव-पीड़ा निराकरण एवं निश्चेतना

—डॉ. स्वाति

गर्भावस्था में शरीर में बहुत सारे बदलाव आते हैं, जिनके कारण निश्चेतना की जटिलताएँ बढ़ जाती हैं और अधिक सावधानी की जरूरत होती है। प्रसव–पीड़ा को कम करने या पीड़ा–रहित प्रसव के लिए तथा गर्भावस्था में शल्य–क्रिया के लिए या प्रसव के बाद भी कई जटिलताओं के कारण पीड़ा निराकरण या निश्चेतना की जरूरत पड़ती है।

ऑपरेशन के लिए दी जानेवाली निश्चेतना—निश्चेतना के पूर्व माँ के सामान्य स्वास्थ्य की जाँच, रक्तचाप की माप, श्वास नली का आकलन एवं रीढ़ की जाँच की जाती है। माँ को अपने चिकित्सक से छोटी या बड़ी स्वास्थ्य संबंधी कोई भी जानकारी या समस्या नहीं छिपानी चाहिए। यद्यपि प्रसव के लिए आई अधिकांश महिलाएँ कम उम्र एवं अच्छे स्वास्थ्य की होती हैं, फिर भी स्वास्थ्य संबंधी कोई भी समस्या निश्चेतना एवं शल्य–चिकित्सा के खतरे को बढ़ा सकती है।

गर्भावस्था में आँत की गति धीमी हो जाती है और भोजन पेट में काफी देर पड़ा रह जाता है। इसके कारण सरकने एवं भोज्य पदार्थ के साँस की नली में चले जाने का डर रहता है, अत: इससे निपटने की तैयारी रखी जाती है। हलके खाने के छह घंटे बाद और भारी खाने के आठ घंटे बाद ही निश्चेतना एवं ऑपरेशन उचित है; पर कभी–कभी आपातकालीन ऑपरेशन की जरूरत पड़ने पर सावधानी के साथ निश्चेतना दी जाती है। एक एंटासीड की गोली एवं उलटी रोकनेवाली सूई ऑपरेशन के पहले दी जाती है। ऑपरेशन टेबल पर माँ को बाईं करवट लिटाया जाता है, क्योंकि चित सोने पर गर्भाशय का वजन बड़ी रक्तनलियों को दबाकर रक्तचाप घटा सकता है। अगर माँ सीधा लेटना चाहती है तो दाएँ नितंब के नीचे एक तकिया रखकर उसे ऊँचा कर देना चाहिए। निश्चेतना देते समय या बेहोशी

से होश में आते समय भोजन के अंश के साँस की नली में जाने का डर रहता है, जिससे साँस नली अवरुद्ध हो सकती है और मृत्यु का भी भय रहता है, अत: साँस की नली को साफ करने की व्यवस्था रखना आवश्यक है।

प्रसव-पीड़ा निराकरण

चिकित्सा-शास्त्र में निश्चेतना की जरूरत न केवल ऑपरेशन के लिए, बल्कि किसी विशेष बीमारी के कारण होनेवाली भीषण पीड़ा को कम करने के लिए भी होती है। प्रसव-पीड़ा भी एक भीषण पीड़ा है और कैंसर के दर्द के अलावा शायद ही कोई दर्द प्रसव के दर्द से अधिक होता है। प्रसव के दौरान गर्भाशय में खिंचाव होने की वजह से पीड़ा होती है। बच्चा जब माँ के योनि मार्ग से गुजरता है तो माँ को असीम पीड़ा का अनुभव होता है। प्रसव में होनेवाली पीड़ा को अंतरराष्ट्रीय पेन सोसायटी ने 0-10 के स्केल में 7 और 8 के बीच रखा है। प्रसव प्रक्रिया के प्रथम चरण में टी-10 से एल-1 तक के तंत्रिका तंत्र के कारण दर्द का अनुभव होता है।

यद्यपि साहित्यकारों ने प्रसव-पीड़ा को एक सुखद एवं माँ-बच्चे के बीच भावनात्मक संबंध की डोर माना है, फिर भी प्रसव-पीड़ा एक सामान्य प्रक्रिया होने के बावजूद माँ और बच्चे को कई तरह से प्रभावित कर सकती है। माँ की नाड़ी की गति तेज हो जाती है, जिससे उच्च रक्तचाप हो सकता है, जो माँ के मस्तिष्क, हृदय एवं अंगों पर बुरा प्रभाव डाल सकता है। माँ के उच्च रक्तचाप से गर्भाशय में कम रक्त-प्रवाह और ऑक्सीजन की कमी हो जाती है, जो बच्चे पर कुप्रभाव डाल सकता है।

पुराने जमाने से ही प्रसव-पीड़ा से निपटने के लिए तरह-तरह के उपायों का प्रयोग किया जाता रहा है; जैसे—वशीकरण, झाड़-फूँक, एक्यूपंचर आदि। लेकिन ये तकनीकें बहुत प्रभावी नहीं होती थीं।

आधुनिक निश्चेतना के विकास के साथ प्रसव-पीड़ा को कम करने और पीड़ा-रहित प्रसव के कई कारगर तरीके विकसित हुए, जिसमें एपीड्यूरल—जो क्षेत्रीय निश्चेतना की तकनीक है—सबसे कारगर एवं लोकप्रिय है। इस तकनीक में माँ की रीढ़ में एक पतली सूई डालते हैं तथा उसमें एक पतली खोखली तार डाल देते हैं। तार के सिरे को बाहर पीठ पर स्थिर कर दिया जाता है। इस सिरे से दर्द कम करनेवाली दवा डालते हैं, जो दर्द ले जानेवाले रेशों को सुला देता है। इस विधि से माँ से प्रसव के दौरान सजग सहयोग मिल जाता है तथा माँ व बच्चे को

कोई नुकसान नहीं होता है। विकसित देशों में पीड़ा-रहित प्रसव काफी लोकप्रिय है और भारत में भी अब इसका काफी उपयोग हो रहा है। इस पद्धति में कुछ सामान्य सी समस्याएँ हो सकती हैं; जैसे—यदा-कदा रक्तचाप का कम हो जाना, जिसे सामान्य दवाओं से ठीक किया जा सकता है।

प्रसव-पीड़ा निराकरण की विधि
(Epidural Analgesia)

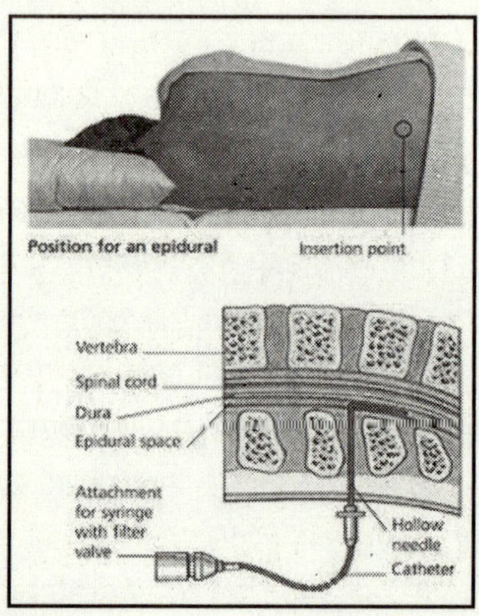

गर्भावस्था में निश्चेतना

कभी-कभी निश्चेतना की जरूरत गर्भावस्था में भी पड़ सकती है; जैसे कोई रोग, जिसका यूँ तो गर्भ से कोई संबंध नहीं है, पर गर्भावस्था में ही उसके तीव्र आक्रमण के कारण आपातकालीन ऑपरेशन जरूरी हो गया हो। उदाहरण के लिए एपेंडिसाइटिस (Appendicitis), गॉल ब्लेडर में पथरी (cholelithiasis), ओवेरियन सिस्ट, जिसमें अचानक जटिलता उत्पन्न हो गई हो इत्यादि।

शल्य-क्रिया से प्रसव (सिजेरियन सेक्शन)

सिजेरियन सेक्शन के लिए निश्चेतना के प्रकार का चुनाव कई बातों पर निर्भर है, जैसे—शल्य चिकित्सा का कारण, इसकी आकस्मिकता, मरीज एवं शल्य चिकित्सक की प्राथमिकता, निश्चेतक का कौशल इत्यादि। शल्य चिकित्सा में क्षेत्रीय

निश्चेतना तथा सामान्य निश्चेतना दोनों का अपना-अपना महत्त्व है।

(क) क्षेत्रीय निश्चेतना (Regional Anaesthesia)—वर्तमान में यह सबसे अधिक उपयोग में लाई जानेवाली तकनीक है, क्योंकि सामान्य निश्चेतना (General anaesthesia) में जच्चा और बच्चा दोनों को अधिक खतरा होता है।

क्षेत्रीय निश्चेतना के निम्नलिखित फायदे हैं—

1. नवजात पर नस से दी जानेवाली दवाइयों का कम असर।
2. जच्चे में पल्मोनरी एस्पीरेशन का कम खतरा।
3. प्रसव के बाद एक जगी हुई माँ और उसके साथ नवजात।
4. ज्यादा समय तक पीड़ा-रहित।

क्षेत्रीय निश्चेतना में सिजेरियन सेक्शन की आवश्यकतानुसार टी-4 एवं इसके नीचे के तंत्रिकातंतु को निश्चेतित कर दिया जाता है।

क्षेत्रीय निश्चेतना दो तरीके से दी जा सकती है—

1. **स्पाइनल (Spinal)**—मरीज को करवट या बैठी स्थिति में रीढ़ में पतली सूई से दवा डालकर कुछ देर के लिए तंत्रिका तंतु को सुला दिया जाता है। यह निश्चेतना हृदय रोगवाले मरीजों को नहीं दी जाती है, क्योंकि इससे रक्तचाप तथा हृदय गति पर बुरा असर पड़ सकता है।
2. **एपिड्यूरल (Epidural)**—यह स्पाइनल तरीके से ही दिया जाता है। इस तकनीक का फायदा यह है कि निश्चेतना की अवधि को आवश्यकतानुसार बढ़ा सकते हैं, रक्तचाप और धड़कन पर कम प्रभाव पड़ता है तथा शल्य-चिकित्सा के बाद भी मरीज दर्द-रहित रहता है।

(ख) सामान्य निश्चेतना (General Anaesthesia)—कई परिस्थितियों में मरीज को क्षेत्रीय निश्चेतना नहीं दी जा सकती; जैसे—रीढ़ की हड्डी की विकृति, कुछ रक्त संबंधी बीमारियाँ, कुछ गंभीर हृदय रोग एवं रक्तचाप की समस्याएँ। इन परिस्थितियों में सामान्य निश्चेतना पूरी सावधानी के साथ दी जाती है।

कुछ विशिष्ट परिस्थितियाँ—

(क) हृदय रोग

हृदय रोग से ग्रसित महिलाओं के लिए निश्चेतना के ऐसे तरीके अपनाए जाते हैं, जिससे प्रसव-प्रक्रिया एवं प्रसव के कारण होनेवाला तनाव कम रहे। ऐसे रोगियों को दो समूहों में रखा जा सकता है। पहले समूह में माइट्रल एंसफिसिएंसी, एओर्टिक

इनसफिसिएंसी, क्रोनिक हार्ट फेल्योर एवं बाएँ से दाएँ शंट वाले कंजनाइटल हृदय रोगी आते हैं। इनके लिए स्पाइनल एवं एपिड्यूरल निश्चेतना सबसे उपयुक्त है।

दूसरे ग्रूप में एओर्टिक स्टोनोसिस, दाएँ से बाएँ शंट वाले कंजनाइटल हृदय रोगी एवं प्राइमरी उच्च रक्तचाप से ग्रसित रोगी आते हैं। इनके लिए सामान्य निश्चेतना अधिक उपयुक्त है।

(ख) उच्च रक्तचाप

उच्च रक्तचापवाली महिलाओं को थोड़ी सावधानी से क्षेत्रीय स्पाइनल निश्चेतना दिया जा सकता है। गंभीर उच्च रक्तचापवाले मरीजों को रक्तचाप सामान्य कर देने के बाद रक्त की अन्य आवश्यक जाँचों की सामान्य होने की स्थिति में इपिड्यूरल निश्चेतना का उपयोग होता है। अगर रक्त की जाँच में कोई समस्या है तो सामान्य निश्चेतना (General Anaesthesia) देनी चाहिए।

□

प्रसव-पीड़ा एवं वृद्धिकरण
(Induction and Augmentation of Labour)

—डॉ. शिप्रा राय

गर्भ की कुल अवधि साधारणतया 40 सप्ताह की होती है। पर कई बार प्रसव 40 सप्ताह के पहले या थोड़ा बाद में भी शुरू हो सकता है। अगर स्वत: प्रसव-पीड़ा शुरू नहीं हुई और कृत्रिम विधियों द्वारा इसे शुरू कराया जाए तो इसे 'इंडक्शन ऑफ लेबर' कहते हैं। यदि दर्द हो रहा हो, पर वह इतना तेज न हो कि प्रसव-क्रिया आगे बढ़ सके तो कृत्रिम विधियों द्वारा प्रसव-पीड़ा बढ़ाई जा सकती है। इसे 'ऑग्मेंटेशन ऑफ लेबर' कहते हैं। कुछ दशकों पूर्व तक प्रसव-पीड़ा के स्वत: शुरू होने की प्रतीक्षा अधिकांश चिकित्सक करते थे और कभी-कभी ही इसे शुरू कराने की आवश्यकता महसूस होती थी। अब धीरे-धीरे अधिक-से-अधिक संख्या में प्रसव-पीड़ा कृत्रिम विधि से शुरू कराई जाती है। पर ऐसा करने के पहले यह विचार कर लेना जरूरी है कि शिशु को पेट में छोड़ने पर अधिक फायदा है कि उसे बाहर निकालने पर।

प्रसव-पीड़ा शुरू कराने की आवश्यकता निम्नलिखित परिस्थितियों में होती है—

1. पानी की थैली फूट चुकी हो और गर्भाशय से उल्व द्रव निकल चुका हो।
2. उच्च रक्तचाप।
3. गर्भाशय में उल्व द्रव की कमी।
4. गर्भस्थ शिशु के विकास में कमी।
5. 40 सप्ताह से अधिक होने पर भी स्वत: प्रसव-पीड़ा का शुरू नहीं होना।
6. मधुमेह एवं अन्य कई बीमारियाँ।

इन परिस्थितियों में प्रसव-पीड़ा शुरू नहीं करानी चाहिए—

1. पहले का सिजेरियन, जो गर्भाशय के ऊपरी भाग में चीरा लगाकर किया गया है।
2. माँ की श्रोणि छोटी या उसका असामान्य आकार।
3. पुरैन गर्भाशय के निचले भाग में स्थित।
4. यौन मार्ग में ताजा हरपीस (HSV) का संक्रमण।
5. सर्विक्स का कैंसर।
6. शिशु का बहुत बड़ा आकार।
7. सिर बहुत बड़ा और उसमें अधिक पानी (Severe Hydrocephalus।
8. शिशु का सिर माँ की श्रोणि के बदले कहीं अन्य होना (Abnormal Presentation)।
9. शिशु की हालत में गिरावट (Fetal Distress)।

प्रसव-पीड़ा शुरू कराने के खतरे—

1. गर्भाशय में संक्रमण।
2. गर्भाशय में पहले किए गए ऑपरेशन की जगह का फटना।
3. दर्द शुरू नहीं होना।
4. प्रसव के बाद अधिक रक्तस्राव।
5. अधिक रक्तस्राव के कारण कभी-कभी गर्भाशय हटाने की आवश्यकता।

इन परिस्थितियों में प्रसव-पीड़ा अधिकांशतः सफलतापूर्वक शुरू हो जाती है—

1. पहले से एक या अधिक बच्चे हो चुके हों।
2. अधिक मोटापा नहीं हो (BMI < 30)।
3. गर्भाशय का मुँह ढीला-ढाला।
4. बच्चे का वजन 3.5 कि.ग्रा. से कम।

गर्भाशय ग्रीवा के मुँह का छोटा या ढीला होना सबसे महत्त्वपूर्ण है। इसे सर्वाइकल स्कोर या बीशॉप स्कोर कहते हैं। इसमें सर्विक्स की लंबाई, श्रोणि में उसकी जगह एवं उसके मुँह की चौड़ाई इंडक्शन ऑफ लेबर की सफलता के लिए सबसे महत्त्वपूर्ण है। जितना ही सर्विक्स छोटा और मुँह खुला रहेगा, प्रसव-पीड़ा

उतनी ही जल्दी शुरू हो पाएगी। यदि यह कड़ा, लंबा, बिलकुल बंद या पीछे की ओर हो तो काफी समय लग सकता है। दर्द नहीं शुरू हुआ तो 24 घंटे तक भी इंतजार किया जा सकता है।

विधियाँ—

A. Dinoprostone

1. डाइनोप्रोस्टोन जेल (Dinoprostone Gel)—इसे सर्विक्स में डाल दिया जाता है।
2. डाइनोप्रोस्टोन इंसर्ट (Dinoprostone Insert)—इसे योनि में काफी ऊपर की ओर रख दिया जाता है।
3. डाइनोप्रोस्टोन सपोजिस्टरी (Dinoprostone Suppository)—इसे भी योनि में ही लगाते हैं; पर इसका उपयोग अधिकांशत: 12 से 20 सप्ताह के गर्भपात के लिए या 28 सप्ताह तक के मरे हुए बच्चे के लिए किया जाता है।

कभी-कभी इन दवाओं से गर्भाशय में काफी तीव्रता से संकुचन शुरू हो जाता है और गर्भस्थ शिशु की धड़कन में भी गड़बड़ी आने लगती है। यदि पहले से थोड़ा-बहुत दर्द स्वत: हो रहा हो तो इन दवाओं का उपयोग नहीं करना चाहिए। यदि माँ को ग्लूकोमा या दमा की बीमारी हो तो उसे भी डाइनोप्रोस्टोन नहीं देना चाहिए। यदि किसी और कारण से सिजेरियन सेक्शन करने की जरूरत हो, जैसे—प्लेसेंटा प्रीविया, गर्भस्थ शिशु का धड़कन में गड़बड़ी, बहुत बड़ा शिशु या छोटी श्रोणि तो ये दवाएँ नहीं दी जाती हैं। पहले से पाँच या उससे अधिक बच्चों का जन्म और गर्भाशय में पहले किए गए ऑपरेशन का दाग होने पर भी इन दवाओं को देने से गर्भाशय के फटने का डर रहता है।

B. Misoprostol

इसका 25 माइक्रोग्राम योनि मार्ग में डाल दिया जाता है। यदि दर्द नहीं शुरू हुआ तो इसी मात्रा को चार घंटे के बाद दोहरा सकते हैं। डाइनोप्रोस्टोन की अपेक्षा मिसोप्रोस्टोल अधिक सुरक्षित है। इससे गर्भाशय का तीव्र संकुचन कम होता है।

C. Oxytocin

ऑक्सीटोसिन एक हारमोन है, जो स्वत: प्रसव में सर्वाधिक महत्त्व रखता

है। इंडक्शन के दौरान सलाइन ड्रीप के साथ इसका प्रयोग काफी प्रभावी होता है। पानी के उत्सर्जन के बाद यह दर्द शुरू कराने में सफल रहता है, इसलिए इसके प्रयोग के पहले पानी की थैली में छिद्र बनाना जरूरी होता है (Artificial Rupture of Membrane)। इसे बहुत धीरे-धीरे, माँ की पीड़ा एवं बच्चे की धड़कन के अनुसार दिया जाता है। प्रसव के दौरान इसे कभी भी मांसपेशी में नहीं देना चाहिए। इसके प्रयोग के दौरान बहुत सावधानी बरतनी होती है; क्योंकि यदि दर्द बहुत तेज होने लगे तो गर्भस्थ शिशु पर इसका बुरा प्रभाव पड़ता है और गर्भाशय भी फट सकता है।

D. Catheter

पहले सर्विक्स के द्वारा गर्भाशय में फोली कैथेटर (Foley Catheter) डालकर दर्द शुरू कराया जाता था, जिससे सबसे अधिक भय संक्रमण का रहता है। अत: यह विधि बहुत प्रचलित नहीं है।

प्रसव-पीड़ा वृद्धीकरण—कभी-कभी प्रसव-पीड़ा शुरू तो हो जाती है, पर बहुत धीमी गति से आगे बढ़ती है या बढ़ती ही नहीं। ऐसी परिस्थिति में इसको बढ़ाने की आवश्यकता पड़ती है। इसके लिए भी प्रोस्टाग्लैंडिन या ऑक्सीटोसिन का इस्तेमाल किया जाता है। प्रोस्टाग्लैंडिन की मिसोप्रोस्टोल नाम की गोली 75 माइक्रोग्राम की मात्रा में 4 घंटे के अंतराल पर दो बार दी जाती है। बहुत से चिकित्सक मिसोप्रोस्टोल के बदले ऑक्सीटोसिन को सलाइन या रिंगर लैक्टेट में मिलाकर ड्रीप द्वारा देना अधिक पसंद करते हैं। दोनों में से किसी भी विधि का उपयोग किया जाए, भ्रूण की हृदय गति एवं माँ के हालात पर पैनी निगाह रखना जरूरी होता है। ऑक्सीटोसिन ड्रीप को बहुत ही कम मात्रा में शुरू किया जाता है, जो धीरे-धीरे आवश्यकता के अनुसार बढ़ाया जाता है। यदि 10 मिनट में पाँच से अधिक या 15 मिनट में सात से अधिक गर्भाशय का संकुचन हो तो ऑक्सीटोसिन बंद कर दिया जाता है। अत्यधिक या लगातार संकुचन भ्रूण और माँ दोनों के लिए खतरनाक हो सकता है।

उल्व द्रव की थैली को फोड़ना (Amniotomy) भी प्रसव क्रिया शुरू कराने या बढ़ाने के लिए एक कारगर उपाय है। साधारणतया इसका उपयोग प्रसव क्रिया के वृद्धीकरण के लिए किया जाता है, जब गर्भाशय ग्रीवा 4.5 से.मी. खुल चुकी होती है, पर कभी-कभी इसका उपयोग प्रसव-पीड़ा शुरू कराने के लिए भी किया

जाता है। एम्नियोटॉमी करते समय सतर्कता जरूरी है, क्योंकि कभी-कभी झिल्ली फोड़ने के बाद गर्भनाल के बाहर आ जाने का खतरा रहता है। एक बार पानी की थैली फूटने के बाद प्रसव को लंबे समय तक नहीं खींचा जा सकता है, क्योंकि उल्व द्रव, भ्रूण गर्भाशय एवं माँ के संक्रमण का खतरा रहता है।

□

प्रसव सहायक यांत्रिक विधियाँ
(Instrumental Vaginal Delivery)

—डॉ. शिप्रा राय

यह सभी जानते हैं कि सामान्य प्रसव सबसे उत्तम है, क्योंकि योनि मार्ग से शिशु का जन्म ही प्राकृतिक है। पर कभी-कभी प्रसव प्रक्रिया सामान्य गति से बढ़ते-बढ़ते अंत में अचानक अवरुद्ध हो जाती है और भ्रूण का सिर नीचे खिसकने से इनकार कर देता है। गर्भाशय का मुँह पूरा खुल चुका है, भ्रूण का सिर काफी नीचे तक आ चुका है; पर उसके बाद अब और नहीं। प्रसव-पीड़ा से महिला भी थक चुकी होती है। ऐसी परिस्थिति में दो ही विकल्प हैं—या तो इतना कुछ के बाद भी बच्चे को सिजेरियन ऑपरेशन द्वार पेट से निकाला जाए या किसी अन्य विधि की सहायता से भ्रूण को योनि मार्ग द्वारा ही बाहर लाया जाए। सिजेरियन सेक्शन ऐसी परिस्थिति में कभी-कभी काफी खतरनाक साबित हो सकता है। बच्चे के सिर को उतने नीचे से पेट में लाने में कठिनाई, गर्भाशय एवं योनि मार्ग का अनचाहे जगह में फट जाना, मूत्राशय एवं मूत्र नलिकाओं में चोट इत्यादि जटिलताएँ हो सकती हैं। अतः यांत्रिक विधि से सहायता करके शिशु को बाहर लाना सिजेरियन से बेहतर है।

सामान्य प्रसव में यांत्रिक सहायता की जरूरत निम्नलिखित परिस्थितियों में हो सकती है—

1. गर्भाशय का मुँह पूरा खुलने के एक घंटे बाद भी बच्चे का बाहर नहीं आना।
2. माँ का अत्यधिक थक जाना।
3. हृदय रोग।

4. बच्चे की हालत में गिरावट।
5. गर्भनाल का बाहर आ जाना।

यांत्रिक विधि के उपयोग के पहले यह सुनिश्चित कर लेना जरूरी है कि बच्चे का सिर काफी नीचे आ चुका है और सही स्थान पर है। नवजात शिशु के लिए योग्य चिकित्सक की उपस्थिति भी आवश्यक है। सिजेरियन की तैयारी भी वांछनीय है, क्योंकि कभी-कभी यांत्रिक विधि के असफल होने पर तुरंत सिजेरियन ऑपरेशन करना पड़ता है।

परिस्थितियों में यांत्रिक विधि का उपयोग नहीं किया जाता है—

1. चिकित्सक को उस विधि का अनुभव नहीं हो।
2. बच्चे का सिर पूरी तरह नीचे नहीं आया हो या सीधा नहीं हो।
3. यंत्र सिर पर अच्छे से नहीं लग पाए।

यांत्रिक विधि का उपयोग साधारणतया क्षेत्रीय निश्चेतना (लोकल एनेस्थीसिया) द्वारा उस जगह को सुन्न करके किया जाता है। यदि प्रसव-पीड़ा के लिए पहले से क्षेत्रीय निश्चेतना (एपिड्यूरल) पड़ा हो तो उसमें भी किया जा सकता है।

निम्नलिखित दो यांत्रिक विधियाँ अधिकांशतः उपयोग में लाई जाती हैं—

1. फॉरसेप्स (Forceps),
2. वेंटूस (Ventouse)।

1. फॉरसेप्स (Forceps)

फॉरसेप्स में दो ब्लेड होते हैं, जिन्हें बच्चे के सिर के दोनों तरफ लगाया जाता है। फिर दोनों ब्लेडों को आपस में फँसाकर हलका खींचते हुए बच्चे को बाहर लाया जाता है। फॉरसेप्स का आविष्कार 1600 ई. के आस-पास चैंबर लेन परिवार के द्वारा हुआ था। करीब 100 वर्षों तक यह परिवार में ही विशेष गुणवत्ता बनकर गुप्त रहा। उसके पहले यदि भ्रूण का सिर अटक जाता था तो अधिकतर माताएँ अजनमे शिशु के साथ प्रसव-पीड़ा झेलते-झेलते मृत्यु को प्राप्त हो जाती थीं। उस समय सिजेरियन सेक्शन यदा-कदा ही होता था, क्योंकि उसका अनुभव, प्रशिक्षण एवं सुविधाएँ बहुत ही सीमित थीं। ऐसी परिस्थितियों के लिए फॉरसेप्स एक मील का पत्थर ही साबित हुआ।

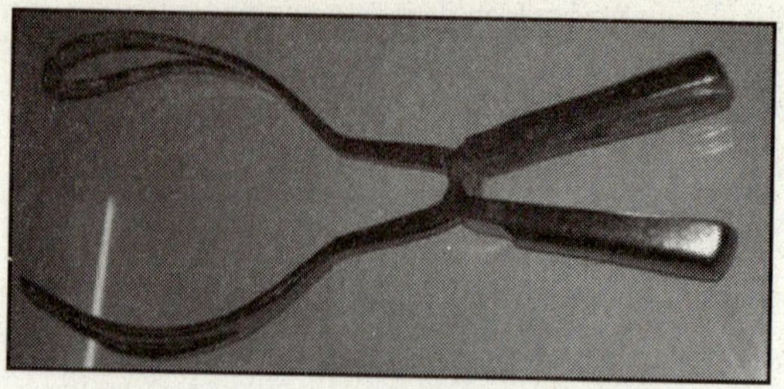

फॉरसेप्स कई प्रकार के होते हैं, जिन्हें विभिन्न परिस्थितियों के लिए विशेष तौर पर बनाया गया है। कुछ फॉरसेप्स भ्रूण का सिर थोड़ा ऊपर रहने पर भी लगाए जा सकते हैं, पर इनमें भ्रूण के सिर में चोट एवं माँ की योनि के फटने का डर रहता है, जिससे अधिक रक्तस्राव हो सकता है और महिला की स्थिति गंभीर हो सकती है। अतः भ्रूण का सिर ऊपर अटकने पर फॉरसेप्स का प्रयोग नहीं करना चाहिए।

2. वेंटूस (Ventouse)

वेंटूस की विधि में एक मुलायम कप जैसा यंत्र बच्चे के सिर पर लगा दिया जाता है। यह कप एक ट्यूब द्वारा सक्शन मशीन से जुड़ा होता है। सक्शन मशीन से कप में निगेटिव प्रेशर बनाया जाता है, जिससे कप सिर के ऊपर अच्छे से चिपक जाता है। कप में एक छोटा हैंडल जुड़ा होता है, जिसे धीरे से खींचने पर शिशु धीरे-धीरे बाहर आ जाता है।

निम्नलिखित परिस्थितियों में वेंटूस का प्रयोग नहीं किया जाता है—

- भ्रूण का आकार बहुत बड़ा हो।
- काफी देर से भ्रूण अटका हुआ हो।
- असफल फॉरसेप्स के बाद।
- गर्भ 34 सप्ताह से नीचे का हो।

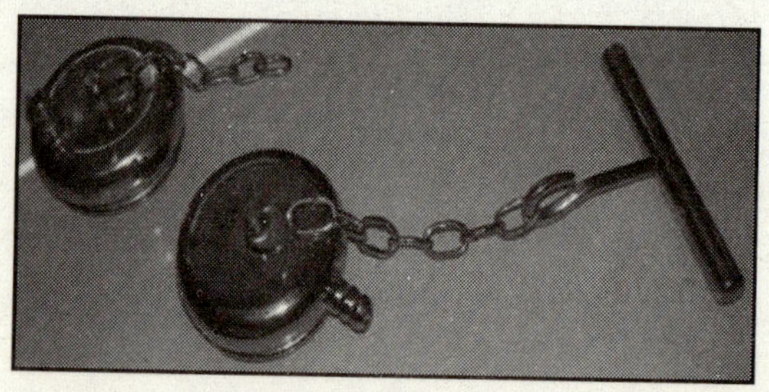

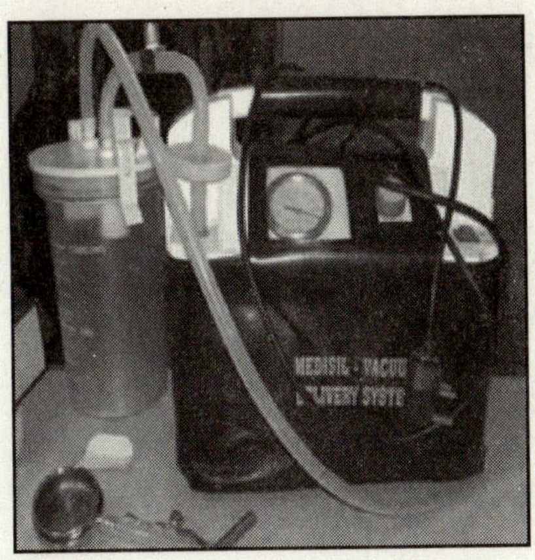

यांत्रिक विधि के लाभ

- सस्ता।
- कम समय में संपन्न।
- सुरक्षित।
- पेट चीरने की जरूरत नहीं।

जटिलताएँ

यांत्रिक विधि से शिशु के जन्म के बाद महिला को दर्द की दवा की जरूरत पड़ सकती है। कभी-कभी पेशाब रुकने का डर रहता है, जिसके लिए कैथेटर की जरूरत पड़ सकती है। शिशु के सिर पर जूड़े की तरह का कैपुट (Caput) हो जाता है, जिसे 'शिग्नॉन' कहते हैं। यदा-कदा केफाल हिमाटोमा, अर्थात् सिर की त्वचा के नीचे खून का जमाव भी हो सकता है, जिससे नवजात को पीलिया होने की संभावना रहती है।

उचित स्थिति में इन दोनों विधियों का उपयोग प्रसव-पीड़ा झेलती माँ के लिए वरदान ही है, पर जरूरी है कि प्रसव करानेवाला चिकित्सक उस विधि में कुशल हो। यदि इन विधियों का चिकित्सक को अनुभव न हो तो सिजेरियन करना बेहतर है। शिशु का सिर नीचे उचित स्थान एवं दिशा में रहना भी जरूरी है। अगर सिर नीचे नहीं आ चुका हो या घूमकर उचित दिशा में नहीं आया हो तो यांत्रिक विधि का उपयोग नहीं करना चाहिए।

□

सिजेरियन सेक्शन

—डॉ. शांति राय

सिजेरियन सेक्शन प्रसव की वह विधि है, जिसमें ऑपरेशन द्वारा माँ का पेट चीरकर बच्चे का जन्म कराया जाता है। सिजेरियन सेक्शन एक सरल, सुरक्षित और बहुत ही उपयोगी ऑपरेशन के रूप में जाना जाता है। इसका उपयोग मुख्यत: माँ या शिशु के प्राण की रक्षा के लिए किया जाता है या उन्हें भविष्य में संभावित स्वास्थ्य संबंधी जटिलता से बचाने के लिए। पहले सिजेरियन सेक्शन यदा-कदा माँ के प्राणों की रक्षा के लिए ही किया जाता था, क्योंकि उस समय आज के जैसी ऑपरेशन की सुविधाएँ उपलब्ध नहीं थीं। बहुत बार इस ऑपरेशन का उपयोग मरी हुई माता के पेट से बच्चे को निकालने के लिए किया जाता था। अब दिनोंदिन प्रसव के लिए सिजेरियन का उपयोग अत्यधिक बढ़ता जा रहा है।

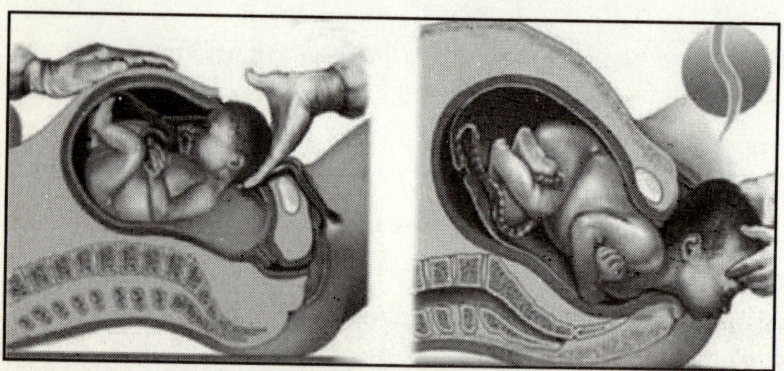

सिजेरियन सेक्शन दो तरह का होता है—इलेक्टिव और इमरजेंसी।

योजनाबद्ध पूर्व निर्धारित तिथि पर किए जानेवाले सिजेरियन को इलेक्टिव और अचानक आवश्यकता पड़ने पर सिजेरियन को इमरजेंसी सिजेरियन कहते हैं।

इलेक्टिव सिजेरियन माँ के लिए अपेक्षाकृत अधिक सुरक्षित होता है; पर इसमें प्रसव के बाद अधिक रक्तस्राव होने का खतरा रहता है। इसके अलावा, नवजात शिशु को साँस की गड़बड़ी (रेस्पीरेटरी डिस्ट्रेस सिंड्रोम) होने का भय रहता है, जिसे कम करने के लिए ऑपरेशन से 72 घंटे पहले माँ को कॉर्टिजोन की सूई लगाई जाती है।

ऐसा नहीं है कि एक बार सिजेरियन हो जाने के बाद उस महिला को भविष्य में हर बार सिजेरियन ही कराना पड़ेगा। एक सिजेरियन के बाद सामान्य प्रसव भी हो सकता है; पर ऐसा बड़े अस्पताल में डॉक्टर की देखरेख में ही होना चाहिए, जहाँ इमरजेंसी ऑपरेशन एवं रक्त-आपूर्ति (Blood Transfusion) की सुविधा उपलब्ध हो, क्योंकि प्रसव के दौरान ऐसे गर्भाशय में पहले के क्षतचिह्न (Scar) के फटने का डर रहता है। यदि स्कार फट जाए तो शीघ्रातिशीघ्र ऑपरेशन की आवश्यकता होती है, अन्यथा बच्चे के साथ-साथ माँ के जीवन पर भी खतरा रहता है। यदि पहले दो या अधिक सिजेरियन हो चुके हों तो ऑपरेशन गर्भ के 38 सप्ताह पूरा होते ही या आवश्यकतानुसार उससे पहले ही करा लेना चाहिए।

मुख्यतः इन समस्याओं के लिए सिजेरियन सेक्शन किया जाता है—

1. प्रसव से पूर्व अधिक रक्तस्राव।
2. गर्भाशय में उलटा या आड़ा भ्रूण।
3. पूर्व में एक से अधिक सिजेरियन।
4. भ्रूण की गंभीर स्थिति या स्थिति में गिरावट।
5. माँ में तीव्र प्रीइक्लैंपसिया के लक्षण।
6. माँ में कुछ ऐसे हृदय एवं श्वसन रोग, जिनके कारण सामान्य प्रसव में उसकी जान को खतरा हो।
7. पूर्व में पेट में चीरा लगाकर गर्भपात।
8. गर्भाशय में चीरा कहाँ लगा है, इसके विषय में अनभिज्ञता।
9. पूर्व में दाग का फटना (Rupture Uterus)।
10. पूर्व में क्लासिकल सिजेरियन।
11. पूर्व में मायोमेक्टॉमी का ऑपरेशन, जिसमें गर्भाशय का चीरा उसकी अंदरूनी सतह तक पहुँच गया हो।
12. प्रसव मार्ग में रुकावट पैदा करनेवाला कोई ट्यूमर।
13. गर्भाशय ग्रीवा का कैंसर।
14. एच.आई.वी.।
15. एच.एस.वी. का वर्तमान में संक्रमण।

16. शिशु का आकार माँ की श्रोणि से अपेक्षाकृत बड़ा होना।
17. बड़ा बच्चा।
18. प्रसव-पीड़ा से भ्रूण की हृदय गति का कम हो जाना।
19. प्रसव सहायक विधि असफल हो चुकी हो, जैसे फॉरसेप्स या वेंटूस।
20. माँ की मृत्यु के समय (perimortem) यदि भ्रूण जीवित हो।
21. माँ की इच्छा।

यदि माँ की इच्छा ही सिजेरियन का एकमात्र कारण हो तो ऐसा सिजेरियन गर्भ के 39वें सप्ताह के बाद होना चाहिए और यदि माँ की इच्छा अनेक बच्चों की हो तो सिजेरियन नहीं होना चाहिए।

आजकल सिजेरियन का उपयोग जरूरत से ज्यादा बढ़ गया है, जिसके निम्नलिखित मुख्य कारण हैं—

1. कई माताएँ प्रसव-पीड़ा सहने के लिए बिलकुल तैयार नहीं होतीं।
2. आजकल काफी बच्चे माँ की अधिक उम्र होने पर गर्भ में आते हैं, क्योंकि माँ द्वारा अपनी पढ़ाई और अपना कैरियर सँभालने में काफी समय निकल जाता है।
3. बाँझपन के लिए आई.वी.एफ. द्वारा प्राप्त गर्भ। इसमें अधिकांश दंपती बच्चे के लिए हलका खतरा भी नहीं उठाना चाहते।
4. सिजेरियन का ऑपरेशन अब उच्च श्रेणी की निश्चेतना एवं एंटीबायोटिक्स के कारण काफी सुरक्षित हो गया है।
5. फॉरसेप्स (Forceps) और वेंटूस (Ventouse) जैसी विधियों का अनुभव बहुत कम चिकित्सकों को है, इसलिए इनके इस्तेमाल के बदले सिजेरियन उन्हें अधिक आसान लगता है।

सिजेरियन के खतरे

A. ऑपरेशन के समय—

1. पूर्व ऑपरेशन हो चुका हो तो पेट खोलते समय कठिनाई एवं मूत्र की थैली या अँतड़ी का कट जाना।
2. ऑपरेशन के समय अधिक रक्तस्राव।
3. अन्य अवयवों को चोट पहुँचने की संभावना।
4. निश्चेतना संबंधी जटिलताएँ।

5. माँ की मृत्यु (एक लाख में दो या तीन)।

B. ऑपरेशन के बाद—

1. पेट में जहाँ-तहाँ हलका दर्द।
2. अँतड़ी के चिपकने के कारण हवा और मल निकलने में रुकावट (Acute & Subacute Obstruction)।
3. मूत्राशय को चोट पहुँचने के कारण फिस्चुला।
4. हर्निया।
5. ऑपरेशन के दाग में एंडोमेट्रियोसिस।

C. अगले गर्भ में—

1. प्रसव के समय और कभी-कभी प्रसव-पीड़ा के पहले ही गर्भाशय के शल्य चिह्न (scar) के फटने की संभावना।
2. अपरा का गर्भाशय के निचले भाग में निरोपित होना (Placenta previa) और कभी-कभी अपरा का गर्भाशय की दीवार को भेदते हुए मूत्र की थैली एवं आस-पास के अन्य ऊतकों में फैल जाना।

सिजेरियन के लिए अधिकांशतः स्पाइनल या एपीड्यूरल एनेस्थीसिया का उपयोग किया जाता है। इस विधि में गर्भवती महिला की रीढ़ की हड्डी के बीच वाले स्थान से सूई द्वारा दवा पहुँचाई जाती है। यह दवा उस स्थान से गुजरते हुए नसों एवं सूई से नीचे के भाग को सुन्न कर देती है। माँ अपने पूरे होश में रहती है और चाहे तो अपने बच्चे को निकलते हुए भी देख सकती है। कभी-कभी माँ को बेहोश करके भी ऑपरेशन करना पड़ता है।

सिजेरियन के प्रकार–

सिजेरियन के लिए पेट पर श्रोणि के दो अंगुल ऊपर 4 से 6 इंच लंबा आड़ा चीरा लगाया जाता है। उसके बाद भ्रूण को बाहर लाने के लिए गर्भाशय में चीरा लगाना पड़ता है। गर्भाशय में चीरा का स्थान भविष्य में प्रजनन के लिए अत्यंत महत्त्वपूर्ण है।

गर्भ के अंतिम दिनों में गर्भाशय के ऊपरी और निचले भाग को अच्छी तरह पहचाना जा सकता है। ऊपरी भाग की सक्रिय प्रसव में भागीदारी है, जबकि निचला भाग प्रसव में अपेक्षाकृत निष्क्रिय रहते हुए शिशु को बाहर निकलने के लिए रास्ता बनाता है। चीरा इसी निचले निष्क्रिय भाग में लगना चाहिए, जिसे LSCS (Lower

Segment Caesarean Section) कहते हैं। यदि ऊपरी भाग में चीरा लगाया जाए तो उसे 'अपर सेगमेंट सिजेरियन' कहते हैं, जो भविष्य में गर्भकाल में या प्रसवकाल में फट सकता है। अपर सेगमेंट सिजेरियन को क्लासिकल सिजेरियन भी कहते हैं, जिसके बाद में फटने का बहुत भय रहता है।

पेरिमॉर्टम सिजेरियन माँ की मृत्यु के समय किया जाता है। यदा-कदा ऐसी परिस्थिति आती है, जब अचानक किसी दुर्घटनावश माँ की मृत्यु हो जाती है या मृत्यु होने की पूरी संभावना रहती है; पर भ्रूण अभी गर्भ में जीवित होता है। माँ की मृत्यु के बाद भी 3 मिनट तक भ्रूण जीवित रहता है। यदि ऐसे भ्रूण को फटाफट माँ की मृत्यु के पहले या मृत्यु के बाद 3 मिनट के अंदर निकाल लिया जाए तो वह स्वस्थ जीवन व्यतीत करने के लायक रह सकता है। ऐसे ऑपरेशन के लिए परिवार एवं अभिभावक की अनुमति आवश्यक होती है।

सिजेरियन हिस्टेरेक्टॉमी

कभी-कभी सिजेरियन के दौरान गर्भाशय में संकुचन की कमी के कारण या गर्भाशय के निचले भाग (Lower segment) में प्लासेंटा के निरोपित रहने के कारण अत्यधिक रक्तस्राव होने लगता है और किसी भी तरह उस पर काबू नहीं पाया जाता, तब गर्भाशय को हटाना पड़ता है। कभी-कभी अन्य किसी रोग या जटिलता के कारण भी गर्भाशय निकालना जरूरी हो जाता है। इसे 'सिजेरियन हिस्टेरेक्टॉमी' कहते हैं।

पूर्व सिजेरियन के बाद गर्भ एवं प्रसव

इन परिस्थितियों में सामान्य प्रसव की कोशिश की जा सकती है—

1. पहले सिजेरियन के बाद दो से तीन वर्षों का अंतराल।
2. गर्भ में भ्रूण का सामान्य वजन।
3. भ्रूण की सीधी स्थिति, यानी सिर नीचे की ओर।
4. गर्भ संबंधी कोई अन्य जटिलता नहीं हो।
5. पहला सिजेरियन LSCS हो।

यदि पहले सिजेरियन हुआ हो तो प्रसव की पूरी निगरानी अत्यंत आवश्यक होती है। ऐसा प्रसव ऐसे संस्थान में होना चाहिए, जहाँ आपातकालीन सिजेरियन एवं रक्त-आपूर्ति की समुचित व्यवस्था हो।

यदि गर्भाशय का पहला चीरा कमजोर हो या ऊपरी भाग में हो तो प्रसव के समय इसके फटने का पूरा डर रहता है। गर्भाशय के फटने के पहले माँ की नब्ज की गति तेज होने लगती है। भ्रूण के हृदय की गति धीमी होने लगती है। माँ को लगातार पीड़ा का अनुभव होता है और गर्भाशय के चीरा वाले स्थान को दबाने पर दर्द होता है। इनमें से कोई भी लक्षण होने पर सिजेरियन कर देना उचित है। यदि समय पर ऑपरेशन नहीं किया गया तो भ्रूण की मृत्यु हो सकती है और माँ की स्थिति भी काफी गंभीर—और कभी-कभी मृत्यु भी—हो सकती है। यदि प्रसव के समय गर्भाशय फट जाए तो उसे या तो पूरा-का-पूरा निकाल दिया जाता है या उसकी सिलाई करके मरम्मत कर दी जाती है। मरम्मत किए हुए गर्भाशय के अगले गर्भ या प्रसव के समय पुन: फटने की बहुत अधिक संभावना रहती है।

इस प्रकार सिजेरियन सेक्शन सहज और सुरक्षित ऑपरेशन होते हुए भी पूर्णत: सुरक्षित नहीं है।

□

नवजात

—डॉ. शांति राय

शिशु के जन्म के साथ ही नौ महीनों की लंबी अवधि की प्रतीक्षा व उत्सुकता समाप्त होती है और उसके रोने की आवाज से गर्भिणी, उसका परिवार एवं चिकित्सक—सबों में खुशी की लहर दौड़ जाती है। जब तक शिशु भ्रूण की अवस्था में यानी गर्भ में रहता है, उसका पोषण एवं उसके ऑक्सीजन की पूर्ति माँ से होती है, जो अपरा के माध्यम से गर्भनाल की रक्त-वाहिनियों द्वारा शिशु तक पहुँचते हैं। जैसे ही बच्चा गर्भ से बाहर की दुनिया में प्रवेश करता है, उसे अपने श्वास द्वारा ऑक्सीजन प्राप्त करना जरूरी हो जाता है। सामान्यत: बच्चे बाहर निकलते समय ही या निकलने के तुरंत बाद श्वास लेना शुरू कर देते हैं और चिल्ला-चिल्लाकर रोने लगते हैं। ऐसा करने से उनके फेफड़े फैलते रहते हैं। कुछ असामान्य स्थितियों में ऐसा नहीं हो पाता है और नवजात को चिकित्सीय सहायता की जरूरत पड़ती है। करीब 10 प्रतिशत नवजात को साधारण उपचार की जरूरत पड़ती है। पर 1 प्रतिशत को तीव्र सहायता की आवश्यकता होती है।

नवजात की स्थिति निम्नलिखित बातों से प्रभावित होती है—

- माँ का स्वास्थ्य।
- गर्भावस्था की जटिलताएँ।
- भ्रूण में विकृतियाँ।
- गर्भावस्था काल।
- प्रसव की कुल अवधि एवं उल्व द्रव की झिल्ली फटने के बाद की अवधि।
- निश्चेतना या वेदना-हरण के लिए दी गईं दवाएँ।
- प्रसव में कठिनाई।

➢ प्रसव काल में दी गईं अन्य दवाएँ।

जन्म लेते ही स्वत: श्वास नहीं लिया तो नवजात को गरम वातावरण में रखकर उसका गला साफ कर दिया जाता है और देह पोंछकर पानी हटा दिया जाता है। नवजात कुछ सेकंड के अंदर ही साँस लेने लगता है और आधे मिनट के अंदर चिल्लाना शुरू कर देता है। यदि आधे मिनट तक नवजात ने साँस ठीक से नहीं ली तो उसे मास्क और बैग से साँस दी जाती है। इसके लिए सामान्य हवा ही दी जाती है। कभी-कभी हवा के बदले ऑक्सीजन दिया जाता है। इन सारी कोशिशों के बावजूद अगर एक मिनट बीतने पर भी नवजात ठीक से साँस नहीं ले पाया तो यह नवजात के लिए गंभीर स्थिति की निशानी है। अब उसकी श्वास नली में ट्यूब डालकर ऑक्सीजन दिया जाता है। यदि हृदय की गति धीमी है और ऑक्सीजन से उसमें सुधार नहीं हो पाता है, तब छाती पर हलका-हलका दबाव डालकर हृदय गति बढ़ाने की कोशिश की जाती है। प्रति मिनट 90 बार छाती पर दबाव एवं 30 बार पोजिटिव प्रेशर से ऑक्सीजन दी जाती है। ऐसा तब तक किया जाता है, जब तक हृदय गति कम-से-कम 60 प्रति मिनट न हो जाए। यदि ऐसा नहीं हो पाता है, तब एपीनेफ्रीन (Epinephrine) नस में या साँस की ट्यूब में दिया जाता है। यदि नवजात को कहीं से रक्तस्राव हो रहा हो तो उसे रक्त और पानी चढ़ाने की जरूरत पड़ सकती है। यदि 10 मिनट में सतत प्रयास करने के बाद भी नवजात के हृदय में स्पंदन नहीं आया, तब और प्रयास करते रहना उचित नहीं है।

नवजात की रोग-निरोधी देखभाल

1. आँखों की देखभाल।
2. असंक्रमणीकरण।
3. हेपेटाइटिस-बी से संक्रमित माँ के बच्चे को जन्म के तुरंत बाद हेपेटाइटिस-बी इम्यून ग्लोबुलीन की सूई दी जाती है, जो माँ के संक्रमण से उसका बचाव करती है।
4. विटामिन K (0.5 mg) की सूई अधिकांश चिकित्सक सभी नवजात को दिलवाते हैं। यह सूई उनको रक्तस्राववाली बीमारियों से बचने में सहायता करती है।
5. नवजात की सामान्य शारीरिक जाँच के अलावा उसकी श्रवण शक्ति की जाँच भी की जानी चाहिए।

6. यह देखना आवश्यक है कि नवजात का वजन गर्भ की अवधि के अनुसार है या नहीं। कम या अधिक वजनवाले बच्चों को रक्त में ग्लूकोज की कमी और रक्त कोशिकाओं के आधिक्य होने का डर रहता है।
7. नवजात को गरम वातावरण में पोंछकर उसके शरीर पर लगी गंदगी को दूर किया जाता है। बची-खुची गंदगियाँ स्वतः दो दिनों में हट जाती हैं। बच्चे को नहलाना आवश्यक नहीं है। इससे ठंड लग सकती है। कुछ दिनों में बच्चा अपना तापमान स्वतः ठीक रखने लायक हो जाता है, तब नहलाने में कोई दिक्कत नहीं होती है।

नाभि को सूखा रखना चाहिए। कुछ दिनों या सप्ताह में गर्भनाल स्वतः सूखकर गिर जाता है—साधारणतया दो सप्ताह के अंदर। कभी-कभी नाल गिरने में एक महीना से भी अधिक समय लग जाता है। कभी-कभी गर्भनाल का संक्रमण भी हो सकता है, जब नाभि के चारों ओर का चमड़ा लाल हो जाता है और नाभि से मवाद निकल सकता है। इसका उपचार एंटीबायटिक द्वारा किया जाता है।

बच्चे को पोषण के लिए केवल माँ का दूध ही पर्याप्त है और केवल स्तनपान पर शिशु को छह महीने तक रखना चाहिए। स्तनपान के अलावा अन्य किसी खाद्य पदार्थ की जरूरत अभी शिशु को नहीं होती; पानी की भी नहीं। माँ की स्वास्थ्य संबंधी विशेष जटिलताओं के कारण कभी-कभी शिशु को बाहर के दूध पर आश्रित होना पड़ता है। चूँकि शुरू में तीन-चार दिनों तक दूध की मात्रा कम होती है, अतः बच्चे का वजन शुरू में थोड़ा घटता है, पर जन्म के दसवें दिन तक वह पुनः अपने जन्म के समय के वजन को प्राप्त कर लेता है।

समय पूर्व जनमे शिशुओं का वजन अपेक्षाकृत अधिक घटता है और फिर धीरे-धीरे बढ़ता है।

जन्म के बाद बच्चे के मल को 'मिकोनियम' कहते हैं। यह भूरा-हरा होता है, जो 90 प्रतिशत बच्चों में 24 घंटे के अंदर और बाकी में 36 घंटे के अंदर अवश्य विसर्जित हो जाता है। तीन-चार दिनों के बाद मल का रंग बदलकर हलका पीला हो जाता है। मूत्र-विसर्जन अधिकांश बच्चों को जन्म के तुरंत बाद ही हो जाता है। 36 घंटों के भीतर मल या मूत्र विसर्जित नहीं होने पर जन्मजात विकृति की संभावना रहती है, जिसके लिए ठीक से जाँच जरूरी है।

जन्म के दूसरे और पाँचवें दिन के बीच करीब एक-तिहाई नवजात का रंग पीला दिखता है। इसे 'फिजियोलॉजिकल पीलिया' कहते हैं।

नवजात में जटिलताएँ

Respiratory Distress Syndrome (R.D.S.)—गर्भावस्था में भ्रूण के ऑक्सीजन की आपूर्ति अपरा (Placenta) एवं गर्भनाल के माध्यम से माँ के द्वारा होती है। जन्म लेते ही नवजात को ऑक्सीजन के लिए स्वयं श्वास लेना आवश्यक है। यदि श्वास लेने में कठिनाई होती है तो उसे रेस्पिरेटरी डिस्ट्रेस (Respiratory distress) कहते हैं। कई बार नवजात श्वास लेना तुरंत शुरू कर देता है; पर थोड़ी देर बाद उसे श्वास लेने में कठिनाई होने लगती है। कराहने जैसी आवाज, नथनों का श्वास लेते समय हिलना, छाती के निचले भाग में साँस लेते समय गड्ढा पड़ जाना आदि इसके लक्षण हैं।

कारण–

- समय पूर्व प्रसव।
- जन्म के समय संक्रमण।
- इलेक्टिव सिजेरियन डिलीवरी।
- जन्म के समय ऑक्सीजन की कमी।
- मिकोनियम ऐस्पिरेशन।

ऐसे नवजात के फेफड़ों में सर्फेक्टेंट (Surfectant) की कमी होती है। सर्फेक्टेंट एक विशेष रसायन है, जो गर्भ के अंतिम दिनों में पूरी मात्रा में भ्रूण के फेफड़ों में उपस्थित रहता है और जन्म के बाद फेफड़ों के फैलने में सहायक होता है। पुरुष भ्रूण में इसकी कमी मादा की अपेक्षा अधिक पाई जाती है। यदि सर्फेक्टेंट की कमी हो तो नवजात की मांस की नली में ट्यूब डालकर उसके द्वारा सर्फेक्टेंट फेफड़ों में डालने से फायदा होता है (बाजार में भी उपलब्ध है)। यदि समय पूर्व गर्भ की संभावना हो तो माँ को कॉर्टिकास्टीरॉयड की सूई लगाने से आर.डी.एस. की संभावना घटती है।

मिकोनियम ऐस्पीरेशन सिंड्रोम—भ्रूण गर्भ में ही मल-त्याग करना शुरू कर देता है, जो उल्व द्रव में मिल जाता है। उसी उल्व द्रव को भ्रूण घुटकता भी है। जन्म लेते समय किसी-किसी की साँस की नली में यह मल प्रवेश कर जाता है। यदि मल बहुत गाढ़ा और लसलसा हो तो उसके कारण साँस की नली अवरुद्ध होने का डर रहता है। अवरुद्ध नहीं होने पर भी यह गाढ़ा मल (Meconium) नवजात के फेफड़ों में पहुँचकर वहाँ परेशानियाँ उत्पन्न कर सकता है, जिसे 'मिकोनियम

ऐस्पीरेशन सिंड्रोम' कहते हैं। ऐसे नवजात में ऑक्सीजन की कमी, उसकी मृत्यु का भय एवं बाद में सेरीब्रल पाल्सी होने की संभावना रहती है। अत: जन्म लेते ही ऐसे नवजात की साँस की नली को साफ करना और गंदगी को ट्यूब डालकर सक्शन द्वारा साफ करना अत्यंत आवश्यक है। नवजात को वेंटीलेटर पर भी रखने की आवश्यकता पड़ सकती है।

नवजात में इन्केफालोपैथी और सेरीब्रल पाल्सी—मस्तिष्क संबंधी इन जटिलताओं का कारण पूरी तरह मालूम नहीं है। शायद बहुत सारे कारण एक साथ मिलकर इन्हें पैदा करते हैं; जैसे—जेनेटिक, क्रियात्मक, परिवेश संबंधी और गर्भ-जनित जटिलताएँ।

इन्केफालोपैथी लक्षणों के एक समूह को कहते हैं, जो किसी-किसी नवजात में एक साथ पाए जाते हैं।

ऐसे शिशु को साँस शुरू करने में कठिनाई, अंगों की शिथिलता एवं चेतनता में कमी पाई जाती है। प्रति 1,000 में 0.27 से 1.1 शिशु इससे ग्रसित पाए जाते हैं। समय पूर्व नवजात में इसकी बहुलता होती है। लक्षणों की गंभीरता के आधार पर इन्केफालोपैथी को मामूली, मध्यम या गंभीर की श्रेणी में रखा जाता है। गंभीर श्रेणीवालों को बेहोशी एवं बार-बार कन्वल्शन या दौरा होता है और साँस रह-रहकर रुक जाती है।

सेरीब्रल पाल्सी वाले बच्चों की यदि सभी भुजाएँ ग्रसित हों तो प्रसव के समय ऑक्सीजन की कमी की आशंका रहती है। अन्य सेरेब्रल पाल्सी जींस की गड़बड़ी के कारण होते हैं। नवजात के मस्तिष्क का जन्म के 24 घंटे के बाद यदि एम.आर.आई. किया जाए और उसमें कोई विकार नहीं पाया, जाए तो इसका मतलब है कि प्रसव से संबंधित कोई गड़बड़ी नहीं है।

रक्ताल्पता—यदि नवजात का हीमोग्लोबिन 14 ग्राम प्रतिशत से कम हो तो उसके लिए यह रक्ताल्पता (Anaemia) है। भ्रूण या नवजात में रक्ताल्पता के मुख्य कारण हैं Rh एलोइमूनाजेशन, पार्वोवायरस B19 से संक्रमण, थैलेसीमिया और रक्तस्राव। यदा-कदा लाल रक्त कण बनाने की क्षमता में कमी और ल्यूकिमिया भी कारण हो सकती है।

रक्तजनित गड़बड़ियाँ–

रक्ताल्पता—जन्म लेते समय मस्तिष्क, पेट या अन्य अंगों पर चोट लगने के कारण रक्तस्राव और रक्ताल्पता हो सकती है।

पोलिसाइथीमिया (Polycythemia)—यदि गर्भ में भ्रूण को ऑक्सीजन कम मिल रही हो तो उसके लाल रक्त कणों की संख्या काफी बढ़ जाती है और रक्त गाढ़ा हो जाता है। जन्म के बाद ये रक्त कण टूटकर काफी बिलिरुबीन बनाते हैं और नवजात पीला दिखता है।

बिलिरुबीन की अधिकता और पीलिया—सामान्य नवजात के रक्त में भी जन्म लेने के बाद तीन-चार दिनों तक बिलिरुबीन की मात्रा बढ़ती जाती है और 10mg/dl तक पहुँच सकती है। इसके बाद यह मात्रा तेजी से गिरने लगती है; परंतु 1-2 प्रतिशत में यह मात्रा बढ़कर 20mg/dl तक जा सकती है। 15 प्रतिशत नवजात की त्वचा में पीलापन आता है और वे पीलिया से ग्रसित पाए जाते हैं। इसे 'फिजियोलॉजिकल जौंडिस' कहते हैं। समय पूर्व नवजात में बिलिरुबीन की मात्रा अधिक हो सकती है और जौंडिस भी अधिक दिनों तक रहता है। यदि बिलिरुबीन की मात्रा बहुत अधिक बढ़ जाए तो इसका मस्तिष्क पर बुरा प्रभाव पड़ता है, जिसे कर्निक्टेरस (Kernicterus) कहते हैं।

बिलिरुबीन की अधिकता को प्रकाश चिकित्सा (Phototherapy) द्वारा ठीक किया जाता है। यदि बिलिरुबीन की मात्रा बहुत बढ़ चुकी हो और प्रकाश चिकित्सा से शीघ्र सुधार नहीं दिखे तो नवजात का रक्त-परिवर्तन (Exchange trams fusion) करना पड़ता है। इस प्रक्रिया में नवजात का बिलिरुबीन-युक्त रक्त हटाकर अच्छा रक्त चढ़ाया जाता है।

नवजात में थक्का बनानेवाले पदार्थों का अभाव—इसमें बिना किसी कारण के नवजात को रक्तस्राव हो सकता है, या तो शरीर के बाहर या शरीर के अंदर किसी अवयव में। यदि माँ को दौरे (Convulsion) रोकनेवाली दवाएँ पड़ रही हों तो नवजात को इस जटिलता की अधिक संभावना रहती है। इनमें Factor V,VII, IX, X प्रोथ्रोम्बीन और प्रोटीन सी तथा एस की मात्रा काफी कम रहती है।

हीमोफीलिया, नवजात सिफिलिस, संक्रमण, प्लेटलेट्स की कमी, मस्तिष्क में किसी कारण से रक्तस्राव हो तो नवजात को जहाँ-तहाँ रक्तस्राव होने का डर रहेगा। माँ के दूध पर पलते हुए बच्चों में भी विटामिन K की कमी होती है और उन्हें रक्तस्राव हो सकता है।

बचाव—बचाव के लिए नवजात को 0.5 mg विटामिन K की सूई मांस में दी जाती है।

नवजात को चोट—प्रसव के समय बच्चे के शरीर पर माँ की हड्डी एवं

मांस से चोट पहुँचने की संभावना रहती है, खासकर कठिन प्रसव के समय। प्रति 1,000 प्रसव में 20 से 26 नवजात को थोड़ा-बहुत आघात पहुँचता है; पर केवल 1.6 वृहद् रूप से घायल होते हैं।

सिर की चोट—समय पूर्व नवजात में ऑक्सीजन की कमी एवं अरक्तता (Ischaemia) के कारण तथा प्रसव के समय होनेवाले नवजात को आघात पहुँचने से मस्तिष्क में रक्तस्राव होने की संभावना रहती है। फॉरसेप्स, वेंटूस और सिजेरियन से होनेवाले नवजात को सामान्य से अधिक खतरा रहता है। कभी-कभी खोपड़ी की हड्डी में रक्तस्राव होकर सूजन हो जाती है, जिसे केफालहिमाटोमा (Cephalhaematoma) कहा जाता है। यह शुरू में थोड़ा बढ़ता है, फिर छोटा होने लगता है; पर पूरी तरह खत्म होने में सप्ताह या महीनों लग सकते हैं।

यदि हड्डी और चमड़ी के बीच रक्त जमा हो तो उसे कैपुट (Caput Succedaneum) कहते हैं। इसका आकार जन्म के समय सबसे बड़ा होता है, जो जल्दी ही छोटा होने लगता है और कुछ ही दिनों में बिलकुल खत्म हो जाता है। प्रसव के समय कभी-कभी अधिक दबाव के कारण नवजात की खोपड़ी की कोई हड्डी टूट भी सकती है, ऐसा अधिकांशत: कठिन फॉरसेप्स प्रसव में होता है।

अन्य चोट—उलटे बच्चे को प्रसव कराते समय या उसको घुमाते समय यदा-कदा उसके मेरुदंड को चोट पहुँच सकती है।

कठिन या अवरुद्ध प्रसव में बच्चे का सिर पकड़कर खींचते समय उसके बाँह की तंत्रिका को चोट (Brachial palsy) पहुँच सकती है। ऐसा होने का डर उलटे बच्चे के प्रसव में अधिक रहता है। इसके अलावा, सीधे बच्चे में भी सिर के निकलने के बाद यदि बाँह अटक जाए तो यह हो सकता है। पीड़ित बाँह सीधी, पेट की ओर घूमी हुई और उसकी उँगलियाँ मुड़ी हुई रहती हैं। कुछ दिनों में यह अधिकांशत: ठीक हो जाता है।

कठिन प्रसव एवं उलटे प्रसव के साथ हड्डियों के टूटने एवं मांसपेशियों के घायल होने की भी संभावना रहती हैं। यदि शिशु को बाहर निकालते समय उसके पेट पर बहुत अधिक दबाव डाला गया तो किसी अंदरूनी अवयव को भी गंभीर चोट लग सकती है।

कभी-कभी गर्भाशय में पानी की कमी, गर्भाशय के छोटे आकार या एक से अधिक बच्चे के रहने के कारण भ्रूण अपने हाथ-पैर को पूरा हिला-डुला नहीं पाता, जिससे उसके टेढ़े-मेढ़े रहने की संभावना रहती है। कभी-कभी उल्वकोश

में बैंड पाया जाता है, जिससे भ्रूण की एक भुजा के कट जाने का डर रहता है।

चेहरे पर पक्षाघात (Facial palsy)—प्रति 1,000 में 0.2-7.5 बच्चों के चेहरे पर पक्षाघात के लक्षण हो सकते हैं। यह जन्मजात हो सकता है या जन्म के बाद और अधिकांशत: सामान्य प्रसव के साथ ही होता है। कुछ दिनों में यह स्वत: ठीक भी हो जाता है; पर यदा-कदा हमेशा के लिए भी रह सकता है।

समय पूर्व नवजात

जो बच्चे समय से पूर्व यानी गर्भ के 37वें सप्ताह से पहले जन्म लेते हैं, उन्हें समय पूर्व नवजात कहते हैं। ऐसे बच्चों में विकास की सभी प्रक्रियाएँ पूरी नहीं हुई रहती हैं। 37वाँ सप्ताह पूरा होते-होते तक गर्भस्थ शिशु के सारे अंग-प्रत्यंग एवं उनकी प्रक्रियाएँ करीब-करीब पूर्ण विकसित हो चुकी होती हैं। पूर्ण विकास नहीं होने के कारण समय पूर्व नवजात को कुछ विशेष परेशानियाँ होने की अधिक संभावना रहती है। शिशु मृत्यु-दर भी इनमें अधिक होता है। जन्म निश्चित समय से जितना ही पहले होगा, मृत्यु एवं अन्य जटिलताओं की संभावना भी उतनी ही अधिक रहेगी।

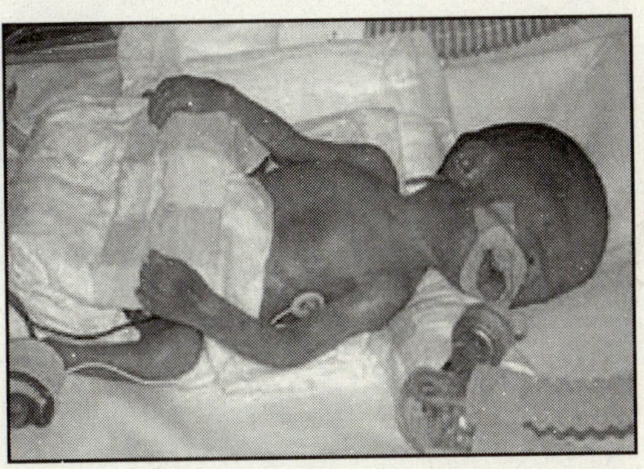

जटिलताएँ–

1. **श्वसन-क्रिया में कष्ट** (Respiratory Distress Syndrome या RDS)—समय पूर्व नवजात के फेफड़ों में सर्फेक्टेंट की कमी के कारण RDS होने की बहुत संभावना रहती है। जन्म के कुछ ही देर बाद नवजात को साँस लेने में कठिनाई होने लगती है, साँस की गति तेज हो जाती है, साँस अंदर खींचते समय छाती अंदर धँसती हुई दिखती

है, कराहने जैसे आवाज आती है और नवजात के नथने फूलने लगते हैं। RDS हमेशा समय पूर्व बच्चों में ही नहीं होता, बल्कि निमोनिया, तीव्र संक्रमण, मिकोनियम ऐस्पिरेशन एवं डायफ्राम का हर्निया भी इसके कारण हो सकते हैं। समय पूर्व नवजात में RDS से बचाव के लिए माँ को कॉर्टिकास्टीरॉयड की सूई दी जाती है, जो शिशु के जन्म से 72 घंटे पहले पड़ जाना चाहिए। यह सूई उन सभी माँ को दी जाती है, जिन्हें समय पूर्व प्रसव होने की संभावना होती है।

2. **नेक्रोटाइजिंग इंटेरोकोलाइटिस** (Necrotising enterocolitis)—यह एक भयावह जटिलता है, जिससे नवजात की मृत्यु भी हो सकती है। पीड़ित नवजात का पेट फूल जाता है और मल में रक्त आने लगता है। एक्स-रे करने पर अँतड़ी की दीवार में गैस दिखाई पड़ता है। अँतड़ी के फटने का भी डर रहता है। यह जटिलता यदा-कदा समय पर होनेवाले नवजात में भी देखी जाती है; पर समय पूर्व नवजात ही इसके मुख्य शिकार होते हैं।
3. **अंधता**—जो बच्चे समय से बहुत पहले जन्म लेते हैं, उन्हें जन्म के तुरंत बाद अधिकांशतः ऑक्सीजन देना पड़ता है। अधिक ऑक्सीजन देने के कारण ऐसे बच्चों में अंधता का डर रहता है।
4. **तंत्रिका-तंत्र की जटिलताएँ**—मस्तिष्क में वेंट्रिकल (Ventricle) के अंदर रक्तस्राव, रक्तस्राव के कारण उसके इर्द-गिर्द इन्फार्क्शन (Infarction), ल्यूकोमैलेसिया (Leucomalacia) एवं मस्तिष्क के अंदर यत्र-तत्र अविघात की संभावना रहती है। ये सभी जटिलताएँ मानसिक विकास के लिए खतरनाक हैं।

34 सप्ताह से पहले पैदा होनेवाले 50 प्रतिशत नवजात के मस्तिष्क में थोड़ा-बहुत रक्तस्राव हो सकता है; जबकि समय पर होनेवालों में केवल 4 प्रतिशत में ही इसका डर रहता है। अत्यधिक समय पूर्व नवजात अधिक संख्या में एवं अधिक भीषण रूप से पीड़ित होते हैं और उनमें मृत्यु-दर भी अन्य की अपेक्षा बहुत अधिक होती है।

प्रसव पूर्व माँ को दी गई कॉर्टिकास्टीरॉयड की सूई नवजात के मस्तिष्क में रक्तस्राव से बचाव में भी सहायता करती है यदि रक्तस्राव हुआ भी तो उसकी भीषणता कम होती है। मैग्नेसियम सल्फेट की सूई से भी फायदा देखा गया है।

यह भी जरूरी है कि प्रसव के समय या उसके बाद नवजात को ऑक्सीजन की कमी नहीं हो।

पेरीवेंट्रीकुलर ल्यूकोमैलेसिया (Periventricular Leucomalacia)—यह जटिलता मस्तिष्क में रक्तस्राव के बाद या इन्फार्क्शन के बाद होती है। इसकी पहचान एम.आर.आई. या सी.टी. स्कैन के द्वारा की जा सकती है। इसके धब्बे जन्म के दो सप्ताह बाद और चार महीने के पहले मस्तिष्क में दिखने लगते हैं। दो सप्ताह के पहले ये नहीं दिखाई पड़ते।

सेरीब्रल पाल्सी (Cerebral Palsy)—इसमें जन्म के कुछ ही दिन बाद बच्चे की शारीरिक गति एवं आसन (Movement या Posture) में असामान्यता दिखाई पड़ने लगती है, जिसका कारण दिमाग में होता है। साथ-ही-साथ मिरगी और मानसिक विकास में कमी भी अधिकतर बच्चों में पाई जाती है। सेरीब्रल पाल्सी तरह-तरह का हो सकता है। एक, दो या चारों भुजाएँ प्रभावित हो सकती हैं। अत्यधिक समय पूर्व बच्चों में सेरीब्रल पाल्सी की काफी संभावना रहती है। यदि समय पूर्व नवजात को जन्म के समय संक्रमण हो तो उसे सेरीब्रल पाल्सी होने का काफी खतरा रहता है।

माँ को मैग्नेसियम सल्फेट की सूई देने से शिशु के तंत्रिका-तंत्र के बचाव में सहायता मिलती है।

□

मृत शिशु का जन्म
(Still birth)

—डॉ. प्रियंका नारायण

जन्म लेने के बाद यदि नवजात में साँस लेने की कोशिश या कोई हलचल न हो तो उसे मृत शिशु जन्म या Still birth कहते हैं। यह घोर निराशा की स्थिति होती है और माँ, उसके परिवार एवं चिकित्सक सबको इस निराशा का सामना करना पड़ता है।

प्रसव के समय गर्भ की अवधि बहुत कम हो तो मृत शिशु जन्म की अधिक आशंका रहती है। मृत शिशु जन्म दो तरह का हो सकता है—ताजा (fresh) और मसृणित (macerated)। यदि भ्रूण की मृत्यु जन्म से पहले 24 घंटे के अंदर हुई हो तो उसे ताजा मृत जन्म (Fresh still birth) कहते हैं। इसमें नवजात की त्वचा या अन्य अवयवों में कोई परिवर्तन नहीं दिखाई पड़ता है। यदि भ्रूण की मृत्यु 24 घंटे से पहले हो चुकी हो तो इसे मसृणित मृत जन्म (Macerated still birth) कहते हैं। ऐसे नवजात की त्वचा एवं अन्य अवयवों में मृत्यु के कारण मसृणीकरण की क्रिया शुरू हो जाती है।

इन दो प्रकार के मृत जन्मों के कारण भी अधिकांशत: अलग-अलग होते हैं। ताजा मृत जन्म साधारणतया लंबे प्रसव के कारण या प्रसव के समय होनेवाली जटिलताओं के कारण होता है; जबकि मसृणित मृत जन्म उन कारणों से होता है, जिनका प्रभाव शिशु पर गर्भ में ही पड़ता रहता है। कुछ ऐसे भी कारण हैं, जो गर्भकाल से ही भ्रूण को इतना कमजोर बना देते हैं कि वह प्रसव-पीड़ा सह नहीं पाता या प्रसव के बाद इतना बेहाल हो चुका होता है कि साँस लेने की या हिलने-डुलने की कोई कोशिश नहीं करता।

कारण—निम्न-परिस्थितियों में मृत जन्म होने की संभावना बढ़ जाती है—

- अपरा का पृथक्करण (Placenta abruption)।
- गर्भ में दो या दो से अधिक भ्रूण।
- समय पूर्व प्रसव पूर्व उल्व द्रव की झिल्ली का फट जाना।
- माँ को उच्च रक्तचाप, प्रीइक्लैंपसिया या इक्लैंपसिया।
- माँ को मधुमेह।
- एंटीफॉस्फोलिपिड सिंड्रोम (Antiphospholipid syndrome)।
- जन्म से पहले ही गर्भनाल का गर्भाशय से बाहर आ जाना (Cord prolapse)।
- गर्भनाल में सिकुड़न (Stricture) या रक्त का थक्का बनना।
- अपरा की कार्य-क्षमता में कमी (Uteroplacental insufficiency), जिसके कारण भ्रूण को पोषण एवं ऑक्सीजन की कमी हो जाती है।
- भ्रूण में गंभीर शारीरिक विकृतियाँ या क्रोमोसोम की गड़बड़ी।
- अपरा या भ्रूण का संक्रमण।
- आर.एच. निगेटिव माँ।

निदान—उपर्युक्त सभी कारणों के बाद भी कुछ ऐसे मृत शिशु जन्म लेते हैं, जिनमें कारण का पता नहीं चल पाता है। सही कारण जानने के लिए मृत शिशु, अपरा एवं गर्भनाल की विस्तृत जाँच आवश्यक होती है। अपरा एवं गर्भनाल में संक्रमण तथा क्रोमोसोम की जाँच करने से कारण पहचानने में काफी सहायता मिलती है। 5 प्रतिशत मृत-जन्म में क्रोमोसोम की गड़बड़ी पाई जाती है। यदि मृत नवजात का पोस्टमार्टम किया जा सके तो उससे काफी जानकारियाँ मिल सकती हैं, जो मृत्यु का कारण जानने में सहायक हो सकती हैं। अगले गर्भ में ऐसी दुर्घटना न हो, उसके लिए यह जानकारी बहुत महत्त्वपूर्ण है। अत: संभव हो तो हर मृत जन्म का पोस्टमार्टम होना चाहिए।

यदि जन्म के पश्चात् माँ उसके विषय में जानकारी लेने के लिए एवं भविष्य में सुरक्षित गर्भ के लिए चिकित्सक से मिलती है तो उसके पिछले गर्भ एवं प्रसव का पूरा इतिहास जानना जरूरी होता है। गर्भावस्था में की गई जाँचों के रिकॉर्ड भी सुरक्षित रखने चाहिए, क्योंकि उससे भी जानकारी मिल सकती है। यदि मृत जन्म ऐसी जगह हुआ हो, जहाँ से कोई सही जानकारी प्राप्त नहीं हो पाए तो इन बिंदुओं पर पूछताछ करके कारण का कुछ अनुमान लगाया जा सकता है।

- पिछले नवजात में कोई शारीरिक अपरूपता थी या नहीं।
- बच्चे का वजन कितना था और उलटा जन्म लिया या सीधा।
- गर्भावस्था में देखरेख कितने-कितने दिनों पर होती थी और क्या-क्या जाँचें की जाती थीं।
- पिछले प्रसव में समय कितना लगा।
- शिशु को बाहर लाने के लिए पेट पर दबाव दिया गया था या नहीं।
- औजार से जबरदस्ती खींचा गया।
- यदि सिजेरियन हुआ तो कितनी देर की प्रसव-पीड़ा के बाद।
- सिजेरियन तिथि निर्धारित करके हुआ तो कितने सप्ताह के गर्भ में और क्यों।
- मृत शिशु का वजन, सिर का आकार, उसमें कोई शारीरिक विकृति।
- गर्भ के समय माँ के रक्तचाप और रक्त में शर्करा की जाँच का रिकॉर्ड।
- इस गर्भ के पहले और बच्चे हुए तो उनके विषय में पूछताछ।

उपचार—यदि पहले मृत शिशु का जन्म हो चुका है तो अगले गर्भ में पूरी देखभाल की जरूरत होती है। इसके लिए निम्नलिखित बातें आवश्यक हैं—

- गर्भाधान के पहले या बाद में चिकित्सक से पहली मुलाकात के समय ही स्वास्थ्य एवं पिछले गर्भ और प्रसव के विषय में विस्तृत पूछताछ।
- पिछले मृत शिशु के विषय में हर संभव जानकारी।
- पुनः मृत शिशु के जन्म लेने की आशंका का अंदाजा।
- धूम्रपान (करनेवालों को) न करने की सलाह।
- अधिक मोटापा हो तो गर्भाधान के पहले मोटापा कम करने की सलाह।
- मधुमेह, थायरॉइड एवं रुबेला आई.जी.जी. की जाँच।
- थ्रॉम्बोफीलिया (Thrombophilia), APLA की जाँच।
- तसल्ली एवं सहायता का आश्वासन।

गर्भ के पहले तीन महीनों में जाँच–

- गर्भाधान का पता चलते ही अल्ट्रासाउंड, ताकि गर्भ की सही अवधि का पता रहे।
- रक्त की जाँच से भ्रूण में असामान्यता का अंदाजा—ड्यूल मार्कर (Dual marker) टेस्ट।

- न्यूकल ट्रांसलूसेंसी की जाँच, जो 11-12 सप्ताह में अल्ट्रासाउंड से की जाती है।

गर्भ की द्वितीय तिमाही में जाँच–

- अठारहवें सप्ताह में अल्ट्रासाउंड, जिसे 'लेवल-2 अल्ट्रासाउंड' भी कहते हैं। इसमें भ्रूण के एक-एक अंग और अवयव को ध्यान से देखा जाता है, ताकि किसी भी विकृति या अपरूपता का पता चल जाए।
- रक्त में क्वाड्रपल टेस्ट (Quadruple test)।

तीसरी तिमाही–

- अट्ठाईसवें सप्ताह के बाद अल्ट्रासाउंड द्वारा समय-समय पर गर्भस्थ शिशु के विकास एवं गर्भजल की मात्रा का आकलन।
- बच्चे की चाल का रिकॉर्ड (Kick count) रखने के लिए माँ को निर्देश।

प्रसव–

- 39 सप्ताह या जरूरत के अनुसार उसके पहले भी प्रसव-पीड़ा शुरू कराना।
- आवश्यकतानुसार सिजेरियन।
- प्रसव की पूरी निगरानी।

□

प्रसूति काल
(Puerperium)

—डॉ. अलका पांडेय

प्रसव के समाप्त हो जाने के बाद से लेकर छह सप्ताह तक का समय प्रसूति काल कहलाता है। इस अवधि में गर्भावस्था से संबद्ध अंग एवं संस्थान अपनी गर्भ पूर्व सामान्य अवस्था में आ जाते हैं। इसी समय स्तन भी पूर्णरूप से काम करने लगते हैं और उनसे पर्याप्त दूध निकलता है, जो नवजात के लिए आवश्यक है।

गर्भावस्था का प्रत्यावर्तन

गर्भाशय—प्रसव क्रिया में नवजात एवं अपरा के निकलने के बाद गर्भाशय की ऊँचाई नाभि के ठीक नीचे तक रहती है और उसका वजन करीब 1 किलो होता है। एक सप्ताह के बाद इसका वजन घटकर 500 ग्राम और दो सप्ताह के बाद करीब 300 ग्राम हो जाता है। दो सप्ताह के बाद गर्भाशय पेट में महसूस नहीं हो पाता, क्योंकि वह श्रोणि के अंदर जा चुका होता है।

प्रसवोत्तर वेदना (after pain)—प्रसवोत्तर वेदनाएँ प्रसव के बाद भी कुछ दिनों तक गर्भाशय में बीच-बीच में संकुचन के कारण अनुभव होती रहती हैं, जो तीन-चार दिनों में समाप्त हो जाती हैं। बच्चे के दूध चूसने से स्तनों में होनेवाली उत्तेजना से ये वेदनाएँ बढ़ जाती हैं।

सूतिस्राव—प्रसव के बाद गर्भाशय से निकलनेवाले स्राव को 'सूतिस्राव' कहा जाता है। सूतिस्राव का रंग परिवर्तित होता रहता है। शुरू में इसका रंग लाल होता है, जिसको 'लोकिया रुब्रा' कहते हैं। तीन-चार दिनों में इसका रंग हलका गुलाबी हो जाता है, जिसे 'लोकिया सिरोसा' कहते हैं। करीब दसवें दिन के बाद इसका

रंग सफेद या हलका पीला हो जाता है, तब यह 'लोकिया अल्बा' कहलाता है। प्रसव के बाद सूतिस्राव चार से आठ सप्ताह तक हो सकता है। यदि स्राव में दुर्गंध हो या मवाद का रंग हो या अत्यधिक रक्त मिश्रित हो तो चिकित्सक से मिलना आवश्यक है। दुर्गंध और मवाद संक्रमण के लक्षण हैं, जिसका उपचार समय पर नहीं होने से स्थिति गंभीर हो सकती है। अत्यधिक रक्तस्राव भी एक जटिलता है, जिसके लिए उपचार जरूरी है।

मूत्र संस्थान—प्रसूति काल के प्रथम कुछ दिनों में मूत्र-विसर्जन अधिक होता है। प्रसव के बाद कुछ दिनों तक मूत्र के रुक जाने की संभावना भी रहती है, क्योंकि उस समय मूत्राशय में अपेक्षाकृत शिथिलता रहती है, जिसे खत्म होने में कुछ समय लगता है। इस दौरान मूत्राशय एवं मूत्र संस्थान में संक्रमण का डर रहता है।

कब्ज—प्रसवोपरांत कब्ज एक आम समस्या है। इसके मुख्य कारण हैं—अँतड़ियों की गति का मंद पड़ना, कम चलना-फिरना और निर्जलीकरण।

रक्त आयतन—प्रसूति काल के प्रथम सप्ताह के दौरान रक्त आयतन कम हो जाता है। रक्त के तरल भाग में कमी आती है। लाल रक्त कोशिकाओं, श्वेत रक्त कोशिकाओं, प्लेटलेट्स एवं हीमोग्लोबिन की सांद्रता बढ़ जाती है। रक्त की थक्का बनाने की क्षमता (Coagulability) बढ़ जाती है, जिससे अधिक रक्तस्राव से बचाव तो होता है, पर साथ-साथ प्रसूति घनास्रता (Thrombosis) की संभावना बढ़ जाती है।

थायरॉइड (Thyroid)—प्रसव के बाद 12 सप्ताह के अंदर थायरॉइड अपनी सामान्य स्थिति में आ जाता है। थायरॉइड की दवा लेनेवाली हर माँ को टी.एस.एच. (TSH) की जाँच प्रसव के कुछ दिनों के बाद अवश्य करानी चाहिए तथा जरूरत के अनुसार दवा की मात्रा में चिकित्सक से सलाह लेकर कमी कर देनी चाहिए।

मानसिक परिवर्तन—प्रसूति काल के प्रथम तीन-चार दिनों में बहुत सी माताओं में मनोवेगी परिवर्तन होते हैं और वे हताश एवं चिड़चिड़ी हो जाती हैं। इसे 'बेबी ब्लूज' (baby blues) कहते हैं। मानसिक परेशानियाँ कभी-कभी इतनी बढ़ जाती हैं कि मनोचिकित्सक की सलाह एवं दवा जरूरी हो जाती है।

स्तनों में परिवर्तन एवं दुग्ध स्रवण (Lactation)—प्रत्येक स्तन कई खंडों से मिलकर बना होता है और प्रत्येक खंड में कई छोटे-छोटे खंडक होते हैं। प्रत्येक खंडक से निकलनेवाली नलिकाएँ आपस में मिलकर दुग्ध नलिका (Lactiferous duct) बनाती हैं, जो निपल की सतह पर खुलती है। गर्भावस्था के दौरान स्तन का

आकार बढ़ता है और कभी-कभी दूध का स्राव गर्भावस्था में ही होने लगता है। आमतौर से दूध का स्राव प्रसव के बाद तीसरे या चौथे दिन से होता है।

गर्भावस्था में कुछ हॉर्मोंस की मात्रा काफी बढ़ जाती है, जिसमें एस्ट्रोजेन (Oestrogen), प्रोजेस्टेरॉन (Progesterone) एवं प्रोलैक्टिन (Prolactin) प्रमुख हैं। गर्भावस्था में एस्ट्रोजन और प्रोजेस्टेरॉन स्तन पर प्रोलैक्टिन के प्रभाव को दबाए रखते हैं, जिसके कारण दूध का स्राव नहीं होता है। प्रसव के तुरंत बाद अपरा के निकलने के साथ-साथ एस्ट्रोजन और प्रोजेस्टेरॉन की मात्रा में काफी कमी आ जाती है और प्रोलैक्टिन के असर से दूध का स्राव होने लगता है। प्रसवोपरांत शुरू में माँ के स्तन से गाढ़ा व पीला दूध निकलता है, जो बच्चे की रोग प्रतिरोधक क्षमता को बढ़ाता है। प्रसव के तीन-चार दिनों के बाद से दुग्ध का यह स्राव पूरी मात्रा में शुरू हो जाता है।

ऑक्सीटोसिन (Oxytocin) नामक हॉर्मोन के असर से और बच्चे के दूध पीने से दूध बाहर आने लगता है। प्रोलैक्टिन हॉर्मोन के चलते दूध बनता रहता है। प्रभावी स्तनपान के लिए नवजात को माँ का स्तन हर थोड़ी-थोड़ी देर पर चूसना और केवल माँ के दूध पर ही रहना जरूरी है। स्तनपान दो या तीन घंटे के अंतराल पर कराना चाहिए। माँ को तरल पदार्थ प्रचुर मात्रा में लेना चाहिए।

माता में दूध कम बनने के कई कारण हो सकते हैं, जैसे—बच्चे को कम दूध पिलाना, दर्द, चिंता करना एवं एर्गोट (ergot) जैसी दवाओं का प्रयोग। दूध उत्पादन को बढ़ानेवाली कुछ दवाएँ हैं—मेटोक्लोप्रामाइड (Metoclopramide), डॉमप्रेडोन (Dompreridone) इत्यादि।

कुछ माताएँ किसी कारणवश दूध नहीं पिला पाती हैं या शिशु का देहांत हो जाता है, तब दूध के स्राव को रोकना पड़ता है। ऐसे में दूध नहीं पिलाना चाहिए, स्तन को बर्फ से सेंकना चाहिए, स्तनों को बिलकुल ही नहीं छूना चाहिए और जरूरत हो तो दर्द-निरोधी दवाओं का इस्तेमाल करना चाहिए।

मासिक स्राव एवं अंडोत्सर्ग—यदि माँ नवजात को अपना दूध नहीं पिलाती है, तब अधिकांशत: उसका मासिक स्राव बारहवें सप्ताह तक शुरू हो जाता है और अंडोत्सर्ग (ovulation) भी गर्भाधान पूर्व अवस्था की तरह प्रति माह होने लगता है। स्तनपान करानेवाली माँ को मासिक स्राव आने में देरी होती है। जो माताएँ केवल अपने दूध पर नवजात को रखती हैं और बाहर का कुछ नहीं देतीं, उन्हें मासिक स्राव या अंडोत्सर्ग में और अधिक विलंब होता है, जो अधिकांशत: छह महीने के

बाद ही होता है। इन छह महीनों के भीतर उन्हें गर्भ-निंरोध की किसी अन्य विधि की आवश्यकता नहीं पड़ती। केवल स्तनपान कराना ही काफी है। गर्भ-निरोध की यह विधि 98 प्रतिशत सफल पाई गई है, बशर्ते कि बच्चा माँ के स्तनपान के सिवा कुछ भी और नहीं खाता-पीता है। स्तनपान नहीं करानेवाली माताओं को प्रसव के तीसरे सप्ताह से ही गर्भ-निरोध का उपाय अपनाना चाहिए। स्तनपान करानेवाली माँ को प्रसवोपरांत तीसरे माह से गर्भ-निरोधक तरीके अपनाने चाहिए।

प्रसवोपरांत देखभाल—प्रसव के तुरंत बाद माँ को भावनात्मक सहारे की आवश्यकता होती है। माँ जितनी जल्दी उठकर चलना-फिरना शुरू करे, उतना ही अच्छा है; क्योंकि इससे घनास्रता (Thrombosis) की संभावना कम रहती है, साथ ही आत्मविश्वास भी बढ़ता है।

सामान्य प्रसव के बाद खाने-पीने में कोई परहेज नहीं होता और माँ अपनी इच्छा के अनुसार सुपाच्य भोजन ले सकती है। दूध पिलानेवाली माँ को अधिक प्रोटीन, वसा, विटामिन एवं कैलोरी की आवश्यकता होती है। प्रसव के बाद कब्ज की समस्या कम हो जाती है। खाने में रेशेदार सब्जियाँ एवं फल प्रचुर मात्रा में लेने चाहिए और पानी भरपूर पीना चाहिए।

माँ को भारी काम नहीं करने चाहिए और उसे आराम की भी जरूरत होती है। प्रसव के बाद मूत्र-त्याग जल्दी ही करवाना चाहिए। प्रसव के बाद जननांगों को साफ रखना चाहिए। हर मल-मूत्र विसर्जन के बाद अच्छे से धोना जरूरी है। यदि नीचे टाँके लगे हुए हो, तब उस जगह को धोने के बाद सूखा रखना चाहिए।

Rooming In—शिशु के जन्म के तुरंत बाद माँ को अपने बच्चे को गोद में लेकर प्यार करना चाहिए और उसे अपने साथ ही सुलाना चाहिए। इससे माँ और बच्चे का संबंध प्रगाढ़ होता है। साफ-सफाई पर पूरा ध्यान देना चाहिए और बहुत सारे लोगों का आवा-गमन प्रसूति के कमरे में नहीं होना चाहिए।

माँ अगर आर.एच. निगेटिव है, तब उसे एंटी डी की सूई प्रसव के बाद 72 घंटे के अंदर अवश्य पड़ जानी चाहिए। प्रसव के बाद माँ को आयरन और कैल्सियम की गोलियाँ कुछ माह तक लेनी चाहिए और डेढ़ माह तक सहवास नहीं करना चाहिए।

प्रसवोपरांत व्यायाम भी काफी महत्त्वपूर्ण है। इस अवधि में कैसे व्यायाम करें, इसकी संक्षिप्त जानकारी अन्य अध्याय में दी गई है। इस समय व्यायाम करने से माँ को स्फूर्ति मिलती है और उसके विभिन्न अंगों को अपनी गर्भ पूर्व स्थिति में वापस आने में सहायता मिलती है। माँ में आत्मविश्वास पैदा होता है, जो उसके

लिए तथा नवजात के लिए भी काफी महत्त्वपूर्ण है।

डेढ़ माह के बाद माँ को चिकित्सक से अवश्य मिलना चाहिए, ताकि रक्तचाप, रक्ताल्पता, मधुमेह या अन्य कोई भी तकलीफ हो तो पता चल सके। प्रसव के उपरांत मासिक स्राव में कुछ गड़बड़ी हो सकती है, जो स्वत: ठीक हो जाती है। कमर दर्द, श्वेत प्रदर, गर्भाशय का थोड़ा सा नीचे आना, पेशाब नहीं रोक पाना आदि कुछ समस्याएँ समय के साथ एवं व्यायाम से स्वत: ठीक हो जाती हैं। नहीं ठीक होने पर चिकित्सक से सलाह लेनी चाहिए।

प्रसवोपरांत बुखार (Puerperal Fever)—बच्चे का जन्म होने या गर्भपात हो जाने के बाद 14 दिनों के भीतर प्रसूता को होनेवाला ज्वर 'प्रसूति ज्वर' कहलाता है। ज्वर निम्नलिखित कारणों से हो सकता है—

1. गर्भाशय का संक्रमण।
2. मूत्र-मार्ग का संक्रमण।
3. श्वसन मार्ग का संक्रमण।
4. स्तन में संक्रमण।
5. किसी बड़ी शिरा में खून का जम जाना।

यदि बुखार हो, तब डॉक्टर की राय लेकर उसका उचित इलाज जरूरी है, अन्यथा माँ की स्थिति चिंताजनक होकर काफी बिगड़ सकती है। यदि सही उपचार नहीं हुआ, तो गर्भाशय का संक्रमण जानलेवा भी हो सकता है; क्योंकि गर्भाशय की रक्त-शिराएँ, जो गर्भ के समय काफी संख्या में बढ़ जाती हैं, प्रसव के बाद खुली होती हैं और कोई भी संक्रमण इन शिराओं के द्वारा माँ के रक्त में शीघ्र प्रवेश पा जाता है तथा सेप्टिसीमिया (septicaemia) पैदा कर सकता है। ऐसी माँ को अस्पताल में भरती करके गहन देखभाल एवं उच्च श्रेणी के एंटिबायोटिक से चिकित्सा जरूरी होती है। इसीलिए पुराने समय में सौर गृह में अन्य व्यक्तियों का प्रवेश वर्जित रहता था, क्योंकि उनके द्वारा माँ के संक्रमित होने की आशंका रहती थी।

□

प्रसव पूर्व रक्तस्राव
(Antepartum Haemorrhage–APH)

—डॉ. शांति राय

गर्भ के अट्ठाइसवें सप्ताह के बाद से लेकर शिशु के जन्म के पहले तक के रक्तस्राव को प्रसव पूर्व रक्तस्राव (APH) कहते हैं। यह गर्भ की एक असामान्य स्थिति है, जिसका सही निदान और उपचार आवश्यक है।

APH के कारण–

1. प्लासेंटा प्रीविया (Placenta Previa)—इसमें अपरा (Placenta) गर्भाशय के निचले भाग में निरोपित रहता है और गर्भाशय की दीवार से इसके अलग होने के कारण रक्तस्राव होता है। सामान्यत: अपरा गर्भाशय के ऊपरी भाग में निरोपित रहता है।
2. अपरा पृथक्करण (Placental Abruption)—इसमें अपरा गर्भाशय के ऊपरी भाग में तो रहता है, पर किसी कारणवश वह समय पूर्व ही गर्भाशय की दीवार से अलग होने लगता है, जिसके कारण वहाँ की रक्त-शिराएँ खुल जाती हैं और रक्तस्राव होने लगता है।
3. इंसीडेंटल (Incidental)—इसमें रक्तस्राव का कारण अपरा का अलग होना नहीं, बल्कि कुछ और ही बीमारी होती है, जो गर्भ से संबंधित नहीं है। ये बीमारियाँ उन महिलाओं को भी हो सकती हैं, जो गर्भवती नहीं हैं, जैसे—गर्भग्रीवा कैंसर, पॉलिप, योनि में घाव इत्यादि। इसकी पहचान के लिए माँ की शारीरिक जाँच आवश्यक है।
4. वासा प्रीविया (Vasa Previa)—यदि गर्भनाल गर्भाशय ग्रीवा के ऊपर

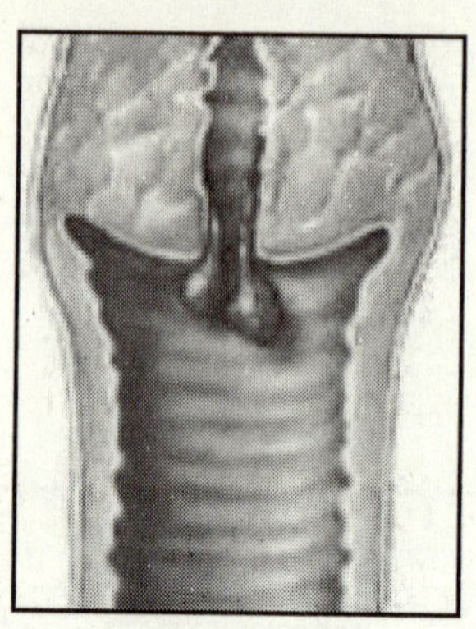

से गुजर रहा हो तो प्रसव के दौरान या जाँच के दौरान उसको चोट लगने की संभावना रहती है, जिसके कारण रक्तस्राव हो सकता है। यह रक्त स्राव माँ से नहीं, बल्कि भ्रूण से होता है।

5. अज्ञात—कई बार रक्तस्राव के कारण का पता नहीं चल पाता है और कारण अज्ञात ही रह जाता है।

प्लासेंटा प्रीविया (PP)—उपर्युक्त सभी कारणों में प्लासेंटा प्रीविया का स्थान सबसे ऊपर है।

प्लासेंटा प्रीविया के प्रकार—अपरा का कितना भाग गर्भाशय के निचले हिस्से में आरोपित है, उसके आधार पर यह चार प्रकार का हो सकता है—

टाइप 1. अपरा मुख्यत: गर्भाशय के ऊपरी भाग में ही होता है, पर उसका निचला कुछ भाग नीचे तक आया रहता है।

टाइप 2. अपरा का काफी भाग गर्भाशय के निचले हिस्से में सटा होता है, पर वह गर्भाशय ग्रीवा को नहीं ढँकता है।

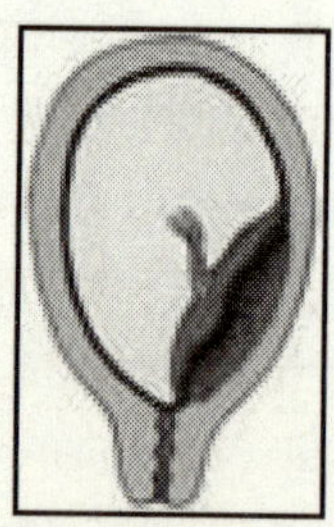

टाइप 3. अपरा इतना नीचे होता है कि उससे बंद गर्भाशय ग्रीवा भी ढँक जाता है।

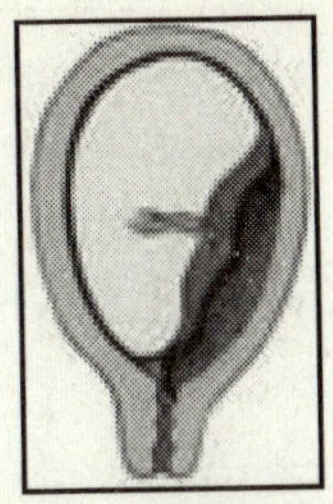

टाइप 4. अपरा पूरा-का-पूरा नीचे ही होता है और गर्भाशय ग्रीवा बंद हो या खुला-अपरा द्वारा पूरा-का-पूरा ढँका रहता है।

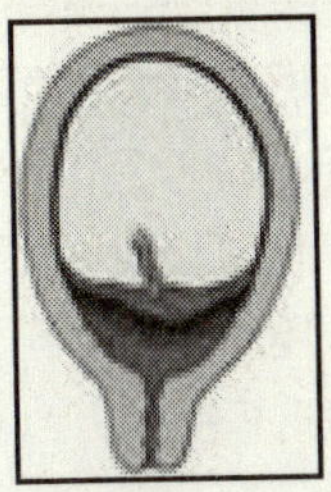

खतरा—जैसे-जैसे गर्भाशय के आकार में वृद्धि होती है, नीचे के भाग से अपरा के अलग होने की और रक्तस्राव होने की संभावना बढ़ती जाती है। अपरा का जितना ही अधिक भाग नीचे होगा, रक्तस्राव उतना ही अधिक होगा। कभी-कभी रक्तस्राव इतना अधिक होता है कि महिला की स्थिति काफी चिंताजनक हो जाती है और भ्रूण एवं माता की मृत्यु का भी खतरा रहता है। अधिकांशतः यह रक्तस्राव बिना किसी दर्द के अचानक होने लगता है; पर कभी-कभी प्रसव-पीड़ा शुरू होने के बाद रक्तस्राव शुरू होता है।

लक्षण—रक्तस्राव की मात्रा के अनुसार महिला की स्थिति सामान्य या गंभीर हो सकती है। भ्रूण की स्थिति भी रक्तस्राव की मात्रा पर निर्भर करती है। अत्यधिक रक्तस्राव होने पर महिला का रक्तचाप काफी गिर सकता है, जिसके कारण भ्रूण को पूर्ण ऑक्सीजन नहीं मिल पाती है और उसकी मृत्यु हो जाती है। पेट की जाँच करने पर भ्रूण सीधा, उलटा या अन्य स्थिति में भी हो सकता है। महिला का पेट मुलायम महसूस होता है। भ्रूण का निचला भाग तैरता हुआ महसूस होता है। भ्रूण जीवित है या मृत, उसके अनुसार उसके हृदय की धड़कन मिल सकती है या नहीं भी। गर्भाशय का आकार गर्भ की अवधि के अनुसार ही होता है।

निदान—अल्ट्रासाउंड द्वारा प्लासेंटा प्रीविया की पहचान रक्तस्राव शुरू होने के काफी पहले भी हो सकती है। अल्ट्रासाउंड यह भी बता सकता है कि प्लासेंटा प्रीविया किस टाइप का है। अगर पहले से पता हो तो स्थिति की गंभीरता को रोका जा सकता है। कभी-कभी एम.आर.आई. (MRI) भी जरूरत के अनुसार कराया जाता है।

उपचार—महिला को अस्पताल में भरती करके बिछावन पर रखा जाता है। स्थिति के अनुसार उसे पानी या रक्त चढ़ाने की जरूरत पड़ती है। गर्भ कितने दिनों का है, इसकी सही जानकारी महिला का मासिक इतिहास पूछकर, उसके पिछले चिकित्सा-पत्रों को देखकर एवं हाल ही के अल्ट्रासाउंड से प्राप्त जानकारी के आधार पर किया जाता है। आगे की चिकित्सा इन बातों पर निर्भर करती है—

1. गर्भ कितने दिनों का है।
2. भ्रूण जीवित है या नहीं।
3. भ्रूण जीवित रहने के योग्य है या नहीं।
4. प्रसव-पीड़ा शुरू हो चुकी है या नहीं।

आकांक्षी उपचार (Expectant treatment)—सामान्य प्राथमिक उपचार के बाद यदि रक्तस्राव बंद हो जाए, माता की स्थिति ठीक हो, भ्रूण जिंदा हो और गर्भ का समय अभी 37 सप्ताह से कम हो तो महिला को आराम से रहने की सलाह तथा आयरन एवं विटामिन्स की गोलियाँ दी जाती हैं। उसे गर्भ के पूरा समय होने तक चिकित्सक के संपर्क में रहना आवश्यक है, क्योंकि प्लासेंटा प्रीविया का रक्तस्राव बार-बार हो सकता है और अगला रक्तस्राव पिछले से अधिक ही हुआ करता है। ऐसी महिलाओं को आकस्मिक स्थिति के लिए रक्त की व्यवस्था, अस्पताल में या उसके आस-पास रहने की व्यवस्था एवं अधिक रक्तस्राव होने की स्थिति में शीघ्र ऑपरेशन की सुविधा मिलनी आवश्यक है। इनकी चिकित्सा श्रेष्ठ सुविधाओं वाले किसी बड़े अस्पताल में ही होनी चाहिए।

सक्रिय उपचार (Active treatment)

यह निम्न परिस्थितियों में किया जाता है—

1. अगर रक्तस्राव बंद या कम नहीं हो पाए।
2. रक्तस्राव कम तो हो जाए, पर लगातार थोड़ा-थोड़ा होता रहे।
3. मृत भ्रूण।

4. विकृत भ्रूण, जिसके लिए स्वस्थ जीवन संभव नहीं है।

5. प्रसव-पीड़ा शुरू हो चुकी हो।

उपर्युक्त परिस्थितियों में सक्रियता की जरूरत पड़ती है। माँ की स्थिति में सुधार लाने की कोशिश जारी रहती है। रक्त की व्यवस्था कर ली जाती है और माँ को शल्य गृह में ले जाया जाता है, जहाँ सिजेरियन की पूरी व्यवस्था पहले से ही की गई होती है और निश्चेतक भी अपने सारे साजो-सामान के साथ उपस्थित रहते हैं। अगर रक्तस्राव अत्यंत तेजी से हो रहा हो, तब बिना समय गँवाए ऑपरेशन द्वारा बच्चे को निकाल देना आवश्यक होता है। रक्तस्राव कम हो तो टाइप-1 एवं आगे की दीवार में निरोपित टाइप-2 प्लासेंटा प्रीविया की स्थिति में बहुत सावधानी से योनि मार्ग द्वारा उल्वकोष की झिल्ली को फोड़ दिया जाता है, जिससे प्रसव-पीड़ा शुरू हो जाती है। अन्य स्थितियों में सिजेरियन द्वारा बच्चे को निकाला जाता है।

निविष्ट अपरा (Placenta accreta)—कभी-कभी प्लासेंटा गर्भाशय की दीवार में बहुत बुरी तरह चिपका रहता है और उसके भिलाई (Villi) गर्भाशय की दीवार के मांसल भाग में और कभी-कभी उसके भी आगे मूत्र की थैली या अन्य ऊतकों में घुसे रहते हैं। इसे निविष्ट अपरा (Placenta accreta) कहा जाता है। ऐसी स्थिति में रक्त का बहाव रोकना बहुत कठिन हो जाता है और कई बार गर्भाशय को हटाना माँ की प्राण-रक्षा के लिए आवश्यक हो जाता है। इस परिस्थिति में गर्भाशय हटाना भी आसान नहीं होता। ऑपरेशन के समय और उसके बाद भी कुछ दिनों तक माँ की मृत्यु का भय बना रहता है। निविष्ट अपरा की पहचान बहुत बार अल्ट्रासाउंड द्वारा और दुविधा होने पर एम.आर.आई. द्वारा की जा सकती है। यह जटिलता अधिकांशतः उस माँ में होती है, जिसे पहले सिजेरियन हो चुका है और इस बार गर्भ में प्लासेंटा प्रीविया है।

वासा प्रीविया (Vasa previa)—वासा प्रीविया से होनेवाला रक्तस्राव प्रसव के समय होता है या प्रसव-पीड़ा शुरू कराने के लिए उल्वकोष को फोड़ने के बाद। इसमें भ्रूण की स्थिति बहुत जल्दी गंभीर होने लगती है और उसे अगर तुरंत बाहर नहीं निकाला गया तो उसकी मृत्यु भी हो जाती है। वासा प्रीविया अधिकांशतः अपरा की असामान्यताओं में पाया जाता है; जैसे—प्लासेंटा प्रीविया, प्लासेंटा सक्सेनचुरियाटा। यदि गर्भनाल अपरा पर आरोपित न होकर मेम्ब्रेन पर आरोपित हो तो उसमें भी वासा प्रीविया हो सकता है।

सारांश—गर्भावस्था में रक्तस्राव को गंभीरता से लेना चाहिए। अल्ट्रासाउंड

से अपरा के स्थान की पहचान आवश्यक है। प्लासेंटा प्रीविया का प्रसव उच्चस्तरीय अस्पताल में कुशल चिकित्सक की देखरेख में ही होना आवश्यक है।

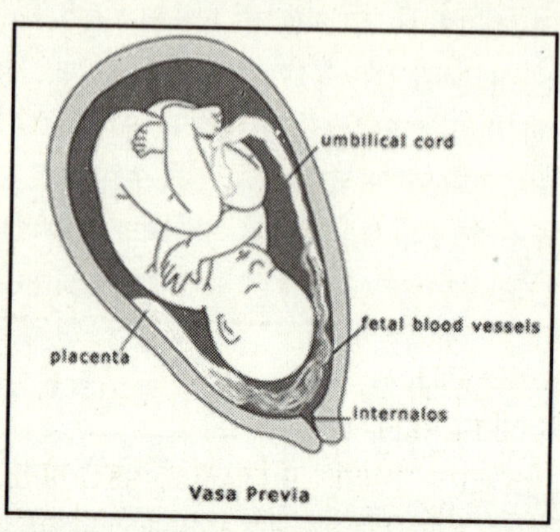

Vasa Previa

अपरा का पृथक्करण (Placental abruption)

यह गर्भ की गंभीर जटिलताओं में से एक है। अपरा माँ के गर्भाशय की दीवार से चिपका रहता है और वहीं से माँ भ्रूण को पोषण एवं ऑक्सीजन की आपूर्ति करती है। वहाँ माँ की रक्त वाहिनियाँ अत्यधिक संख्या में विशेष रूप से विकसित रहती हैं, ताकि भ्रूण को समुचित पोषण मिल सके। प्रसव-क्रिया में जब शिशु गर्भाशय से बाहर आ जाता है, तब गर्भाशय में तीव्र संकुचन के साथ अपरा गर्भाशय की दीवार से अलग हो जाता है। यदि प्रसव पूर्व ही अपरा गर्भाशय की दीवार से अलग हो जाए तो उसे पृथक्करण या 'प्लैसेंटल एबरप्शन' कहते हैं। अपरा पृथक्करण में अपरा सही स्थान यानी गर्भाशय के ऊपरी भाग में आरोपित रहता है। आँकड़ों के अनुसार, प्रति 200 प्रसव में से एक पृथक्करण होता है। स्पष्ट है कि ऐसा होने पर अपरा का गर्भाशय से अलग हुआ भाग भ्रूण को पोषण या ऑक्सीजन की आपूर्ति नहीं कर पाएगा। अपरा का कितना भाग अलग हो चुका, उसके अनुसार भ्रूण का स्वास्थ्य और विकास प्रभावित होगा।

कारण—अधिकांशतः पृथक्करण का कारण पता नहीं चल पाता, पर इन परिस्थितियों में यह जटिलता अधिक संख्या में पाई जाती है—

- प्री इक्लैंपसिया—उच्च रक्तचाप।
- इक्लैंपसिया।

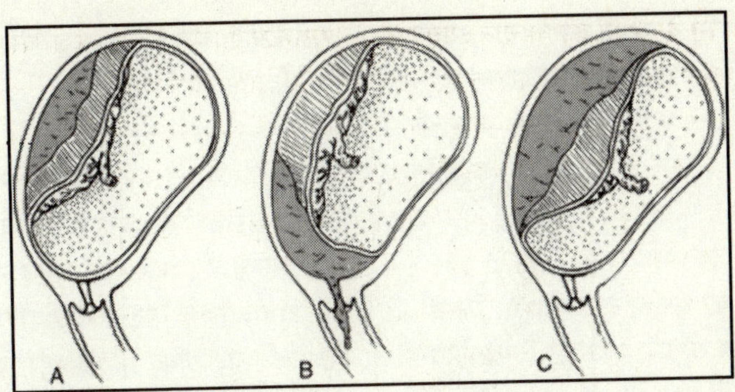

- भ्रूण में विरूपता।
- गर्भ के अंतिम महीने में।

अपरा का पृथक्करण गर्भावधि में जितना ही पहले होगा, माँ एवं भ्रूण उतने ही अधिक दुष्प्रभावित होंगे। यदि इस दुर्घटना के बाद भी जीवित शिशु जन्म लेता है तो उसमें सेरीब्रल पाल्सी और मानसिक विकास में कमी होने का डर रहता है। कुछ नवजात जीवित जन्म के बाद भी मृत्यु को प्राप्त होते हैं।

माँ की उम्र 35 वर्ष से ऊपर हो तो अपरा पृथक्करण की संभावना अधिक रहती है और उम्र जैसे-जैसे बढ़ती है, यह संभावना वैसे-वैसे बढ़ती जाती है। यदि अपनी बहन, माँ या नजदीकी खून के रिश्तेवाली का अपरा पृथक्करण हो चुका हो, तब भी इसकी संभावना अधिक रहती है।

- समय पूर्व उल्व द्रव की झिल्ली का फटना।
- धूम्रपान ऐसी माँ में सामान्य से दोगुनी संभावना।
- कोकीन या अन्य नशीली दवाओं का सेवन।
- गर्भाशय में फाइब्रॉइड (Fibroid)।
- पूर्व गर्भ में पृथक्करण—यदि पूर्व गर्भ में यह जटिलता हो चुकी है तो इस गर्भ में भी होने की संभावना रहती है और इस बार गर्भ में पिछली बार से दो-तीन सप्ताह और पहले ही होने का डर है। यदि पहले दो बार यह जटिलता हो चुकी है तो तिबारा होने की संभावना 50 प्रतिशत से भी अधिक रहती है।

लक्षण—अपरा का पृथक्करण होने वाला है, ऐसा बतानेवाला कोई भी टेस्ट नहीं है। पृथक्करण होने के बाद निम्नलिखित लक्षण मिलते हैं—

- पेट में अचानक दर्द।

- योनि से रक्तस्राव—इसकी मात्रा अधिकांशत: बहुत कम रहती है।
- गर्भाशय में कड़ापन।
- भ्रूण में distress के लक्षण या मृत्यु।

अपरा के अलग होने के कारण उस जगह गर्भाशय की रक्तवाहिनियाँ खुल जाती हैं और काफी रक्तस्राव हो सकता है, जो वहीं पर जमा हो जाता है। इसे छुपा हुआ रक्तस्राव (Concealed haemorrhage) कहते हैं। फिर वहाँ बहुत बड़ा रक्त का थक्का बन जाता है, जिसमें माँ के थक्का बनानेवाले पदार्थ खर्च हो जाते हैं और माँ को कहीं से भी रक्तस्राव हो तो उसे रोकने की शक्ति माँ को नहीं रहती और माँ मृत्युग्रस्त हो सकती है।

निदान

- अल्ट्रासाउंड की जाँच से सही पता नहीं चल पाता है।
- एम.आर.आई.।

जटिलताएँ

- माँ की हालत में गिरावट एवं शॉक (Shock)।
- माँ के रक्त में थक्का बनानेवाले पदार्थों की कमी।
- कूमेलियर गर्भाशय।
- माँ की किडनी को क्षति और उसका काम नहीं करना।
- शीहेन सिंड्रोम (Sheehan syndrome)।

उपचार—माँ की हालत कितनी नाजुक है, गर्भ की अवधि क्या है, भ्रूण जीवित है कि मृत, रक्तस्राव कितना है इत्यादि सभी बातों को ध्यान में रखते हुए उपचार किया जाता है। माँ की स्थिति के अनुसार उसे पानी और रक्त चढ़ाया जाता है। यदि बच्चा जीवित हो और इतना परिपक्व हो चुका हो कि गर्भ के बाहर भी जीवित रह सके, तब सिजेरियन किया जाता है। यदि शीघ्र सामान्य प्रसव की संभावना नहीं हो, यदि माँ में कोएगुलोपैथी हो चुका है, तो सिजेरियन के समय अत्यधिक रक्तस्राव की संभावना रहती है। अत: फिब्रीनोजेन, रक्त एवं कंपोनेंट की व्यवस्था अत्यंत जरूरी है। यदि गर्भाशय में रक्तस्राव अधिक हो रहा हो तो माँ की रक्षा के लिए मृत या अत्यधिक कमजोर भ्रूण रहने पर भी सिजेरियन करना ही उचित रहता है।

आशान्वित उपचार (Expectant treatment)

कभी-कभी अपरा का बहुत छोटा भाग गर्भाशय से अलग हुआ रहता है और माँ तथा भ्रूण की स्थिति सामान्य पाई जाती है। ऐसे गर्भ को पूरी देखरेख में आगे बढ़ाया जा सकता है। ऐसे गर्भ में भ्रूण के विकास में कमी एवं उल्व द्रव की मात्रा में कमी हो सकती है, जिनके ऊपर ध्यान देना आवश्यक है।

□

समय पूर्व एवं समयोपरांत प्रसव
(Pre term and Post term Labour)

—डॉ. नीलम

गर्भ की सामान्य अवधि 40 सप्ताह की होती है, अर्थात् 280 दिन या 9 महीने और 7 दिन। अंतिम मासिक के पहले दिन से इसकी गणना की जाती है। गर्भाधान किस दिन हुआ, इससे गर्भावधि की गणना नहीं की जाती है। गणना के अनुसार गर्भ के सैंतीसवें सप्ताह के पहले प्रसव समय पूर्व प्रसव एवं बयालीसवें सप्ताह के बाद का प्रसव समयोपरांत प्रसव कहलाता है।

समय पूर्व प्रसव

यह एक आम समस्या है, जो नवजात के लिए विश्व भर में प्रमुख है। अधिकांशतः समय पूर्व प्रसव स्वतः होता है, पर कभी-कभी गर्भावस्था की विशेष जटिलताओं के कारण उत्प्रेरित करके समय पूर्व प्रसव कराना पड़ता है।

समय पूर्व प्रसव के शुरुआती लक्षण हैं—गर्भाशय में 10 मिनट से कम एक निश्चित अंतराल पर बार-बार संकुचन होना तथा रंगहीन या रक्त-मिश्रित तरल पदार्थ का योनि से निकलना। इन दोनों में से कोई एक भी हो तो वह समय पूर्व प्रसव का लक्षण हो सकता है।

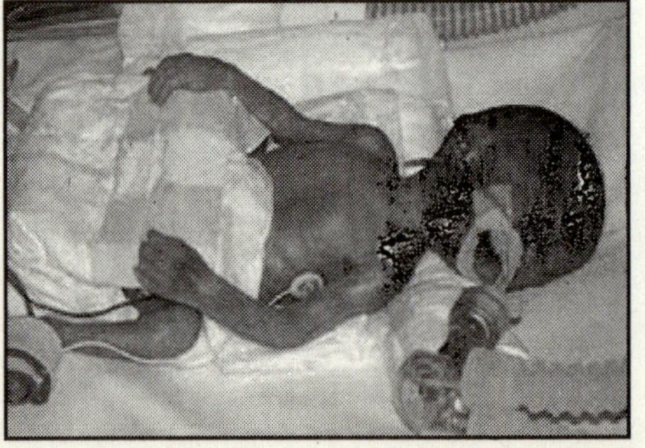

कारण—समय पूर्व प्रसव क्यों होता है, इसका पता निश्चित रूप से नहीं लग पाया

है। परंतु कई परिस्थितियों में इसके होने का खतरा अधिक पाया जाता है; जैसे—डायबिटीज, उच्च रक्तचाप, गर्भ में जुड़वाँ या अधिक भ्रूण, अधिक मोटापा या अधिक दुबलापन, योनि का संक्रमण, धूम्रपान एवं मानसिक तनाव।

समय पूर्व प्रसव के खतरे—दुनिया भर में सर्वाधिक शिशुओं की मृत्यु समय पूर्व जन्म लेने से होती है। प्रतिवर्ष पूरे विश्व में लगभग 15 करोड़ शिशुओं का जन्म समय पूर्व होता है। यह कुल प्रसव का 5 से 13 प्रतिशत है। 23 सप्ताह से कम अवधि के शिशुओं के बचने की संभावना न के बराबर होती है। 23 सप्ताह के बाद जैसे-जैसे गर्भ की अवधि बढ़ती है, नवजात के बचने की संभावना भी बढ़ती जाती है। विकसित देशों में समय पूर्व नवजात को काफी संख्या में बचा लिया जाता है और पच्चीसवें सप्ताह के गर्भ के बाद नवजात के बचने की संभावना काफी बढ़ जाती है। विकासशील देशों में यह संख्या अभी भी काफी नीचे है और 26 सप्ताह से कम के बच्चों को बचा पाने की उम्मीद बहुत कम रहती है। इसका मुख्य कारण यह है कि समय पूर्व नवजात के लिए गहन इकाई केंद्रों की संख्या बहुत कम है, जहाँ अत्यंत समय पूर्व नवजात की पूरी देखभाल हो सके। समय पूर्व जनमे शिशुओं की मृत्यु का खतरा जन्म के पहले महीने में सर्वाधिक होता है। इसके बाद यह खतरा धीरे-धीरे कम होता जाता है। फिर भी, जन्म के बाद एक वर्ष की अवधि तक सामान्य शिशुओं की अपेक्षा समय पूर्व शिशुओं में मृत्यु की संभावना अधिक रहती है। जो समय पूर्व नवजात बच जाते हैं, उन्हें बाद में सेरीब्रल पाल्सी (Cerebral palsy), सर्वांगीण विकास में देरी, श्रवण क्षमता में दोष एवं दृष्टि-दोष होने की संभावना रहती है। पूर्व निर्धारित समय से जितना पहले शिशु जन्म लेता है, खतरे भी उसी अनुपात में अधिक होते हैं।

तकलीफ एवं लक्षण–

यदि गर्भाशय में एक घंटे में चार बार से अधिक संकुचन होता है तो उसे समय पूर्व प्रसव का लक्षण समझा जाता है। प्रसव जब वस्तुतः शुरू होता है, तब संकुचन के साथ-साथ गर्भाशय ग्रीवा का फैलाव एवं विलोपन भी होने लगता है। कभी-कभी गर्भावस्था की अंतिम तिमाही में रक्तस्राव, कमर दर्द एवं पेट के निचले हिस्से में भारीपन जैसे लक्षणों से इसकी शुरुआत हो सकती है। योनि से रंगहीन तरल द्रव निकलना यह इंगित करता है कि उल्व द्रव की झिल्ली फट गई है। झिल्ली फटने के बाद यदि प्रसव स्वतः नहीं भी शुरू होता है तो कुछ दिनों में प्रसव को उत्प्रेरित कर

शुरू कराना जरूरी हो जाता है, अन्यथा माँ और बच्चे दोनों को संक्रमण से खतरा होता है। कभी-कभी गर्भाशय ग्रीवा का फैलाव समय पूर्व भी बिना दर्द के हो जाता है और माँ को इसका आभास प्रसव के दौरान काफी देर के बाद होता है।

समय पूर्व शिशुओं की विशिष्ट समस्याएँ–

समय पूर्व नवजात के विभिन्न तंत्र कम विकसित होते हैं, क्योंकि गर्भाशय में पूरा समय नहीं व्यतीत करने के कारण उनका विकास पूरा नहीं हो पाता है। कुछ समस्याएँ शुरू से ही होती हैं, जिनमें श्वास बंद होना, श्वास लेने में कठिनाई (Respiratory distress syndrome), मस्तिष्क में रक्तस्राव, हृदय की जटिलताएँ, रक्त में शर्करा की कमी हैं। कुछ दिनों में छोटी आँत में जख्म (Necrotising enterocolitis) होने का डर रहता है, जो अति गंभीर समस्या है। बाद में इन बच्चों को सीखने की क्षमता में कमी, फेफड़े की लंबी बीमारियाँ (Chronic lung disease), पाचन तंत्र की समस्याएँ, मधुमेह एवं हर्निया होने का डर रहता है। ऐसे नवजात को रक्त की कमी एवं पीलिया (Jaundice) होने की अधिक संभावना रहती है। बार-बार फेफड़े का संक्रमण, निमोनिया एवं मूत्र प्रणाली का संक्रमण भी हो सकता है। ऐसे बच्चों को विभिन्न परेशानियों के लिए बार-बार अस्पताल में भरती होने की भी जरूरत पड़ती है।

निदान (Diagnosis)—समय पूर्व प्रसव के लक्षणों को पहचानने के लिए कुछ परीक्षण किए जा सकते हैं—

1. **अल्ट्रासाउंड**—गर्भावस्था के 24 सप्ताह या उसके पहले यदि अल्ट्रासाउंड मशीन द्वारा नापने पर गर्भाशय ग्रीवा की लंबाई 25 मि.मी. से कम हो तो समय पूर्व प्रसव की संभावना अधिक होती है।
2. **फीटल फिब्रोनेक्टिन (Foetal Fibronectin—FFN)**—माँ की योनि के स्राव में FFN के परीक्षण से पता चलता है कि समय पूर्व प्रसव का खतरा अधिक है या कम। यदि परीक्षण में FFN नहीं पाया गया तो परीक्षण के एक सप्ताह के भीतर शिशु के जन्म लेने की संभावना सिर्फ 1 प्रतिशत होती है।

बचाव–

गर्भ-धारण के पूर्व—खान-पान पर ध्यान देना, धूम्रपान नहीं करना तथा फोलिक एसिड की गोलियाँ लेना समय पूर्व प्रसव के खतरे को कम करते हैं।

गर्भ-धारण के बाद—गर्भावस्था में कैल्सियम, विटामिन C एवं E लेने से समय पूर्व प्रसव का खतरा कम होता है। योनि के संक्रमण का इलाज करने से भी इसका खतरा कम होता है। गर्भ के चौबीसवें सप्ताह से पहले यदि गर्भाशय ग्रीवा की लंबाई 25 मिलीमीटर या इससे कम हो तो उसका उपचार गर्भाशय ग्रीवा के चारों ओर टाँका लगाकर किया जाता है, जो गर्भाशय ग्रीवा को खुलने से रोकता है। कुछ दवाइयाँ, जैसे—एंटीबायोटिक्स और प्रोजेस्टेरॉन भी समय पूर्व प्रसव की संख्या में कमी लाती हैं।

उपचार (treatment)—जिन महिलाओं में समय पूर्व प्रसव होने की संभावना का पहले से पता हो तो उनमें बचाव की विधियों को प्रयोग में लाया जाता है। परंतु यदि समय पूर्व प्रसव की शुरुआत हो चुकी हो, जिसके लक्षण हैं—झिल्ली का फटना, गर्भाशय में संकुचन शुरू होना और गर्भाशय ग्रीवा का फैलाव तथा विलोपन, तब प्रसव-पीड़ा को रोकने की कोशिश की जाती है। इलाज का मुख्य उद्देश्य होता है—प्रसव को तब तक रोकना, जब तक कि गर्भवती महिला को वैसे अस्पताल में स्थानांतरित न कर दिया जाए, जहाँ नवजात शिशु की देखभाल हो सके या जहाँ नवजात शिशु की गहन देखभाल की इकाई (NICU) उपलब्ध हो।

शिशु के श्वसन-तंत्र को परिपक्व करने के लिए माँ को कुछ सुइयाँ दी जाती हैं, जिनसे शिशु की मृत्यु-दर में कमी आती है। इन सुइयों के असर से नवजात के मस्तिष्क में रक्तस्राव, हृदय संबंधी समस्याओं तथा पाचन तंत्र की समस्याओं में भी कमी आती है। कुछ दवाएँ प्रसव को रोकने या उसकी गति कम करने के लिए भी दी जाती हैं, ताकि माँ को अच्छी व्यवस्थावाले अस्पताल में पहुँचने के लिए अधिक समय मिल सके। यदि उल्व द्रव की झिल्ली फट चुकी हो तो एंटीबायोटिक्स देनी पड़ती है, ताकि संक्रमण की समस्या को कम किया जा सके।

प्रसव—बच्चे का जन्म सामान्य प्रसव से हो सकता है। कभी-कभी परिस्थिति को देखकर सिजेरियन सेक्शन का निर्णय लेना पड़ता है।

जन्मोपरांत—यदि नवजात बहुत कमजोर हो तो उसकी गहन देखभाल के लिए NICU में रखा जाता है, जहाँ उसके तापमान, पोषण, ऑक्सीजन एवं अन्य तंत्रों की देखभाल की जाती है। NICU में सभी तंत्रों का खयाल रखने के लिए विभिन्न उपकरण मौजूद होते हैं। जब ऐसा लगता है कि नवजात स्वयं अपने ऑक्सीजन की मात्रा और तापमान को नियंत्रित रख सकता है, तब उसे NICU से बाहर निकाला जाता है। बहुत समय पूर्व नवजात को शुरू में नस द्वारा पोषण

दिया जाता है। फिर पेट में ट्यूब डालकर उसके द्वारा एक निश्चित अंतराल पर दूध दिया जाता है। जब बच्चा स्वयं घुटकने लायक हो जाता है, तब उसे मुँह से दूध दिया जाता है, फिर कुछ दिनों में माँ का स्तन वह स्वयं चूस सकता है। नस में ग्लूकोज चढ़ाकर तथा विभिन्न प्रकार की सहायता देकर उसका इलाज तब तक किया जाता है, जब तक कि वह NICU के बाहर स्वयं जीवित रहने के योग्य न हो जाए। NICU में या उसके बाहर भी नवजात को अपने शरीर से सटाकर रखने से भी उसके विकास में सहायता पहुँचती है। इसे 'कंगारू केयर' कहते हैं, जैसे कंगारू अपने बच्चे को सटाकर रखता है।

अध्ययन द्वारा पाया गया है कि समय पूर्व नवजात को भविष्य में भी अनेक जटिलताओं की संभावना सामान्य बच्चों की अपेक्षा अधिक होती है। कुछ जटिलताएँ जन्म के कई वर्षों बाद सामने आती हैं। इनमें सेरीब्रल पाल्सी, मानसिक विकास में कमी, व्यावहारिक एवं भावनात्मक योग्यता में कमी, दृष्टि एवं श्रवण की जटिलताएँ आदि मुख्य हैं।

समयोपरांत प्रसव

यदि प्रसव के समय गर्भ की अवधि 42 सप्ताह या उससे अधिक हो चुकी हो तो उसे समयोपरांत प्रसव कहते हैं। गर्भ की अवधि नियत समय से जैसे-जैसे बढ़ती जाती है, गर्भस्थ शिशु के लिए स्थिति खतरनाक होती जाती है। गर्भ में शिशु को पोषण एवं ऑक्सीजन माँ से प्लासेंटा द्वारा छनकर प्राप्त होता है, जो गर्भ के अंतिम दिनों में धीरे-धीरे निष्क्रिय होने लगता है। इसका असर शिशु के विकास के साथ-साथ गर्भजल की मात्रा पर भी पड़ता है।

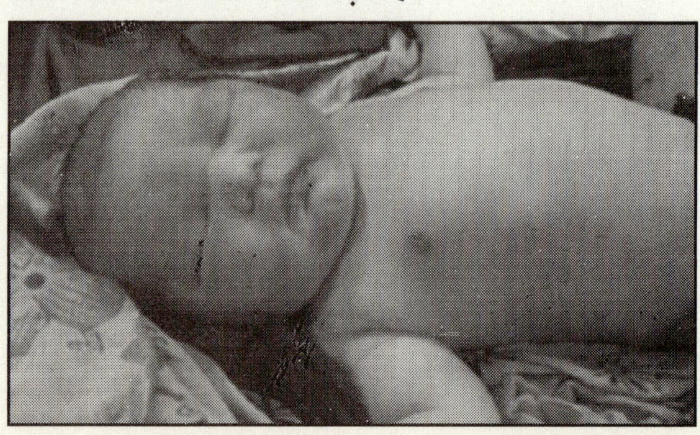

कारण

इसका कारण अभी तक अज्ञात है; परंतु माँ को यदि पहले भी समय पश्चात् प्रसव हुआ हो तो दोबारा ऐसा होने की संभावना अधिक रहती है। अकसर महिलाएँ अंतिम मासिक की तिथि भूल जाती हैं, जिसके कारण गणना में गलती हो जाती है। जिन महिलाओं की माहवारी अनियमित है, उनमें भी गणना की गलती हो सकती है। ऐसी अवस्था में शिशु का जन्म पूर्व निर्धारित तिथि के पहले या बाद में भी हो सकता है। यदि गर्भावस्था के शुरू में ही भ्रूण की आयु निर्धारित कर ली जाए तो समयोपरांत प्रसव की संख्या में काफी कमी आ जाएगी। इसमें अल्ट्रासाउंड काफी सहायक है।

समयोपरांत नवजात के लक्षण—नवजात में इसके लक्षण अलग-अलग हो सकते हैं। अधिकांश की त्वचा सूखी होती है, नाखून बढ़े होते हैं, हथेली एवं तलवों में लकीरें होती हैं, चरबी कम होती है और सिर पर काफी बाल होते हैं। त्वचा हरी, भूरी या पीली भी हो सकती है। कुछ नवजात काफी मोटे दिखते हैं और सामान्य से अधिक वजन के होते हैं।

जटिलताएँ–

1. **अपरा (Placenta) में रक्त-प्रवाह कम होना**—गर्भावस्था के 40 सप्ताह के बाद और कभी-कभी उसके कुछ पहले भी अपरा की रक्त वाहिनियाँ धीरे-धीरे सिकुड़ने लगती हैं, क्योंकि उनमें कैल्सियम जमने लगता है। अपरा के सतह पर प्रोटीन का जमाव भी होने लगता है। इन कारणों से अपरा की रक्त-परिसंचरण में कमी आने लगती है। जैसे-जैसे गर्भ आगे बढ़ता है, परिसंचरण में अधिक-से-अधिक कमी आने लगती है, जिससे शिशु को पोषण का अभाव होने लगता है। इससे शिशु का विकास प्रभावित होता है और कभी-कभी उसकी मृत्यु भी हो जाती है।
2. **गर्भजल की कमी होना (Oligohydramnios)**—यदि गर्भ की अवधि निश्चित समय से आगे बढ़ती है तो गर्भजल की मात्रा धीरे-धीरे कम होने लगती है। पोषण तथा गर्भजल में क्रमशः होती कमी के कारण भ्रूण गर्भजल में ही मल-त्याग करने लगता है, जो सामान्यतः जन्म के बाद होता है। वह मल गर्भजल के साथ धीरे-धीरे शिशु के श्वसन-तंत्र में चला जाता है। फलस्वरूप जन्म लेने के साथ ही उसे साँस लेने में दिक्कत होने लगती है।

3. **वैषम्य (Disproportion)**—शिशु का शरीर धीरे-धीरे बढ़ता जाता है और उसकी हड्डियाँ कड़ी होती जाती हैं, जिससे प्रसव के समय माँ को अधिक कठिनाई होती है तथा ऑपरेशन होने का खतरा बढ़ जाता है। शिशु का सिर माँ के श्रोणि (pelvis) के अनुपात में बड़ा हो जाता है और दोनों के आकार में वैषम्य (disproportion) होने के कारण ऑपरेशन की संभावना बढ़ जाती है। इसी तरह शिशु के कंधे भी कई बार अधिक चौड़े होने के कारण श्रोणि में घुस नहीं पाते और सामान्य प्रसव के समय सिर तो निकल जाता है, पर कंधे फँस सकते हैं।
4. **मानसिक तनाव एवं चिंता**—समय पर प्रसव शुरू नहीं होने पर भ्रूण एवं प्रसव के लिए काफी चिंता रहती है।

समयोपरांत गर्भ की देखभाल

1. **किक चार्ट (kick chart)**—गर्भ में भ्रूण की गति का अनुभव माँ को होते रहता है। इन गतिविधियों का अनुभव स्वस्थ भ्रूण का परिचायक है। चूँकि समयोपरांत गर्भ में भ्रूण को खतरा रहता है, अत: इसकी गतिविधियों का चार्ट बनाने की सलाह माँ को दी जाती है। इसे 'किक चार्ट' कहते हैं। दो घंटों में 10 बार से कम गतिविधि अच्छा लक्षण नहीं है। गतिविधियों में कमी अपरा की निष्क्रियता का भी परिचायक है।
2. **इलेक्ट्रॉनिक फीटल मॉनीटर**—यह एक मशीन है, जिसे माँ पर लगा कर बच्चे की हृदय गति का अंकन किया जाता है। सामान्यत: इसे 20 मिनट तक देखा जाता है। इस अवधि में हृदय की गति बीच-बीच में बढ़ी दिखाई पड़ती है। हृदय की गति का बीच-बीच में बढ़ते रहना अच्छा लक्षण है और वह सक्रिय बच्चे की निशानी है। यदि हृदय गति में 20 मिनट के भीतर एक बार भी वृद्धि नहीं हुई तो इस प्रक्रिया को 20 मिनट और बढ़ाकर देखा जाता है। यदि 40 मिनट के भीतर भी हृदय एक ही गति से धड़कता रहा और एक बार भी तेज नहीं हुआ तो यह भ्रूण की निष्क्रियता का लक्षण है। इस मशीन के द्वारा गर्भाशय के संकुचन का भी पता चलता है तथा बच्चे की हृदय गति पर संकुचन का प्रभाव भी परिलक्षित होता है।
3. **अल्ट्रासाउंड**—इसके द्वारा भ्रूण की हृदय गति, हाथ व पैरों में गतिशीलता,

श्वसन-प्रक्रिया, भ्रूण का वजन एवं गर्भजल की मात्रा का आकलन किया जाता है। इसे बायोफिजिकल प्रोफाइल (Biophysical profile) कहते हैं।

4. **कलर डॉप्लर फ्लो अध्ययन**—अल्ट्रासाउंड मशीन की इस विधि द्वारा अपरा में रक्त-प्रवाह की मात्रा तथा शिशु पर उसके प्रभाव का पता चलता है। यह अल्ट्रासाउंड जाँच की एक विशेष विधि है। अपरा की निष्क्रियता के बाद भी शिशु कब तक सुरक्षित रह सकता है, यह इसकी जानकारी देता है।

उपचार–

1. **आशान्वित उपचार** (Expectant treatment)—महिला का गर्भ यदि समय से आगे बढ़ने लगे तो दवाओं द्वारा प्रसव क्रिया संपन्न कराना ही सुरक्षित है। पर यदि माँ या उसके परिवारवाले ऐसा नहीं चाहते हैं और प्रतीक्षा करना चाहते हैं, तो गहन देखभाल के साथ गर्भ को आगे बढ़ाया जा सकता है। पर इसके साथ-साथ भ्रूण और माँ के लिए खतरे भी बढ़ने लगते हैं। प्रसव प्रक्रिया शुरू कराने के पहले गर्भ की सही अवधि निश्चित कर लेना जरूरी है, जिसके लिए माँ का पूरा इतिहास, इस गर्भ के पुराने कागजात एवं गर्भ के शुरू के दिनों की अल्ट्रासाउंड रिपोर्ट्स काफी महत्त्वपूर्ण हैं।
2. **सक्रिय उपचार**—समयोपरांत गर्भ का सक्रिय उपचार है—प्रसव उत्प्रेरण। इसके लिए दवा एवं अन्य विधियों का प्रयोग किया जाता है, ताकि प्रसव-पीड़ा शुरू हो सके। यदि गर्भग्रीवा मुलायम और ढीला हो तो दवाएँ जल्दी काम करती हैं। पर ऐसा नहीं होने पर दवाओं द्वारा गर्भग्रीवा को मुलायम और ढीला करने की कोशिश की जाती है, जिसे 'सर्वाइकल राइपेनिंग' कहते हैं। प्रसव उत्प्रेरण की विधियों की जानकारी इसी पुस्तक के अन्य अध्याय में दी गई है।

□

भ्रूण-विकास की असामान्यता एवं पहचान
(Fetal Growth Disorders)

—डॉ. शांति राय

भ्रूण के विकास की प्रक्रिया एक कोशिका से शुरू होती है, जो विभाजित होते हुए और बाद में फैलते हुए एक शिशु का रूप ले लेती है। शिशु के इस विकास की प्रक्रिया को तीन भागों में बाँटा गया है—

1. गर्भ के सोलहवें सप्ताह तक—इस समय भ्रूण की कोशिकाएँ काफी तीव्र गति से विभाजित हो रही होती हैं और इस अवधि में भ्रूण का वजन लगभग 5 ग्राम प्रतिदिन बढ़ता है।
2. सत्रहवें से चौबीसवें सप्ताह तक—भ्रूण की कोशिका का विभाजन अभी भी होता रहता है, पर साथ-साथ आकार भी बढ़ता जाता है। इस समय भ्रूण के वजन में प्रतिदिन 15 से 20 ग्राम की वृद्धि होती है।
3. चौबीसवें सप्ताह के बाद—अब वजन और तेजी से बढ़ने लगता है तथा चौंतीसवें सप्ताह में करीब 30 से 35 ग्राम की वृद्धि प्रतिदिन होती है।

नवजात का वजन जन्म के समय 2,500 ग्राम से 4,000 ग्राम के बीच कुछ भी हो सकता है। नवजात का वजन कितना होगा, यह भौगोलिक स्थिति और माँ के स्वास्थ्य पर भी निर्भर करता है। यदि माँ छोटी है तो बच्चा भी छोटा होगा। पिता की लंबाई भी महत्त्वपूर्ण है और उनके छोटा होने पर भी बच्चे के छोटा होने की संभावना रहती है। गर्भावस्था में माँ का वजन सामान्य से कम बढ़ना भी शिशु के वजन को कम करता है।

निम्नलिखित परिस्थितियों में भ्रूण का समुचित विकास नहीं हो पाता है और वजन कम होने की संभावना रहती है—

- वातावरण में रासायनिक प्रदूषण।
- गर्भावस्था में संक्रमण—रुबेला, सोइटोमेगालोवायरस, टी.बी, सिफलिस, मलेरिया, टॉक्सोप्लाज्मा इत्यादि।

संक्रमण गर्भ की जितनी ही प्रारंभिक अवस्था में होगा, दुष्प्रभाव उतना ही अधिक होगा। गर्भ के चौदहवें सप्ताह के बाद भ्रूण पर संक्रमण का असर कम दिखाई पड़ता है। सिफलिस एवं टॉक्सोप्लाज्मा के संक्रमण अपरा को प्रभावित करते हैं और उसके द्वारा भ्रूण को। टी.बी. की बीमारी माँ से गर्भ स्थित भ्रूण को शायद ही कभी लगती है। फिर भी, भ्रूण का विकास माँ की कमजोरी, गरीबी एवं पोषण की कमी के कारण प्रभावित होता है।

- क्रोमोसोम की संख्या या गुणवत्ता में हेर-फेर।
- भ्रूण में शारीरिक विकृतियाँ।
- धूम्रपान, अत्यधिक मद्यपान, नशीली दवाओं का सेवन।
- माँ में पोषण की कमी एवं रक्ताल्पता।
- माँ को उच्च रक्तचाप, प्रीइक्लैंपसिया या किडनी की बीमारी।
- अधिक ऊँचाई पर रहनेवाले जैसे पहाड़ी लोगों में भी नवजात शिशु छोटे और कम वजन के होते हैं।
- एंटीफॉस्फोसिपिड एंटीबॉडी सिंड्रोम।
- आनुवंशिक थ्रॉम्बोफिलिया
- बाँझपन की चिकित्सा के बाद गर्भ।
- अपरा या गर्भनाल की गड़बड़ियाँ।
- एक से अधिक भ्रूण।
- मिरगी की कुछ दवाएँ।
- कैंसर की दवाएँ।
- प्रतिरोधक शक्ति कम करनेवाली दवाएँ।

भ्रूण-विकास में कमी की पहचान

1. शारीरिक जाँच प्रत्येक कुछ दिनों पर गर्भाशय की अधिकतम ऊँचाई को नापा जाता है, जो बीसवें सप्ताह के बाद 1 सेंटीमीटर प्रति सप्ताह की गति से बढ़ता है। यदि बार-बार कम बढ़ने का अंदाज हो तो विकास में कमी समझी जाएगी।

2. अल्ट्रासाउंड के द्वारा बच्चे के आकार की माप।
3. अल्ट्रासाउंड द्वारा गर्भजल के मात्रा की माप।
4. अल्ट्रासाउंड डॉपलर के द्वारा गर्भनाल की रक्त-शिराओं में रक्त-संचालन की माप।

बचाव

भ्रूण के समुचित विकास के उचित उपाय गर्भाधान के पहले से ही किए जाने चाहिए। यदि माँ को कोई बीमारी हो तो उसका सही इलाज, यदि दवाएँ लेती हों तो उनमें आवश्यकतानुसार बदलाव, अच्छा पोषण, धूम्रपान निषेध, मलेरिया के क्षेत्र में रहनेवाले को मलेरिया रोकनेवाले उपाय इत्यादि गर्भाधान के पहले से ही करना जरूरी है। गर्भ-धारण के बाद गर्भ की सही अवधि शुरू में ही पता हो जानी चाहिए, क्योंकि बाद में इसका सही-सही पता नहीं लग पाता है।

उपचार

एक बार भ्रूण विकास में कमी हो जाने के बाद कोई भी उपाय उसे सही करने में कारगर नहीं हो पाता है। माँ को प्रोटीन, रक्त की मात्रा में बढ़ोतरी की दवाएँ, ऑक्सीजन, रक्तचाप की दवाएँ, हेपारिन की सूई, एस्प्रीन की गोलियाँ इत्यादि सभी इसके लिए उपयोग में लाए गए हैं, पर किसी से भी कोई विशेष फायदा नहीं पाया गया है।

उपचार के पहले विकास की कमी को सुनिश्चित करना आवश्यक है। भ्रूण की ठीक तरह से जाँच करके यह देख लेना जरूरी है कि उसमें कोई विकृति नहीं हो। उसके बाद समय-समय पर बार-बार अल्ट्रासाउंड, बच्चे की सुरक्षा संबंधी जाँच एवं डॉपलर द्वारा देखते रहना जरूरी है कि बच्चा गर्भ में सुरक्षित है या नहीं। कभी-कभी रोज अल्ट्रासाउंड और एन.एस.टी. (Non-Stress Test) करना पड़ सकता है। विकास की कमी का सबसे कारगर उपाय है—बच्चे को गर्भाशय से बाहर निकालना। प्रसव की तिथि निर्धारित करना एक बहुत बड़ी चुनौती है। यह तिथि ऐसी होनी चाहिए कि बच्चा समय-पूर्व होने के कारण उसके खतरों से प्रभावित न हो, पर दूसरी तरफ यह भी जरूरी है कि पेट में छोड़ने पर वहाँ के खतरों से पेट में ही उसकी मृत्यु न हो जाए। इसलिए सोच-समझकर, तिथि निर्धारित करके प्रसव शुरू कराया जाता है। बहुत बार पेट चीरकर सिजेरियन

द्वारा प्रसव कराना पड़ता है, क्योंकि ऐसे बच्चों को प्रसव-पीड़ा से भी खतरों की संभावना रहती है।

भ्रूण के विकास में अधिक वृद्धि

यदि भ्रूण का वजन नहीं बढ़ना, यानी सामान्य गति से विकास नहीं होना उसकी अस्वस्थता की निशानी है तो वजन का तेजी से बढ़ना या बहुत अधिक वजन भी अच्छी बात नहीं है। अब, समस्या यह है कि किसे अधिक वजन कहा जाएगा। इसके विषय में अलग-अलग मत हैं। सामान्य वजन की सीमा देश और परिवेश पर काफी निर्भर है। कहीं 5 किलो के वजन को अधिक कहा जाता है तो कहीं 4.5 और कहीं 4। भारत में जन्म के समय अधिकांश बच्चों का वजन 2.5 से 3.5 किलोग्राम के बीच होता है और 3.5 से अधिक का बच्चा मोटा दिखता है, पर 4 किलोग्राम या उससे अधिक वजनवाले बच्चों को 'अधिक वजन' की श्रेणी में रखा जाता है।

कारण—अधिक वजन का सही कारण हमेशा पता नहीं लग पाता, पर निम्नलिखित परिस्थितियों में वजन अधिक होने की संभावना रहती है।

1. माँ में मोटापा।
2. मधुमेह—गर्भजनित हो या टाइप 2।
3. समय पश्चात् गर्भ (Postterm gestation)।
4. एक से अधिक बच्चों वाली माँ।
5. माँ या पिता की अधिक लंबाई।
6. माँ की अधिक उम्र।
7. पूर्व में अधिक वजनवाले बच्चे का जन्म।
8. भौगोलिक स्थिति एवं प्रजाति।

जटिलताएँ—वजन अधिक और भ्रूण का आकार बड़ा होने के कारण सिजेरियन सेक्शन की जरूरत अधिक पड़ती है। प्रसव के पश्चात् अधिक रक्तस्राव, सामान्य प्रसव के बाद योनि में चोट और प्रसव के बाद माँ में संक्रमण होने की अधिक संभावना रहती है। सामान्य प्रसव के समय बच्चे के सिर और कंधों के अटकने का डर रहता है।

पहचान—समय-समय पर माँ की शारीरिक जाँच से गर्भ स्थित शिशु के वजन का अंदाज मिलता है। अल्ट्रासाउंड से अधिक सहायता नहीं मिलती।

उपचार—ऐसी माताओं में मधुमेह की संभावना को ध्यान में रखना जरूरी है और अगर पाया गया तो उसका सही इलाज भी आवश्यक है। माँ के खान-पान में कमी करवाने पर भ्रूण का वजन प्रभावित होगा या नहीं, इस पर अभी परीक्षण चल रहा है। समय पूर्व प्रसव कराने से भी विशेष लाभ नहीं मिलता है। अधिकांशत: ऐसी माताओं को सामान्य प्रसव के लिए ही कोशिश की जाती है और अगर प्रसव में अवरुद्धता दिखती है तो सिजेरियन किया जाता है।

□

बहुल गर्भ
(Multiple pregnancy)

—डॉ. शांति राय

गर्भ में एक साथ अगर दो या उससे अधिक भ्रूण हों तो उसे बहुल (multiple) गर्भ कहा जाता है। इतिहास एवं पुराणों में भी एक बार में एक से अधिक बच्चों के जन्म का वर्णन है। एक बार के गर्भ में यदि दो या अधिक स्वस्थ बच्चों का जन्म होता है, तब ऐसे बच्चे देखने में तो लुभावने लगते ही हैं, माँ को भी एक बार में परिवार पूर्ण लगने लगता है और कई महिलाएँ इसके बाद दोबारा गर्भाधान के झमेले में नहीं पड़ना चाहतीं। पर यह हमेशा संभव नहीं होता। एक से अधिक बच्चों के गर्भ में रहने पर सामान्य गर्भ की अपेक्षा जटिलताओं की संभावना अधिक रहती है और मातृ मृत्यु-दर तथा शिशु मृत्यु-दर भी अधिक होता है। प्रसव अधिकांशत: समय से पहले ही हो जाता है, जिसका परिणाम होता है—कमजोर बच्चों का जन्म। ऐसे बच्चों को जन्म के बाद मृत्यु की संभावना अधिक रहती है और कुछ को बाद में मानसिक कमजोरी का डर रहता है। शारीरिक विकृति भी ऐसे गर्भ में अधिक पाई जाती है। यह न केवल शिशु के लिए, बल्कि माँ के लिए भी जोखिम से भरा रहता है। सामान्य गर्भवतियों की अपेक्षा इनमें प्रीइक्लैंपसिया, प्रसव पश्चात् अत्यधिक रक्तस्राव एवं मातृ मृत्यु का भय अधिक रहता है।

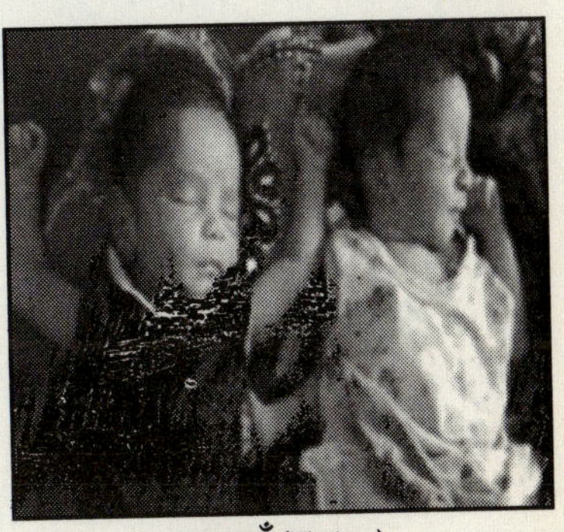

जुड़वाँ (Twins)

कारण–

गर्भ में एक से अधिक बच्चे दो कारण से होते हैं और उसी के अनुसार उनके दो नाम भी हैं—मोनोजाइगोटिक (Monozygotic) और डाइजाइगोटिक (Dizygotic)।

मोनोजाइगोटिक—ये जुड़वाँ एक निषेचित डिंब के विकास की प्रक्रिया में दो या दो से अधिक भाग में बँट जाने के कारण उत्पन्न होते हैं। ये एक-दूसरे से काफी मिलते-जुलते होते हैं। भ्रूणों का लिंग समान होता है और बच्चे एक-दूसरे के प्रतिबिंब लगते हैं। इन्हें आइडेंटिकल ट्विन भी कहा जाता है। सामान्यत: माँ का एक अंडाणु पिता के एक शुक्राणु से निषेचित होने के बाद भ्रूण बनाने की प्रक्रिया शुरू करता है। इस प्रक्रिया में निषेचित अंडाणु लगातार विभाजित होता जाता है—पहले दो कोशिका, फिर क्रमश: चार, आठ, सोलह, फिर मोरूला और फिर भ्रूण के विकास की शुरुआत। कभी-कभी विभाजन की इस प्रक्रिया में यह दो, तीन या उससे भी अधिक भागों में बँटकर एक-दूसरे से बिलकुल अलग होकर अलग-अलग भ्रूण की संरचना करने लगता है। कभी-कभी कोई दो भाग पूरी तरह अलग नहीं हो पाता, जिसके कारण सटे हुए जुड़वाँ होते हैं।

डाइजाइगोटिक—इन शिशुओं में उतनी ही समानता होती है, जितनी दो भाइयों, दो बहनों या दो भाई-बहनों में होती है। माँ के दो अलग-अलग अंडाणु पिता के दो अलग-अलग शुक्राणुओं द्वारा निषेचित होते हैं और दो अलग-अलग भ्रूण बनते हैं। अधिकांश जुड़वाँ या अधिक बच्चे इसी कारण होते हैं।

प्राप्त आँकड़ों के अनुसार, प्रत्येक 80 में एक जुड़वाँ, प्रति 800 में एक तीन भ्रूण (triplet) वाले और प्रति 8,000 में एक चार भ्रूण (Quadruplet) वाले गर्भ होते हैं। इसी क्रम से यह संख्या बढ़ती जाती है। गर्भ के प्रथम तीन महीनों में एकाधिक भ्रूणवाले गर्भ की संख्या काफी अधिक होती है। प्रत्येक आठ गर्भ में एक। पर जैसे-जैसे गर्भ आगे बढ़ता है, यह संख्या घटती जाती है; क्योंकि या तो स्वत: गर्भपात हो जाता है या एक भ्रूण की मृत्यु हो जाती है, जो धीरे-धीरे गलकर खत्म हो जाता है।

बंध्यापन के इलाज के लिए जो दवाएँ दी जाती हैं, उनसे जुड़वाँ या उससे अधिक भ्रूण बनने की संभावना काफी बढ़ जाती है।

निम्नलिखित परिस्थितियों में बहुल गर्भ की संभावना अधिक होती है—

1. अफ्रीकन-अमेरिकन महिलाएँ।

2. माँ की बढ़ती उम्र।
3. पिता की बढ़ती उम्र।
4. पूर्व में बच्चों की संख्या—अगर पाँच या पाँच से अधिक बच्चे हो चुके हों तो बहुल गर्भ की संभावना 20 गुना बढ़ जाती है।
5. परिवार में जुड़वाँ बच्चे।
6. वैभवशाली परिवार और अच्छा स्वास्थ्यवर्धक खान-पान।
7. गोनाडोट्रोफिन (Gonadotrophins) नामक हॉर्मोन की अधिकता। परिवार नियोजन की गोलियों को बंद करने के पश्चात् पहले महीने में पिट्यूटरी ग्रंथि से काफी गोनाडोट्रोफिन निकलता है, जिसके कारण जुड़वाँ की संभावना उस महीने अधिक होती है।
8. बंध्यापन की चिकित्सा।

मोनोकोरियोनिक की पहचान—मोनोकोरियोनिक जुड़वाँ में डाइकोरियोनिक की अपेक्षा अधिक जटिलताओं की संभावना रहती है, अतः इसकी पहचान शुरू में ही हो जाए तो अच्छा है। गर्भ के प्रथम तीन महीनों में अल्ट्रासाउंड द्वारा इसका पता लग सकता है। Dizygotic में दोनों भ्रूण के बीच एक पतली झिल्ली मिलती है, जिसकी मोटाई 2 मि.मी. से अधिक होनी चाहिए। प्लासेंटा (पुरैन) को ध्यान से देखने पर भी इसका अंदाजा मिलता है। दुविधा होने पर बच्चों के सेक्स, ब्लड ग्रुप से कुछ अंदाज एवं डी.एन.ए. की जाँच द्वारा सही पहचान हो सकती है।

बहुल गर्भ की पहचान—जुड़वाँ या एक से अधिक भ्रूण के गर्भ में होने पर माँ को शुरू में उल्टियाँ अधिक होती हैं। बाद में पेट का आकार जरूरत से ज्यादा बड़ा लगता है। माँ को चित सोने में परेशानी, पाँव में सूजन, कमजोरी इत्यादि हो सकती है। जाँच करने पर उसमें रक्त की कमी होती है, गर्भाशय का आकार समय से बड़ा होता है और पेट में बच्चे के अंग बहुतायत में महसूस होते हैं। अल्ट्रासाउंड से अधिकतर स्पष्ट हो जाता है कि गर्भाशय में एक भ्रूण है या उससे अधिक। यदा-कदा सही पहचान के लिए एक्स-रे या एम.आर.आई. की जरूरत पड़ सकती है। रक्त की जाँच से जुड़वाँ बच्चे नहीं पहचाने जा सकते।

जटिलताएँ—गर्भ में एक से अधिक भ्रूण के रहने पर निम्नलिखित जटिलताओं की संभावना बढ़ जाती है—

1. स्वतः गर्भपात।

2. भ्रूण में शारीरिक विकृतियाँ।
3. भ्रूण के विकास में कमी और कमजोर नवजात।
4. उच्च रक्तचाप और प्री-इक्लैंपसिया।
5. समय पूर्व प्रसव।
6. भ्रूण के मानसिक विकास में कमी।
7. सेरीब्रल पाल्सी।

मोनोएम्नियोटिक की विशेष जटिलताएँ–

- भ्रूण की मृत्यु।
- नाभिनालों (Umbilical cord) का आपस में उलझ जाना।
- शारीरिक विकृतियाँ।
- समय पूर्व प्रसव।
- भ्रूणों की रक्त वाहिनियों का आपस में मिल जाना।
- प्रसव के समय एक भ्रूण का दूसरे में फँस जाना (Locked twins)।
- संयुक्त यानी एक-दूसरे से सटे हुए भ्रूण (Conjoint twins)।

मोनोएम्निओटिक जुड़वाँ के लिए गर्भ के चौंतीसवें सप्ताह पूरा होने पर सिजेरियन कर देना चाहिए।

संयुक्त जुड़वाँ (Conjoint twins)—प्रारंभिक विकास के समय यदि भ्रूण पूरा-पूरा अलग न हो पाए और कहीं-न-कहीं एक-दूसरे से दोनों भ्रूण सटे रहें तो इसे संयुक्त या कनजॉइंट ट्विन कहते हैं। कभी-कभी तो एक ही हृदय या लीवर होता है और ऐसे में दोनों बच्चों को ऑपरेशन द्वारा अलग कर पाना मुश्किल होता है। अगर दोनों के आवश्यक अंग अलग-अलग विकसित हुए हों तो उन्हें ऑपरेशन द्वारा अलग किया जा सकता है। बच्चों का कौन सा भाग आपस में जुड़ा है, उसके अनुसार संयुक्त जुड़वाँ का अलग-अलग नाम दिया गया है। आँकड़े के अनुसार प्रति 60,000 प्रसव पर एक कनजॉइंट जुड़वाँ होता है।

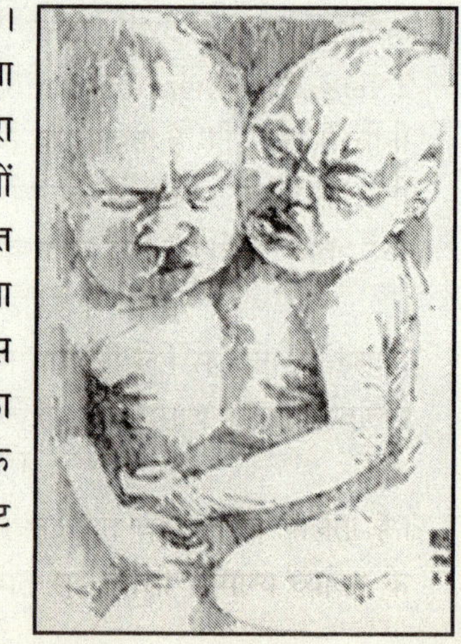

परजीवी जुड़वाँ (Parasitic twin)—कभी-कभी संयुक्त जुड़वाँ में से एक अविकसित रह जाता है। उसके आकार-प्रकार का पता भी ठीक से नहीं चल पाता। उसे परजीवी जुड़वाँ कहते हैं। ऐसा यदा-कदा ही होता है। कभी-कभी संयुक्त जुड़वाँ में से एक भ्रूण दूसरे के अंदर विकसित होता है। ऐसा 4 प्रतिशत संयुक्त जुड़वाँ में होता है। इसे एक भ्रूण के अंदर दूसरा भ्रूण (Fetus in Fetus) कहते हैं। इसमें प्रारंभिक विकास के समय ही एक भ्रूण दूसरे भ्रूण को अपने आगोश में ले लेता है। भीतर घुसे हुए भ्रूण का विकास कुछ दिनों के बाद रुक जाता है।

बहुल गर्भ के साथ माँ की देखभाल—बहुल भ्रूण वाली गर्भिणी को विशेष देखभाल की जरूरत होती है और निम्नलिखित बिंदुओं पर विशेष ध्यान देना पड़ता है—

1. माँ को रक्त की कमी न हो, इसके लिए उसके खान-पान और आराम पर विशेष ध्यान देना जरूरी है। आयरन की गोलियाँ नित्य लेनी चाहिए। यदि उसे पचाने में दिक्कत हो तो आयरन की सूई (IV Iron) पूर्ण देखरेख में दी जा सकती है।
2. सुपाइन हाइपोटेंसिव सिंड्रोम से बचाव के लिए इन्हें चित्त नहीं, करवट सोना चाहिए, खासकर बाईं करवट।
3. समय पूर्व प्रसव से बचाव—इसके लिए कई उपाय काम में लाए जाते हैं, पर उनमें से कोई भी पूर्णतः सफल नहीं है। ये उपाय हैं—
   - पूर्ण आराम।
   - दवाएँ, जो गर्भाशय के संकुचन को कम करें। कभी-कभी ये दवाएँ लाभ पहुँचाने के बदले हानि पहुँचा सकती हैं।
   - प्रोजेस्टेरॉन की सुई सप्ताह में एक बार।
   - प्रोजेस्टेरॉन की गोली 200 मिलीग्राम हर रोज योनि में।
   - गर्भाशय ग्रीवा को टाँके लगाकर बंद कर देना।
   - पेसरी।
4. ग्लूकोकॉर्टिक्वायड की सुई—यह समय पूर्व प्रसव को रोक तो नहीं पाता, पर समय पूर्व नवजात के फेफड़ों को मजबूत करने में सहायक होता है। इसके लिए 12 बीटामिथासोन (Betamethasone) की सुइयाँ दो दिनों तक लगातार दी जाती हैं।

बहुल गर्भ में प्रसव संबंधी जटिलताएँ–

- समय पूर्व प्रसव-पीड़ा।
- समय पूर्व प्रसव।
- गर्भाशय की संकुचन क्रिया में गड़बड़ी।
- भ्रूण का आड़ा, तिरछा या उलटा रहना।
- पानी की थैली फटने के बाद नाभि का बाहर आ जाना।
- प्लासेंटा का गर्भाशय के निचले भाग में होना (Placenta previa)।
- प्लासेंटा का गर्भाशय की दीवार से अलग हो जाना (Abruptio placentae)।
- एक बच्चे के सिर का दूसरे बच्चे की जाँघों के बीच अटकना।
- दोनों सिरों का आपस में टकराना।
- दोनों की नाभि नालों का एक-दूसरे में उलझना।
- पहले बच्चे के जन्म के बाद दूसरे बच्चे का जन्म नहीं हो पाना।
- आकस्मिक ऑपरेशन की आवश्यकता।
- प्रसव पश्चात् अधिक रक्तस्राव।

उपर्युक्त कारणों से जुड़वाँ (या अधिक) गर्भवती का प्रसव किसी ऐसे अस्पताल में ही होना चाहिए, जहाँ अच्छे, प्रशिक्षित, प्रसव-कला में निपुण चिकित्सक उपलब्ध हों; जरूरत पड़ने पर तुरंत रक्त उपलब्ध हो सके और अल्ट्रासाउंड, ऑपरेशन, बेहोशी एवं नवजात शिशु विशेषज्ञ की सुविधा उपलब्ध हो।

यदि पहला बच्चा सीधा है, संयुक्त या नाभि के आपस में उलझे होने की संभावना नहीं है और ऑपरेशन के लिए कोई अन्य कारण नहीं है तो सामान्य प्रसव कराया जा सकता है। पहले भ्रूण के सीधा नहीं रहने पर, यानी सिर नीचे नहीं रहने पर इसके सिर को दूसरे भ्रूण के सिर या जाँघ में अँटकने (locked twin) का डर रहता है, जिससे प्रसव के दौरान भ्रूण की मृत्यु भी हो सकती है। अत: पहले बच्चे के सीधा नहीं रहने पर ऑपरेशन करना ही उचित है। संयुक्त जुड़वाँ को भी ऑपरेशन से ही निकालना अधिकांशत: जरूरी होता है।

गर्भ में तीन या उससे अधिक भ्रूण—गर्भ में भ्रूण की संख्या जितनी अधिक होती है, जटिलताओं की संभावना भी उतनी ही अधिक होती है। इनका जन्म अधिकांश डॉक्टर ऑपरेशन द्वारा कराना उचित समझते हैं, क्योंकि प्रसव के समय एक-दूसरे में उलझने की अधिक संभावना होती है। प्रसव कलाओं द्वारा उन्हें जीवित

निकाल पाना हमेशा संभव नहीं हो पाता। सामान्य प्रसव तभी कराया जाता है, जब बच्चे इतने कमजोर, समय पूर्व या विकृत हों कि उनके बचने की कोई उम्मीद न हो या माँ का स्वास्थ्य ऑपरेशन की अनुमति नहीं दे।

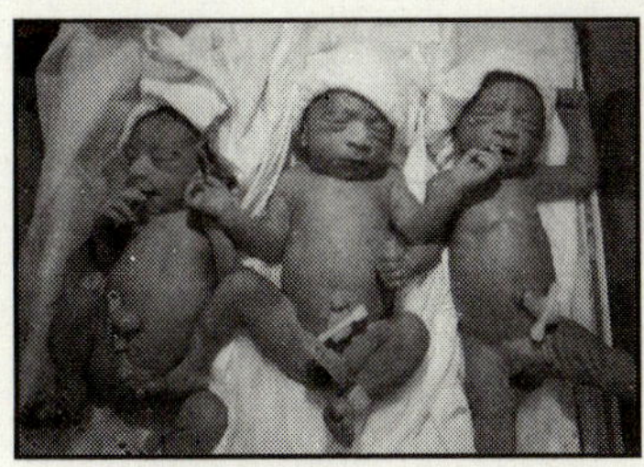

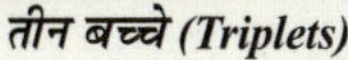

तीन बच्चे (Triplets)

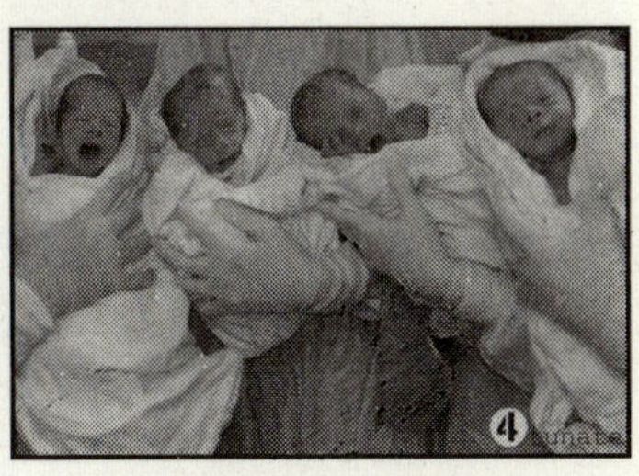

चार बच्चे (Quadruplets)

भ्रूण की संख्या कम करने की प्रक्रिया (Selective reduction)—दो से अधिक भ्रूण के गर्भ में रहने पर अत्यधिक जटिलताओं की संभावना के कारण भ्रूण की संख्या कम की जा सकती है। यदि दो ही भ्रूण हों तो खतरे काफी कम हो जाते हैं। इसके लिए गर्भ के 10 से 13 सप्ताह के बीच अल्ट्रासाउंड से देखते हुए सबसे कमजोर भ्रूण के हृदय में पोटैशियम क्लोराइड की सुई दी जाती है। दो सबसे स्वस्थ भ्रूणों को छोड़ दिया जाता है। पर इस प्रक्रिया के साथ ये जटिलताएँ हो सकती हैं—

- ➢ गर्भपात।
- ➢ अस्वस्थ भ्रूण।
- ➢ स्वस्थ भ्रूण का नष्ट हो जाना।
- ➢ सुई लगने के बाद भी भ्रूण का जीवित रह जाना।
- ➢ समय पूर्व प्रसव।
- ➢ माँ में संक्रमण, रक्तपात एवं डी.आई.सी. की संभावना।

□

आर.एच. इन्कंपेटिबिलिटी
(Rh Incompatibility)

—डॉ. शांति राय

मनुष्य में लाल रक्त कण के मुख्यत: चार प्रकार होते हैं, जिन्हें ब्लड ग्रुप कहा जाता है। ये हैं—ए, बी, ओ एवं एबी ग्रुप। किसी भी ग्रुप का लाल रक्तकण आर.एच. पॉजिटिव या निगेटिव हो सकता है। जो मनुष्य आर.एच. पॉजिटिव होते हैं, उनके लाल रक्त कणों में आर.एच. एंटिजेन (Rhesus antigen) होता है। जिनके रक्त कणों में आर.एच. एंटिजेन नहीं होता है, वे आर.एच. निगेटिव कहलाते हैं। अनुमानत: विश्व के 80 प्रतिशत मनुष्य आर.एच. पॉजिटिव हैं और 20 प्रतिशत आर.एच. निगेटिव। यह आर.एच. एंटिजेन माता या पिता के जींस से बच्चे में आता है।

यदि पिता आर.एच. निगेटिव और माँ आर.एच. पॉजिटिव हो तो गर्भ स्थित शिशु पर इसका कोई बुरा प्रभाव नहीं पड़ता है। यदि माँ आर.एच. निगेटिव हो और पिता आर.एच. पॉजिटिव तो गर्भ स्थित शिशु निगेटिव या पॉजिटिव कुछ भी हो सकता है। यदि भ्रूण का ब्लड आर.एच. निगेटिव हो तो निगेटिव माँ के ऊपर उसका कोई कुप्रभाव नहीं पड़ता, पर यदि भ्रूण आर.एच. पॉजिटिव हुआ (यानी पिता पर गया हो) तो उसके आर.एच. एंटिजेन वाले कुछ लाल रक्त कण गर्भकाल में या प्रसव के समय माँ की धमनियों में प्रवेश पा जाते हैं। आर.एच. निगेटिव माँ के रक्त में इस एंटिजेन की प्रतिक्रिया से एंटीबॉडी बन जाता है। यह एंटीबॉडी भविष्य के गर्भ पर बुरा असर कर सकता है, यदि अगला बच्चा भी आर.एच. पॉजिटिव हो। पहले गर्भ पर साधारणत: इसका असर नहीं पड़ता है, पर यदि पूर्व में आर.एच. निगेटिव माँ को भूल से आर.एच. पॉजिटिव रक्त चढ़ चुका हो तो उसके रक्त में काफी मात्रा में एंटीबॉडी बना होता है और ऐसी स्थिति में प्रथम बच्चे पर भी

इसका बुरा प्रभाव पड़ सकता है। आर.एच. निगेटिव माँ के शरीर में यदि आर.एच. एंटीबॉडी बन चुका है तो अगले गर्भ में यह एंटीबॉडी गर्भस्थ शिशु की रक्त धमनियों में प्रवेश कर उसके आर.एच. पॉजिटिव लाल रक्त कणों को तोड़ने और बरबाद करने लगता है। इस प्रकार उस बच्चे में लाल रक्त कणों की कमी हो जाती है। माँ में एंटीबॉडी कम मात्रा में हो तो बच्चे को जन्म के बाद थोड़ा पीलिया होगा, पर बच्चे को साधारण चिकित्सा या प्रकाश चिकित्सा द्वारा बचाया जा सकेगा। यदि माँ में आर.एच. एंटीबॉडी अधिक हो तो शिशु पर अधिक प्रभाव पड़ेगा। ऐसे शिशु को जन्म के बाद 24 घंटे के अंदर ही भीषण पीलिया के लक्षण दिखाई पड़ने लगते हैं। बिलिरूबिन की मात्रा यदि 20 मिलीग्राम प्रतिशत से अधिक हो तो इसका असर नवजात शिशु के दिमाग पर भी पड़ सकता है। अधिक बिलिरूबिन होने पर रक्त बदलने (Exchange Transfusion) की जरूरत पड़ती है, जिसमें नवजात शिशु का थोड़ा रक्त निकाल दिया जाता है और उसके बदले बच्चे के ग्रुप का आर.एच. निगेटिव रक्त उसे चढ़ाया जाता है। जो रक्त निकाला जाता है, उसके साथ-साथ नवजात के शरीर से बिलिरूबिन भी बाहर निकल जाता है। बच्चे का जितना रक्त निकाला जाता है, उससे थोड़ा कम चढ़ाया जाता है। कभी-कभी एक से अधिक बार रक्त की अदला-बदली करने की जरूरत पड़ती है।

यदि माँ में एंटीबॉडी की मात्रा बहुत अधिक हो तो गर्भस्थ शिशु गर्भ में भी अपना दम तोड़ सकता है। गर्भावस्था में ऐसी दुर्घटना कब होगी, यह माँ में आर.एच. एंटीबॉडी की मात्रा पर निर्भर है। जितना ही अधिक एंटीबॉडी होगा, शिशु की मृत्यु उतनी ही जल्दी होने का भय रहेगा। गर्भस्थ शिशु पर आर.एच. एंटीबॉडी का असर पड़ रहा है कि नहीं, इसके लिए निम्नलिखित जाँचें कराई जाती हैं—

1. माँ के रक्त में आर.एच. एंटीबॉडी की पहचान और उसकी मात्रा। यदि आर.एच. एंटीबॉडी पाया जाता है तो इसकी मात्रा हर पंद्रह दिनों पर आँकी जाती है और उसके अनुसार हस्तक्षेप किया जाता है।
2. अल्ट्रासाउंड—इससे बच्चे के शरीर पर आर.एच. इन्कंपेटिबिलिटी के कारण हुए दुष्प्रभाव का पता चलता है। रक्ताल्पता के कारण गर्भस्थ शिशु के शरीर में काफी सूजन आ जाती है, जिसे हाइड्रॉप्स (Hydrops) कहते हैं। सिर पर, हड्डी के ऊपर, चमड़ी के नीचे पानी जमा हो जाता है तथा हृदय का आकार बढ़ जाता है। ऐसे बच्चों को गर्भावस्था में ही रक्त आधान (Transfusion) की जरूरत होती है। यह स्थिति भ्रूण के

लिए काफी खतरनाक होती है और सफलता की उम्मीद भी अपेक्षाकृत कम रहती है।

3. एम्निओसेंटेसिस (Amniocentesis)—इस प्रक्रिया में गर्भाशय के अंदर से पानी निकालकर उसमें बिलिरूबिन की मात्रा आँकी जाती है और यह प्रक्रिया कुछ दिनों के अंतराल पर बार-बार की जाती है। यदि बिलिरूबिन की मात्रा एक खास सीमा से ऊपर होने लगती है तो यह गर्भस्थ शिशु के लिए खतरे का द्योतक है और ऐसे शिशु को प्रसव द्वारा बाहर लाना जरूरी हो जाता है। ऐसे नवजात को काफी देखभाल की जरूरत होती है और अधिकतर इन्हें एक्सचेंज ट्रांसफ्यूजन करना पड़ता है। शिशु का बचना या न बचना बहुत कुछ इस बात पर निर्भर करता है कि गर्भ कितने सप्ताह का है। यदि गर्भ के 31-35 सप्ताह या उसके बाद ऐसा हुआ तो नवजात शिशु के बचने की काफी संभावना रहती है। समय पूर्व नवजात के बचने की संभावना गर्भ की अवधि के अनुसार कम रहती है। गर्भ में जितना ही पहले खतरे के लक्षण दिखने लगें, प्रसव के बाद बच्चे के लिए उतना ही अधिक खतरा रहता है।

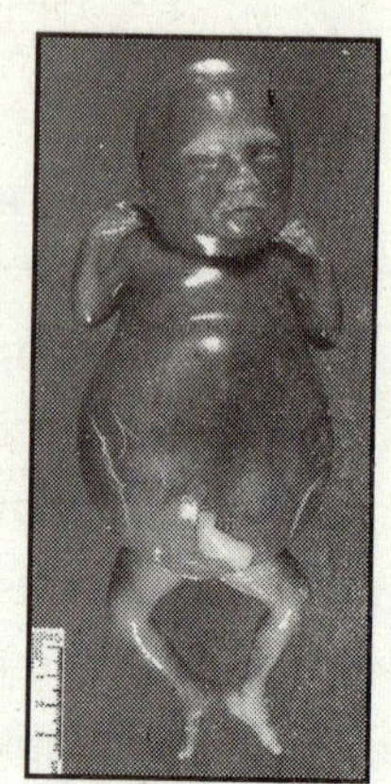

हाइड्रॉप्स से पीड़ित भ्रूण

सावधानियाँ

1. जीवन में कभी भी बिना पूरी जाँच कराए रक्त न चढ़वाएँ।
2. अपने ब्लड ग्रुप एवं आर.एच. की जानकारी अवश्य रखें। यदि इसका पता नहीं है तो गर्भ-धारण के तुरंत बाद अपने रक्त की जाँच करवाकर इसकी जानकारी लें।
3. आर.एच. निगेटिव लड़कियों की शादी यदि आर.एच. निगेटिव लड़कों से ही हो तो इन्कंपेटिबिलिटी की संभावना नहीं के बराबर रहेगी।
4. यदि गर्भवती महिला आर.एच. निगेटिव है तो उसके पति की जाँच तुरंत होनी चाहिए। यदि पति भी आर.एच. निगेटिव निकले तो बहुत ही अच्छा है, पर यदि वे पॉजिटिव पाए गए, जिसकी संभावना अधिक

है, तो पत्नी के रक्त में आर.एच. एंटीबॉडी की जाँच की जाती है। यदि यह पाया गया तो उसकी मात्रा आँकना जरूरी है। इसके बाद कुछ-कुछ दिनों के अंतराल पर एंटीबॉडी की मात्रा का आकलन जरूरी है, क्योंकि यह धीरे-धीरे बढ़ती जाती है। एंटीबॉडी की मात्रा के अनुसार उपचार निर्धारित किया जाता है।

5. एक बार आर.एच. एंटीबॉडी बन जाने के बाद वह खत्म नहीं होता और भविष्य के गर्भ पर इसका बुरा असर पड़ सकता है, यदि गर्भस्थ शिशु आर.एच. पॉजिटिव हो।
6. यदि पति-पत्नी में आर.एच. इन्कंपेटिबिलिटी हो तो प्रथम गर्भ से ही उसके दुष्प्रभाव को रोकने की कोशिश की जानी चाहिए। इसके लिए आर.एच. एंटीबॉडी (300 IU) की एक सुई गर्भ के अट्ठाइसवें से तीसवें सप्ताह के बीच माँ को लगा दी जाती है, फिर दोबारा चौंतीसवें सप्ताह में और तिबारा बच्चे के जन्म लेने के बाद 72 घंटे के भीतर।
7. गर्भपात, अस्थानिक गर्भ एवं मोलर गर्भ के बाद भी माँ को आर.एच. एंटीबॉडी की सुई देना आवश्यक है।
8. जन्म के बाद शिशु के रक्त की तुरंत जाँच की जाती है, जिसमें ए, बी, ओ, आर.एच., कूंब जाँच (Coomb test) तथा हीमोग्लोबिन और बिलीरूबिन की मात्रा आँकना जरूरी है। यदि नवजात आर.एच. निगेटिव हो तो माँ को सुई की जरूरत नहीं है। पहली दोनों सुइयों, जो गर्भ के समय पड़ चुकी हैं, का कोई दुष्प्रभाव आर.एच. निगेटिव बच्चे पर नहीं पड़ता है। नवजात शिशु को दो-तीन दिनों तक देखरेख में रखना जरूरी है, ताकि पीलिया होते ही पता चल जाए और उसकी उचित चिकित्सा हो सके।

□

उच्च रक्तचाप
(High Blood Pressure)

—डॉ. शांति राय

गर्भावस्था की तीव्र जटिलताओं में उच्च रक्तचाप का प्रमुख स्थान है। जिस क्षेत्र या जन-समुदाय में उच्च रक्तचाप की समस्या अधिक है, वहाँ गर्भवतियाँ भी अधिक संख्या में इससे पीड़ित पाई जाती हैं। गोरों की अपेक्षा काले लोगों में उच्च रक्तचाप की समस्या अधिक पाई जाती है।

उच्च रक्तचाप चाहे किसी भी व्यक्ति को हो, इस पर ध्यान देना और उसका उपचार आवश्यक है। यदि उच्च रक्तचाप से ग्रसित कोई महिला गर्भाधान की तैयारी में है तो उसे पहले चिकित्सीय सलाह लेनी चाहिए। दवा कितने दिनों से चल रही है और कौन सी, इसकी जानकारी चिकित्सक को देनी जरूरी है। जिनका रक्तचाप दवा लेने पर भी सामान्य नहीं होता है या जिन्हें एक से अधिक दवाओं की जरूरत पड़ती है, उन्हें गर्भावस्था की जटिलताओं का भी सामना करना पड़ता है। पाँच वर्ष से अधिक का उच्च रक्तचाप हो तो हृदय एवं किडनी की स्थिति का जायजा लेना जरूरी है। यदि पहले कभी उच्च रक्तचाप के कारण कोई गंभीर समस्या उत्पन्न हो चुकी हो, जैसे—दिल का दौरा, मस्तिष्क में रक्तस्राव इत्यादि तो ऐसी महिलाओं को गर्भावस्था में जटिलताओं की संभावना अत्यधिक बढ़ जाती है। उच्च रक्तचाप के कारण किडनी के खराब होने का डर रहता है। किडनी ठीक से काम कर रही है या नहीं, यह जानने के लिए रक्त में क्रियाटिनीन एवं मूत्र में प्रोटीन एवं क्रियाटिनीन की जाँच की जाती है। यदि रक्त में क्रियाटिनीन की मात्रा सामान्य से अधिक हो तो भ्रूण की मृत्यु तथा माँ की किडनी के और खराब होने का खतरा बढ़ जाता है।

उच्च रक्तचाप के साथ-साथ यदि मोटापा एवं मधुमेह तथा रंग काला हो तो समस्या और भी गंभीर हो जाती है। मोटापा उच्च रक्तचाप के आँकड़े को और बढ़ा देता है।

गर्भ पर उच्च रक्तचाप का प्रभाव

उच्च रक्तचाप गर्भावस्था को कई तरह से दुष्प्रभावित करता है। दुष्प्रभाव की मात्रा इस बात पर निर्भर करती है कि उच्च रक्तचाप गर्भाधान के कितने दिनों पहले से है और गर्भावस्था में प्रीइक्लैंपसिया होता है या नहीं। रक्तचाप जितना ही अधिक रहता है, जटिलताएँ उतनी ही तीव्र होती हैं। यदि रक्तचाप के कारण किडनी एवं हृदय प्रभावित हो चुके हों तो जटिलताएँ और भी गंभीर हो सकती हैं।

जटिलताएँ–

- प्री-इक्लैंपसिया (Pre-eclampsia)।
- हेल्प सिंड्रोम (Hellp syndrome)।
- स्ट्रोक (मस्तिष्क में रक्तस्राव)।
- किडनी की खराबी (Renal failure)।
- दिल का दौरा (Myocardial Infarction)।
- अपरा का पृथक्करण (Placental abruption)।
- माँ की मृत्यु।

भ्रूण संबंधी जटिलताएँ–

- भ्रूण की मृत्यु।
- भ्रूण के विकास में कमी।
- समय पूर्व प्रसव।
- नवजात की मृत्यु।
- नवजात में स्वास्थ्य संबंधी परेशानियाँ।

रक्तचाप का 160/110 या इससे अधिक होना काफी खतरनाक साबित हो सकता है। उच्च रक्तचाप मस्तिष्क में रक्तस्राव, दिल का दौरा और किडनी में खराबी उत्पन्न कर सकता है। रक्तचाप से ग्रसित माताओं की मृत्यु की संभावना सामान्य से पाँच गुणा अधिक होती है।

रक्तचाप जितना ही अधिक होगा, प्री-इक्लैंपसिया होने का खतरा उतना ही अधिक रहता है। उसी प्रकार अपरा के पृथक्करण (abruption) की संभावना उच्च रक्तचाप वालों में सामान्य की अपेक्षा तीन गुणा होती है। फोलिक एसिड की गोलियाँ खाती रहनेवाली गर्भवतियों में इस जटिलता में कमी देखी गई है।

माँ के उच्च रक्तचाप रहने पर नवजात में हर तरह की जटिलताओं की संभावना बढ़ जाती है। प्रति 1,000 में 12 से 20 मृत शिशु जन्म लेते हैं, एक-चौथाई समय पूर्व जन्म लेते हैं और 20 प्रतिशत में सही विकास की कमी रहती है। जन्म के बाद जटिलताओं के कारण अस्पताल में भरती होने की संभावना भी अधिक रहती है और इनमें मृत्यु-दर भी अधिक होती है। उच्च रक्तचाप के साथ अगर मधुमेह भी हो तो ये जटिलताएँ और अधिक बढ़ जाती हैं।

उपचार—दवाओं का उपयोग करके उच्च रक्तचाप को और न बढ़ने देना तथा उसे कम करके सुरक्षित रेखा तक लाना आवश्यक है। इसके अलावा, खान-पान में सुधार और धूम्रपान, तंबाकू, शराब एवं नशीली चीजों का निषेध भी जरूरी है। गर्भावस्था में रक्तचाप घटानेवाली कुछ दवाएँ वर्जित हैं, क्योंकि उनका भ्रूण पर और गर्भ पर बुरा प्रभाव पड़ सकता है। केवल वही दवाएँ दी जानी चाहिए, जो रक्तचाप घटाने के साथ भ्रूण और गर्भ के लिए भी फायदेमंद हों। उच्च रक्तचाप का सही उपचार नहीं करने पर जानलेवा जटिलताएँ पैदा हो सकती हैं। ऐसी जटिलताओं को रोकने का प्रयास, उनकी शीघ्र पहचान और शीघ्रातिशीघ्र उपचार जरूरी है। गर्भवती महिला में रक्तचाप का तेजी से बढ़ना, तीव्र सिर दर्द, पेट के ऊपरी भाग के बीच में दर्द, आँखों के सामने चिनगारी जैसा निकलना या दृष्टि की कमजोरी, पूरे शरीर में सूजन, मूत्र की मात्रा में कमी, आक्षेप (convulsion) के दौरे, मूत्र में प्रोटीन, रक्त में क्रियाटिनीन और लिवर एंजाइम की वृद्धि तथा प्लेटलेट्स की संख्या में कमी इत्यादि बहुत खराब लक्षण हैं। भ्रूण की भी गहन देखरेख और समय-समय पर जाँच द्वारा उसकी सुरक्षा एवं विकास सुनिश्चित करना आवश्यक है।

यदि खतरनाक लक्षण दिखने लगें, भ्रूण के विकास में कमी दिखे, रक्त एवं मूत्र की जाँच के परिणाम खराब आएँ या उच्च रक्तचाप को दवा से भी काबू में नहीं लाया जा सके तो प्रसव-पीड़ा या सिजेरियन द्वारा भ्रूण को गर्भाशय से बाहर निकालना आवश्यक हो जाता है। प्रसव के बाद भी करीब एक सप्ताह तक इन माताओं के रक्तचाप पर पूरी नजर रखना जरूरी है। इन महिलाओं को भविष्य में दिल के दौरे पड़ने की संभावना भी सामान्य से अधिक होती है।

प्री-इक्लैंपसिया एवं इक्लैंपसिया–

प्री-इक्लैंपसिया गर्भावस्था की उन विशेष जटिलताओं में एक है, जो काफी गंभीर एवं शीघ्र तथा सही उपचार नहीं होने पर माँ की मृत्यु का कारण बन सकती हैं। प्री-इक्लैंपसिया में माँ का रक्तचाप बढ़ने लगता है और कभी-कभी काफी बढ़ जाता है। अत्यधिक उच्च रक्तचाप से बहुत सारी अन्य जटिलताएँ उत्पन्न होती हैं, जो काफी भयानक हो सकती हैं; जैसे—मस्तिष्क में रक्तस्राव, गर्भाशय में अपरा का पृथक्करण, हेल्प सिंड्रोम इत्यादि। प्रीइक्लैंपसिया में पूरे शरीर की रक्त वाहिनियों में कुछ ऐसे परिवर्तन हो जाते हैं, जिनके कारण उनमें रक्त-प्रवाह की मात्रा कम हो जाती है। रक्त वाहिनियों में इस परिवर्तन के कारण शरीर के विभिन्न तंत्रों में रक्त-आपूर्ति की कमी हो जाती है और सभी तंत्र कुप्रभावित होते हैं। यह असर पूरे शरीर पर पड़ता है और मस्तिष्क, आँखें, हृदय, फेफड़े, लिवर, किडनी एवं गर्भाशय सभी प्रभावित होते हैं। अधिकांशतः प्री-इक्लैंपसिया गर्भावस्था के उत्तरार्ध में होता है, यानी 20 सप्ताह के बाद; पर यदा-कदा उसके पहले भी हो सकता है। उच्च रक्तचाप के साथ यदि सिर दर्द, दृष्टि-दोष, कलेजे में या पेट की दाईं ओर ऊपरी भाग में दर्द होने लगे तो ये प्री-इक्लैंपसिया के काफी गंभीर होने के लक्षण हैं।

प्री-इक्लैंपसिया के साथ यदि माँ को झटके या दौरे आने लगें तो इस बीमारी को इक्लैंपसिया कहते हैं। यह सुनिश्चित करना जरूरी है कि दौरों का कोई अन्य कारण नहीं है, जैसे मिरगी इत्यादि। इक्लैंपसिया के इन दौरों में शरीर की सभी पेशियाँ बार-बार संकुचित व शिथिल होती हैं और यह दौर करीब एक मिनट तक चलता है, जिसके बाद माँ शिथिल, शांत और थोड़ी देर के लिए बेहोश हो जाती है। यह क्रम बार-बार चलता रहता है।

यूँ तो प्री-इक्लैंपसिया या इक्लैंपसिया किसी भी गर्भवती को अचानक शुरू हो सकता है, पर अधिकांशतः उन माताओं को होता है, जिन्हें पहले से उच्च रक्तचाप हो या पुराने रक्तचाप की बीमारी या गर्भजनित उच्च रक्तचाप हो। कम उम्र, प्रथम सगर्भा, बहुल गर्भ, मोटी और मधुमेह वाली माताओं को प्री-इक्लैंपसिया का अधिक डर रहता है। यदि पहले किसी गर्भ में प्री-इक्लैंपसिया हुआ हो तो बाद के गर्भ में भी होने की संभावना अधिक रहती है। आर्थिक दृष्टि से कमजोर वर्ग में यह ज्यादा पाया जाता है।

प्री-इक्लैंपसिया-इक्लैंपसिया से बचाव

बचाव के लिए कोई भी ऐसी जाँच नहीं है, जिससे यह पता चल सके कि प्री-इक्लैंपसिया होने वाला है। बहुत सारी जाँचें इसके लिए प्रयोग में लाई गई हैं पर अंत में यही निष्कर्ष निकला कि किसी भी जाँच पर शत-प्रतिशत भरोसा नहीं किया जा सकता। माँ का बार-बार परीक्षण, उसके रक्तचाप एवं मूत्र की जाँच ही यह बता सकता है कि प्री-इक्लैंपसिया होने वाला है या नहीं। बचाव के लिए खाने में अधिक नमक नहीं लेना, मछली के तेल-युक्त भोजन, कैल्सियम की गोलियाँ एवं व्यायाम उपयोगी माना गया है। 50 से 75 मिलीग्राम एस्प्रीन की गोली रोज एक बार लेना भी बचाव के लिए सुझाया गया है। जिन माताओं को प्री-इक्लैंपसिया होने की अधिक संभावना है, उन्हें हेपारिन की सुई भी कुछ चिकित्सक देते हैं, पर इनकी सफलता की कोई गारंटी नहीं है।

उपचार—प्री-इक्लैंपसिया का उपचार बीमारी की तीव्रता एवं गर्भावस्था की अवधि पर निर्भर करता है। गहन देखभाल आवश्यक है, जिसमें रक्तचाप की जाँच, मूत्र में प्रोटीन की जाँच, रक्त में लिवर के एंजाइम्स की जाँच और प्लेटलेट्स की संख्या अत्यंत महत्त्वपूर्ण है। प्री-इक्लैंपसिया से मुक्ति एवं इसके निहित खतरों से बचाव गर्भ की समाप्ति से ही संभव है, यानी प्रसव के बाद। यदि प्रसव की अवधि काफी कम हो तथा भ्रूण इतना विकसित नहीं हो पाया हो कि वह बाहर भी जीवित रह सके, तब दुविधा की स्थिति उत्पन्न हो जाती है; क्योंकि एक तरफ प्री-इक्लैंपसिया के कारण माँ और भ्रूण दोनों को खतरा रहता है तो दूसरी तरफ समय पूर्व प्रसव के कारण नवजात की जान को खतरा। यदि गर्भ की अवधि 37 सप्ताह या उससे अधिक हो चुकी हो, तब उत्प्रेरण द्वारा प्रसव शुरू करा दिया जाता है। कभी-कभी अन्य कारणों से सिजेरियन करना पड़ सकता है। सैंतीसवें सप्ताह के पहले प्री-इक्लैंपसिया का लक्षण होने पर माँ को कॉर्टिकोस्टीरॉयड की सुई दी जाती है और उसके 48 घंटों के बाद प्रसव-पीड़ा शुरू कराई जाती है। पर कभी-कभी प्रसव-पीड़ा या सिजेरियन द्वारा प्रसव कराना अत्यंत आवश्यक हो जाता है, चाहे गर्भ की जो भी अवधि हो; जैसे—रक्तचाप का अचानक तेजी से बढ़ना, मूत्र में प्रोटीन आना, हेल्प सिंड्रोम के लक्षण या इक्लैंपसिया होने की संभावना। यदि प्री-इक्लैंपसिया से पीड़ित माँ को पेट के ऊपरी भाग में या सिर में तीव्र दर्द होने लगे और रक्त जाँच में प्लेटलेट्स की कमी तथा लिवर एंजाइम्स की मात्रा में वृद्धि हो जाए तो यह संभावित इक्लैंपसिया का लक्षण है।

यदि किसी गर्भवती का डायस्टोलिक रक्तचाप 80 से अधिक हो और उसके वजन में प्रति सप्ताह दो पौंड से अधिक की वृद्धि होने लगे तो प्री-इक्लैंपसिया की संभावना को ध्यान में रखना चाहिए और वैसी माँ की जाँच प्रति सप्ताह अवश्य होनी चाहिए। यदि तीव्र प्री-इक्लैंपसिया के लक्षण हो तो उसका रक्तचाप कम करने के लिए दवा दी जाती है। इक्लैंपसिया न हो, इसके लिए दौरा रोकनेवाली दवा दी जाती है और प्रसव क्रिया का उत्प्रेरण किया जाता है। यदि सामान्य प्रसव संभव न लगे तो सिजेरियन करके बच्चे को निकाला जाता है। यदि प्री-इक्लैंपसिया की तीव्रता कम हो तथा गर्भ की अवधि पूरी न हो तो वैसी स्थिति में पूरी निगरानी के साथ गर्भ की अवधि को आगे बढ़ाया जा सकता है, पर इस अवधि में भ्रूण के स्वास्थ्य की नित्य जाँच, रक्तचाप की प्रतिदिन दो या उससे अधिक बार जाँच और मूत्र में प्रतिदिन प्रोटीन की जाँच करनी आवश्यक है। माँ एवं भ्रूण की स्थिति के अनुसार प्रसव-पीड़ा शुरू कराने का निर्णय लिया जाता है। यदि प्री-इक्लैंपसिया के लक्षण 26 से 34 सप्ताह के बीच में शुरू हो जाए तो माँ को कॉर्टिकोस्टीरॉयड की सूई दी जाती है, क्योंकि इससे नवजात में समय पूर्व प्रसव से होनेवाले खतरों की संभावना कम हो जाती है। कॉर्टिकोस्टीरॉयड का फायदा हेल्प सिंड्रोम में भी देखा गया है। गर्भ की अवधि 24 से 32 सप्ताह होने पर चिकित्सक या पीड़िता के परिजनों की इच्छा आशान्वित उपचार की होती है; पर इससे भ्रूण या माँ को विशेष फायदा नहीं पहुँचता। आशान्वित उपचार के दौरान तीव्र प्री-इक्लैंपसिया से पीड़ित माँ को अपरा के पृथक्करण, इक्लैंपसिया होने की संभावना, मस्तिष्क में रक्तस्राव, हेल्प सिंड्रोम तथा माँ की मृत्यु होने का भय रहता है।

इक्लैंपसिया—इक्लैंपसिया में गर्भवती को दौरे आने लगते हैं, जिसमें उसकी पेशियाँ बार-बार संकुचित एवं शिथिल होती हैं और इसके बाद माँ बेहोश हो जाती है। गर्भावस्था की अत्यंत खतरनाक जटिलताओं में इक्लैंपसिया का प्रमुख स्थान है। यह गर्भावस्था में, प्रसव के समय या प्रसव के बाद 48 घंटों के भीतर कभी भी हो सकता है; पर अधिकांशत: गर्भ के आखिरी तीन महीनों में ही होता है। माँ को रक्तचाप काफी बढ़ा होता है, मूत्र की मात्रा में कमी हो जाती है और कभी-कभी यह पूर्णत: बंद भी हो जाता है तथा मूत्र में काफी मात्रा में प्रोटीन निष्कासित होता है। अधिकांश इक्लैंपसिया प्री-इक्लैंपसिया से ग्रसित माँ को होता है, पर कभी-कभी बिना पूर्व लक्षण के अचानक भी दौरे शुरू हो जाते हैं। इक्लैंपसिया होने के बाद माँ की मृत्यु की संभावना काफी बढ़ जाती है, क्योंकि इसके साथ-साथ गंभीर

जटिलताएँ जुड़ी हुई हैं, जैसे प्लासेंटा का पृथक्करण, फेफड़े में पानी भर जाना (Pulmonary Oedema), श्वास नली में भोजन या अन्य बाह्य पदार्थों का घुस जाना, मस्तिष्क में रक्तस्राव, किडनी फेल्योर इत्यादि। हर दौरे के बाद माँ की श्वास की गति तेज हो जाती है और कभी-कभी तेज बुखार भी हो सकता है। बुखार होना खराब लक्षण है, जो मस्तिष्क में रक्तस्राव का सूचक है। अधिकांश इक्लैंपसिया से पीड़ित माँ को स्वत: प्रसव-पीड़ा शुरू हो जाती है। यदि माँ की जान बच गई तो मस्तिष्क में रक्तस्राव के कारण उसे पक्षाघात होने की संभावना रहती है और आँखों के प्रभावित होने के कारण दृष्टि में कमजोरी आ सकती है। यदि इन सब जटिलताओं से माँ मुक्त रही और दौरों की सही चिकित्सा हो गई तो प्रसव के दो-तीन सप्ताह बाद वह पुन: पूर्ण स्वस्थ हो जाती है। यदा-कदा इक्लैंपसिया के बाद माँ को साइकोसिस हो जाता है और वह उग्र व्यवहार करने लगती है।

इक्लैंपसिया का उपचार—उच्च रक्तचाप की चिकित्सा, दौरे का नियंत्रण और प्रसव ही इसके मुख्य उपचार हैं। इक्लैंपसिया एक आपातकालीन स्थिति है, जिसका शीघ्र उपचार न होने पर माँ की मृत्यु हो सकती है। इस बीमारी में रक्तचाप अधिकांशत: तीव्रता से बहुत अधिक बढ़ जाता है, जिसको काबू में लाने के लिए नस (I.V.) में दवाएँ देना जरूरी होता है। दौरों से पीड़ित माँ को खाने या पीनेवाली कोई दवा नहीं दी जा सकती, क्योंकि उसके श्वास नली में जाने का एवं श्वास अवरुद्ध होने का डर रहता है। रक्तचाप कम करने के लिए I.V. दवा देते समय माँ की लगातार देखभाल एवं रक्तचाप की माप जरूरी होती है। दौरों के आक्रमण को कम करने के लिए तरह-तरह की दवाएँ दी जाती हैं; पर उनमें मैग्नीशियम सल्फेट सबसे अधिक उपयोग में लाई जाती है, जिसे सुई द्वारा दिया जाता है। शुरू में नस एवं मांस दोनों जगह सूई दी जाती है और उसके बाद चार-चार घंटे पर केवल मांस में। मैग्नीशियम सल्फेट द्वारा चिकित्सा के दौरान माँ की श्वास गति, मूत्र की मात्रा एवं घुटनों के रिफ्लेक्स की जाँच हर सुई देने के पहले की जाती है और इनमें गड़बड़ी पाए जाने पर आगे की सुई नहीं दी जाती है। इक्लैंपसिया से पीड़िता को अधिकांशत: प्रसव-पीड़ा स्वत: शुरू हो जाती है, जो तेजी से बढ़ती है और डिलिवरी हो जाती है। यदि स्वत: पीड़ा नहीं शुरू हुई तो उसे उत्प्रेरण द्वारा शुरू कराया जाता है। यदि डिलिवरी में देरी या अवरुद्धता होने लगे या कोई अन्य जटिलता साथ में हो तो प्रसव सिजेरियन द्वारा कराया जाता है। सिजेरियन एपिड्यूरल बेहोशी में भी हो सकता है।

इक्लैंपसिया के कारण उत्पन्न होनेवाली अन्य जटिलताएँ, जैसे—किडनी का काम न करना, फेफड़े में पानी भर जाना, मस्तिष्क मे रक्तस्राव होना, प्लासेंटा का पृथक्करण होना इत्यादि ही माँ की मृत्यु के लिए जिम्मेदार होती हैं। अत: इक्लैंपसिया के उपर्युक्त मुख्य उपचार के साथ-साथ इन जटिलताओं का निवारण अत्यंत आवश्यक है। इन जटिलताओं की सही चिकित्सा गहन देखभाल की इकाई (ICU) में ही संभव है।

प्री-इक्लैंपसिया या इक्लैंपसिया एक बार होने के बाद उसके दुबारा अगले गर्भ में होने की संभावना बढ़ जाती है। गर्भावस्था में जितनी जल्दी यह जटिलता हो, अगले गर्भ में उसके होने की संभावना भी उतनी ही अधिक होती है। इन माताओं को भविष्य में हृदय संबंधी जटिलताएँ भी सामान्य महिलाओं से अधिक होने का डर रहता है।

गर्भ-निरोध—हॉर्मोन की खानेवाली गर्भ-निरोधक गोलियाँ उच्च रक्तचाप वाली महिलाओं के लिए उचित नहीं हैं। कॉपर टी या मिरेना इनके लिए अधिक सुरक्षित उपाय हैं।

□

मधुमेह
(Diabetes)

—डॉ. अजय कुमार

मधुमेह (डायबिटीज) की बीमारी आज पूरे विश्व में लगभग महामारी का रूप ले चुकी है। आँकड़ों के अनुसार, भारतवर्ष में करीब 6.5 करोड़ लोग इस बीमारी से ग्रसित हैं और लगभग 7.8 करोड़ लोग निकट भविष्य में इससे ग्रसित होने वाले हैं। आनुवंशिक (Genetic) कारणों के अलावा आधुनिक जीवन-शैली इस महामारी का महत्त्वपूर्ण कारण है। मधुमेह की बीमारी महिलाओं में उतनी ही व्याप्त है, जितनी पुरुषों में। मधुमेह की बीमारी को मुख्यतया चार प्रकारों में वर्गीकृत किया गया है—

1. **टाइप-1 डायबिटीज**—यह अधिकांशत: छोटे बच्चों और 25 वर्ष से कम लोगों में शुरू होता है। इसका मुख्य कारण मानव शरीर में अग्न्याशय (पैंक्रियाज) द्वारा इंसुलिन बनाने की क्षमता नष्ट हो जाना है। लगभग 2 से 5 प्रतिशत मधुमेह की बीमारी का कारण टाइप-1 डायबिटीज है।
2. **टाइप-2 डायबिटीज**—लगभग 90-95 प्रतिशत डायबिटीज टाइप-2 वर्ग का होता है। इस बीमारी में अग्न्याशय इंसुलिन बनाने की क्षमता तो रखता है, परंतु यह इंसुलिन रक्त शर्करा (ब्लड शुगर) को ऊर्जा (एनर्जी) के रूप में परिवर्तित नहीं कर पाता है। इस प्रक्रिया को इंसुलिन प्रतिरोध (इंसुलिन रेसिस्टेंस) कहते हैं। दुर्भाग्यवश इस वजह से अग्न्याशय को ज्यादा मेहनत करनी पड़ती है और कालांतर में इसके इंसुलिन बनाने की क्षमता कम होती जाती है।
3. **जेस्टेशनल डायबिटीज**—यह डायबिटीज महिलाओं को गर्भावस्था में

साधारणतया छठे से नौवें माह के बीच होता है और प्रसव के बाद समाप्त हो जाता है।

4. **अन्य डायबिटीज**—ऊपर वर्णित तीन प्रकार के मधुमेह के अलावा और कई कारणों से मधुमेह की बीमारी हो सकती है। इसमें प्रमुख कारण है कुछ दवाओं का उपयोग, जैसे—कार्टिसोन, रक्तचाप कम करने की दवा, थायरॉइड, डायूरेटिक्श, कॉलेस्ट्रोल कम करने की दवा, मानसिक बीमारी के इलाज में उपयोगी ओलांजापिन इत्यादि। इन दवाओं के अलावा लिवर एवं अग्न्याशय की बीमारियाँ और कई प्रकार के कैंसर की बीमारियाँ भी मधुमेह पैदा कर सकती हैं।

महिलाओं के परिवेश में अगर इन कारणों का विश्लेषण करें तो यह स्पष्ट होता है कि महिलाओं में ये समस्त कारण प्रभावी होते हैं और ऊपर से जेस्टेशनल डायबिटीज तो सिर्फ महिलाओं को ही ग्रसित करती है। इसलिए यह नितांत आवश्यक है कि महिलाएँ इस बीमारी एवं इसके दुष्प्रभावों से बचने के लिए जागरूक हों।

सबसे पहले जेस्टेशनल डायबिटीज़ की बात करें, क्योंकि यह सिर्फ महिलाओं में ही होता है और इसकी वजह से गर्भवती महिला एवं उसके होनेवाले शिशु दोनों पर प्रतिकूल प्रभाव पड़ सकता है।

जेस्टेशनल डायबिटीज और उसके दुष्प्रभाव

किसी भी महिला के जीवन में गर्भावस्था का एक अत्यंत ही महत्त्वपूर्ण स्थान होता है। गर्भ में पल रहे शिशु का पोषण माँ गर्भनाल और प्लेसेंटा के माध्यम से करती है। दुर्भाग्यवश प्लेसेंटा कुछ ऐसे हॉर्मोंस बनाता है, जो एक तरफ तो शिशु के पालन-पोषण में मदद करता है, पर दूसरी तरफ इंसुलिन के सकारात्मक असर को निष्क्रिय कर देता है। ज्यादातर महिलाएँ इन हॉर्मोंस के असर को अपने अग्न्याशय द्वारा पर्याप्त इंसुलिन बनाकर समाप्त कर देती है और रक्त में शर्करा (शुगर) की मात्रा नियंत्रित रहती है। जो महिलाएँ पर्याप्त मात्रा में इंसुलिन नहीं बना पातीं, उनके शरीर में शर्करा की मात्रा बढ़ जाती है और इस स्थिति को हम 'जेस्टेशनल डायबिटीज' कहते हैं। भारतवर्ष में लगभग 10 प्रतिशत गर्भवती महिलाएँ इस बीमारी से ग्रसित होती हैं। भ्रूण पर इसका दुष्प्रभाव गर्भनाल के माध्यम से बच्चे के शरीर में अधिक शर्करा के कारण से होता है। भ्रूण एवं नवजात में इसके कारण

निम्नलिखित जटिलताएँ हो सकती हैं—

1. जरूरत से ज्यादा बड़ा बच्चा।
2. जन्म के समय ही मृत्यु।
3. शरीर के विभिन्न अंगों की बनावट में अपरूपता (congenital malformation) इत्यादि।

जेस्टेशनल डायबिटीज के कारण माताओं को भी कई तरह की परेशानियाँ उठानी पड़ती हैं, जिनमें प्रमुख इस प्रकार हैं—

- बच्चे का आकार बड़ा होने के कारण प्रसव में परेशानी।
- सिजेरियन ऑपरेशन द्वारा प्रसव की संभावना।
- भविष्य में टाइप-2 डायबिटीज होने की अधिक संभावना।

जेस्टेशनल डायबिटीज के दुष्प्रभावों से बचने के उपाय–

किसी भी बीमारी की रोकथाम उसका सबसे बड़ा उपचार होता है। Stitch in time saves nine. इस बीमारी को समय पर पहचान लेने से वे तमाम उपाय किए जा सकते हैं, जिससे इसके दुष्प्रभावों से बचा जा सके। यह तभी संभव है, जब प्रत्येक गर्भवती महिला के चौबीसवें से अट्ठाइसवें सप्ताह में रक्त शर्करा की जाँच की जाए। यह खासकर उन महिलाओं के लिए अनिवार्य है, जो या तो मोटापे से ग्रसित हैं या जिनके माता-पिता टाइप-2 डायबिटीज से ग्रसित हैं। ज्यादा उम्र में गर्भवती होनेवाली महिलाओं, पूर्व में पॉलीसिस्टीक ओवरी सिंड्रोम से ग्रसित महिलाओं और जिन्हें पूर्व गर्भाधान में बच्चे का नुकसान हो चुका है, उनके लिए तो यह अत्यंत ही आवश्यक है।

जाँच के कई तरीके होते हैं और गर्भवती महिला को अपने चिकित्सक से संपर्क कर इसे समझ लेना चाहिए। विश्व स्वास्थ्य संगठन द्वारा अनुशासित प्रक्रिया में पहले खाली पेट (8 से 10 घंटे तक उपवास) और फिर 75 ग्राम ग्लूकोज पीने के दो घंटे के बाद रक्त शर्करा की जाँच की जाती है। भारतीय विशेषज्ञों द्वारा अनुमोदित प्रक्रिया (DIPSI) में भूखे पेट रहने की आवश्यकता नहीं है और किसी भी समय 75 ग्राम ग्लूकोज पीने के दो घंटे बाद यह जाँच कराई जा सकती है।

जेस्टेशनल डायबिटीज से बचने के लिए महिलाओं को गर्भ-धारण के पहले से ही मोटापे से बचना चाहिए और स्वस्थ जीवन-शैली अपनानी चाहिए।

जाँच में अगर जेस्टेशनल डायबिटीज निकल जाए तो उसके उपचार हेतु

निम्नलिखित बातों पर ध्यान देना आवश्यक है—

- **भोजन पर नियंत्रण (Medical Nutrition Therapy)**—सही भोजन। ऐसे खाद्य पदार्थ, जो त्वरित रूप से रक्त में शर्करा की मात्रा को बढ़ाते हैं। इनका प्रयोग बंद कर देना जरूरी है, जैसे—चीनी, मिठाई, शरबत, आम, अंगूर, केला इत्यादि। वसा-युक्त भोजन भी कम करना चाहिए। यह भ्रम दूर करना भी अत्यंत महत्त्वपूर्ण है कि गर्भ में पल रहे शिशु के उचित पोषण के लिए दुगुना भोजन आवश्यक है। इस गलती की पुनरावृत्ति नहीं होनी चाहिए।
- **शारीरिक व्यायाम**—गर्भावस्था में परिमार्जित ढंग से ही व्यायाम करना चाहिए, खासकर ऐसा कोई भारी-भरकम व्यायाम नहीं करना चाहिए, जिससे गर्भ में पल रहे बच्चे का नुकसान हो जाए। प्रत्येक भोजन के बाद 15 से 30 मिनट तक चहलकदमी इस परिस्थिति में सबसे उचित माना जाता है।
- **इंसुलिन का प्रयोग**—उचित भोजन और व्यायाम के माध्यम से अगर रक्त शर्करा की मात्रा नियंत्रित नहीं होती तो एक से दो सप्ताह के बाद इंसुलिन की सुई लेना अनिवार्य है। इलाज के दौरान रक्त में शर्करा की मात्रा को मापते रहना चाहिए।

सबसे अच्छे परिणाम तब मिलते हैं, जब खाली पेट में शर्करा 95 मि.ग्रा. प्रतिशत से कम और बाकी किसी भी समय 120 मि.ग्रा. प्रतिशत से कम रहे। यही इलाज का लक्ष्य होना चाहिए। ग्लूकोमीटर द्वारा अपने ही घर में बार-बार जाँच करने से इस लक्ष्य को प्राप्त किया जा सकता है, क्योंकि इसके आधार पर इंसुलिन की मात्रा में आवश्यक परिवर्तन किया जा सकता है।

अन्य दवाइयाँ—

इंसुलिन के अलावा मेटफॉर्मिन (Metformin) एवं ग्लाइविन्क्लामाइड (Glibenclamide) नामक दवाइयाँ भी गर्भावस्था में चिकित्सक की सलाह पर दी जा सकती हैं।

प्रसव के दौरान एवं उसके पश्चात् भी रक्त शर्करा पर नजर बनाए रखना आवश्यक है और इंसुलिन या अन्य दवा को प्रसव के तुरंत बाद बंद कर देना आवश्यक है।

प्रसव के 6 से 12 सप्ताह के बाद हर माँ को निश्चित रूप से अपने रक्त शर्करा की जाँच करानी चाहिए और उसके बाद साल में कम-से-कम एक बार उसे मापा जाना चाहिए।

टाइप-1 डायबिटीज–

टाइप-1 डायबिटीज से ग्रसित सभी लड़कियों को जीवन-पर्यंत इंसुलिन की सुई लेना आवश्यक है। ऐसा नहीं करने से किसी भी समय ये डायबिटीक-कीटोएसीडोसिस में जा सकती हैं और बेहोश हो सकती हैं। यह एक अत्यंत गंभीर स्थिति है, जिसका सही समय पर आकस्मिक इलाज न किया जाए तो जान भी चली जाती है।

इंसुलिन की सुई लेने के अलावा एक स्वस्थ जीवन-शैली को अपनाना और उस विशेष परिस्थिति के साथ लड़की के मानसिक, शैक्षणिक, पारिवारिक एवं सामाजिक संयोजन को हासिल करना भी परिवार, विद्यालय एवं समाज का दायित्व है।

मानसिक एवं शैक्षणिक विकास हेतु लड़कियों को इस बात के लिए प्रेरित करना आवश्यक है कि इस बीमारी से ग्रसित लड़कियाँ भी उन सभी ऊँचाइयों को छू सकती हैं, जो किसी अन्य लड़का या लड़की के लिए संभव है। दूसरी ओर, पारिवारिक एवं सामाजिक समावेश हेतु ऐसा सद्भाव और सहभागिता का माहौल होना चाहिए, जिससे ये लड़कियाँ अपने आप को उपहास का पात्र न समझें। सबसे कठिन परिस्थिति इन लड़कियों की शादी का विषय होता है, जहाँ ज्यादातर परिवार वाले उन्हें अपनी पत्नी और बहू के रूप में स्वीकार नहीं करना चाहते। समाचार-पत्रों एवं डिजिटल मीडिया के माध्यम से इनके लिए ऐसा जीवन साथी चुनना श्रेयस्कर होगा, जो खुद टाइप-1 डायबिटीज से ग्रसित हो और इस बीमारी के बारे में सही जानकारी रखता हो। अगर ऐसा संभव नहीं हो तो कम-से-कम लड़का पक्ष के सभी लोगों को उसकी स्पष्ट जानकारी देकर उन्हें इससे जुड़ी समस्त आवश्यकताओं को समझा देना चाहिए। ऐसा नहीं करने से ज्यादातर शादियाँ टूट जाती हैं।

टाइप-2 डायबिटीज–

सर्वाधिक महिलाएँ इसी तरह की डायबिटीज से ग्रसित होती हैं। नियंत्रित भोजन, नियमित व्यायाम, दवाओं का सेवन, रक्त शर्करा पर पैनी नजर और वैज्ञानिक

चिकित्सीय सलाह इसके इलाज के स्तंभ हैं। इनमें से कोई एक-दूसरे के विकल्प नहीं, बल्कि पूरक हैं।

भारतीय परिवेश में अधिकांश महिलाएँ घर-गृहस्थी के कामों में इस तरह से उलझ जाती हैं कि उनका भोजन करने का तरीका बिलकुल गलत हो जाता है। वे दिन भर में एक या दो बार भोजन करती हैं, जो इस बीमारी के लिए बिल्कुल गलत है।

दूसरी तरफ, कभी बच्चों को विद्यालय भेजने की जिम्मेदारी तो कभी गृहस्थी के कामों में व्यस्त रहना या कभी किसी अन्य कारणों से व्यायाम न करने की आदत भी बन जाती है। व्यायाम के प्रति अभिरुचि पैदा करना और इसके सकारात्मक प्रभावों को इन महिलाओं के दिमाग में पहुँचाना एक चिकित्सक एवं परिवार के अन्य सदस्यों का दायित्व है।

कोई भी ऐसी बीमारी, जिसमें जीवन-पर्यंत दवा लेने की आवश्यकता हो, अनियमितता होना स्वाभाविक ही है। इस परिस्थिति में फिर परिवार के सदस्यों एवं चिकित्सक के निरंतर सलाह से सही लक्ष्य प्राप्त किए जा सकते हैं।

वैकल्पिक चिकित्सा-पद्धतियों के बारे में बहुत सारी भ्रांतियाँ समाज में व्याप्त हैं। महिलाओं को इस संबंध में जागरूक होने की आवश्यकता है कि उसी चिकित्सा-पद्धति का प्रयोग करें, जो वैज्ञानिक कसौटियों पर खड़े रहे हों।

टाइप-2 डायबिटीज के इलाज के दौरान इन बातों पर ध्यान रखना आवश्यक है—

- एच.बी.ए.सी. (HBAC) की मात्रा 7 प्रतिशत से हमेशा कम रहे।
- शर्करा की मात्रा खाली पेट में 130mg/dl से कम और अन्य किसी भी समय 180mg/dl से कम रहे।
- शर्करा के अलावा रक्तचाप, वजन एवं कॉलेस्ट्रोल की मात्रा पर भी नियंत्रण रहे; क्योंकि इनका टाइप-2 डायबिटीज के साथ अनन्य संबंध है।

अगर किसी दवा के कारण डायबिटीज हो तो उन दवाओं को बंद कर देना चाहिए। यदि लिवर, अग्न्याशय इत्यादि की बीमारी के कारण डायबिटीज है तो अपने चिकित्सक द्वारा मूल बीमारी का इलाज करवाना चाहिए।

मधुमेह की बीमारी किसी भी महिला के जीवन को मानसिक एवं सामाजिक रूप से प्रभावित करती है। वैज्ञानिक शिक्षा के माध्यम से महिलाओं का सशक्तीकरण इस बीमारी की रोकथाम, उपचार एवं इसके दुष्प्रभावों से बचने में सबसे ज्यादा

कारगर होंगे। स्वस्थ माताएँ स्वस्थ बच्चों को जन्म देती हैं। डायबिटीज के दुष्प्रभाव को रोकने के लिए महिलाओं के पोषण पर ध्यान देना किसी भी संस्थान की नैतिक जिम्मेदारी है। मधुमेह के तमाम पहलुओं से निपटने के लिए आवश्यक मूल मंत्र है—शिक्षा, शिक्षा और शिक्षा।

□

गर्भावस्था में हृदय रोग
(Heart Disease in Pregnancy)

—डॉ. शांति राय

गर्भवती महिलाओं में हृदय रोग अकसर देखने को मिलता है और गणना के अनुसार, 1 प्रतिशत से अधिक गर्भवती महिलाएँ दिल की बीमारी से पीड़ित पाई जाती हैं। यह संख्या धीरे-धीरे बढ़ती ही जा रही है, जिसके अनेक कारण हैं—

1. मोटापा का बढ़ता हुआ प्रकोप।
2. उच्च रक्तचाप।
3. मधुमेह।
4. अधिक उम्र में गर्भाधान।

गर्भावस्था के समय स्त्री में अनेक शारीरिक एवं क्रियात्मक परिवर्तन होते हैं, जिनमें हृदय एवं रक्त का परिसंचरण भी शामिल है। इन परिवर्तनों से हृदय रोग का प्रभावित होना स्वाभाविक है। जुड़वाँ या दो से अधिक बच्चों के पेट में रहने पर हृदय रोग और अधिक प्रभावित होता है। गर्भावस्था हृदय रोग से ग्रसित महिलाओं के लिए साधारण से अधिक खतरनाक हो सकती है।

हृदय रोग की पहचान—सामान्यत: गर्भावस्था में माँ को कुछ-कुछ ऐसी परेशानियाँ हुआ करती हैं, जिनसे ऐसा लगता है कि वह हृदय रोग से पीड़ित है; जैसे—कभी-कभी दम फूलना, पाँवों में सूजन, अधिक थकावट, व्यायाम करने में असमर्थता इत्यादि। पर ये सारे लक्षण बिना हृदय रोग के ही केवल गर्भ से होनेवाले सामान्य परिवर्तनों के कारण होते हैं। हृदय रोग के कारण होनेवाली दम फूलने की समस्या दिनोंदिन बढ़ती जाती है। रात में लेटने पर खाँसी हो सकती है। कभी-कभी बलगम के साथ खून भी आ सकता है। थोड़ी देर के लिए मूर्च्छा आना एवं सीने

में दर्द होना भी हृदय रोग के लक्षण हो सकते हैं। जाँच करने पर उँगलियों के पोर पर नीलापन, गरदन की नस फूली हुई, हृदय की धड़कन में असाधारण आवाज एवं एक्स-रे में हृदय का बड़ा होना हृदय रोग की पहचान में सहायक होते हैं। ई.सी. जी., छाती का एक्स-रे एवं इकोकार्डियोग्राफी से और बेहतर पहचान होती है। एक्स-रे लेते समय माँ के पेट को एक विशेष परदे से ढँक दिया जाता है, ताकि इसका बुरा प्रभाव भ्रूण पर नहीं पड़े।

हृदय रोग के प्रकार—हृदय रोग अनेक प्रकार के हो सकते हैं। कुछ रोग तो जन्मजात मौजूद होते हैं (Congenital heart disease) और कुछ बाद में शुरू होते हैं। हृदय रोग किसी भी प्रकार का हो, परेशानी का कारण बन सकता है। हृदय रोग के साथ कोई भी व्यक्ति अपने काम-धाम में कितना असमर्थ है, उसके आधार पर इसको चार प्रकार में बाँटा गया है—

- क्लास 1—इसमें व्यक्ति बिल्कुल सामान्य दिखता है और उसे हृदय संबंधी कोई परेशानी नहीं महसूस होती है।
- क्लास 2—इसमें अधिक काम-काज करने पर परेशानी का अनुभव होता है, पर आराम से रहने पर या हलका काम-धंधा करने पर कोई तकलीफ नहीं होती है।
- क्लास 3—ये व्यक्ति आराम से रहने पर ठीक रहते हैं, पर थोड़ा भी काम-काज करने पर उनके दिल की धड़कन बढ़ने लगती है, दम फूलना या सीने में दर्द हो सकता है।
- क्लास 4—ऐसे व्यक्ति कोई भी काम करने में असमर्थ होते हैं, यहाँ तक कि आराम से सोए रहने पर भी उन्हें तकलीफ हो सकती है।

मातृ मृत्यु-दर क्लास के अनुसार प्रभावित होता है। क्लास-1 और क्लास-2 अपेक्षाकृत सुरक्षित है, जबकि क्लास 3 और 4 के लिए गर्भावस्था काफी खतरनाक साबित हो सकती है।

कुछ हृदय की बीमारियाँ गर्भावस्था में माँ के लिए काफी खतरनाक हो सकती हैं; जैसे—

1. पल्मोनरी आर्टरी में उच्च रक्तचाप।
2. वेंट्रीकल्स का सही तरीके से काम नहीं करना।
3. पूर्व में प्रसव के समय कार्डियोमायोपैथी।
4. हृदय के बाईं तरफ रक्त-संचालन में तीव्र रुकावट।

5. मार्फन सिंड्रोम (Marfan syndrome), जिसमें अयोर्टा (Aorta) चार सेंटीमीटर से अधिक चौड़ा हो।

प्रसव पूर्व हृदय का ऑपरेशन—हृदय की कुछ बीमारियों में ऑपरेशन के द्वारा सुधार लाया जा सकता है। निम्नलिखित परिस्थितियों में गर्भाधान के पहले ही ऑपरेशन करा लेना उचित है, क्योंकि ऑपरेशन करा लेने पर गर्भावस्था के समय हार्ट फेल करने की संभावना काफी कम हो जाती है।

1. गंभीर माइट्रल स्टेनोसिस (Severe mitral Stenosis)
2. गंभीर माइट्रल रीगर्जिटेशन (Severe mitral regurgitation)
3. गंभीर अयोर्टिक स्टेनोसिस (Severe aortic stenosis)
4. अयोटिक रीगर्जिटेशन (Aortic regurgitation)
5. पतला अयोर्टा (Coarctation of aorta)
6. फैलोट टेट्रालॉजी।

यदि गर्भाधान के पहले ऑपरेशन नहीं कराया गया है तो हालत गंभीर होने पर कभी-कभी गर्भावस्था में भी ऑपरेशन की जरूरत पड़ जाती है। दिल के रोग से ग्रसित महिलाओं को अपने वजन को नियंत्रण में रखना आवश्यक है। वजन अधिक बढ़ने पर भी हार्ट फेल करने का डर बढ़ जाता है।

हार्ट फेल्योर—हृदय की बीमारी किसी भी प्रकार की हो, प्रसव के समय वह फेल कर सकता है। हार्ट का फेल करना अधिकांशतः प्रसव संबंधी किसी भी जटिलता से जुड़ा होता है; जैसे—प्री-इक्लैंपसिया, अधिक रक्तस्राव, हीमोग्लोबिन की अधिक कमी, संक्रमण इत्यादि।

हार्ट फेल्योर के कारणों में सबसे प्रमुख है—उच्च रक्तचाप के साथ-साथ प्री-इक्लैंपसिया। यदि साथ में मोटापा हो तो स्थिति और भी खतरनाक हो जाती है तथा हार्ट फेल्योर की संभावना दोगुनी हो जाती है। हार्ट फेल्योर या तो धीरे-धीरे हो सकता है या अचानक। लक्षणों में सबसे मुख्य है—साँस लेने में कठिनाई, विशेष कर लेटकर साँस लेना बहुत मुश्किल होता है। दिल की धड़कन का तेज होना और छाती में दर्द भी इसके लक्षण हैं। ऐसी महिलाओं को तुरंत लैसिक्स या इसी तरह की सुई देकर शरीर से पानी की मात्रा कम की जाती है। अन्य दवाओं को देकर भी स्थिति में सुधार लाया जाता है।

हृदय का संक्रमण (Bacterial endocarditis)—यदि गर्भवती को किसी भी प्रकार का संक्रमण हुआ तो यह हृदय तक पहुँचकर बैक्टिरियल एंडोकार्डायटिस

पैदा कर सकता है। यह अत्यंत ही भयंकर स्थिति है, जिससे माँ की मृत्यु होने का काफी डर रहता है। धूम्रपान करनेवाली एवं मादक द्रव्य लेनेवाली महिलाओं को श्वास नली में संक्रमण और उसके कारण एंडोकार्डायटिस होने का खतरा सामान्य से अधिक रहता है। क्लास 3 और 4 वाली महिलाओं के लिए गर्भाधान काफी खतरनाक होता है और उन्हें प्रसव के समय अत्यधिक खतरा रहता है।

जन्मजात हृदय रोग—ये निम्नलिखित प्रकार के होते हैं—

1. Atrial septal defect—दाईं और बाईं ऐट्रियम के बीच की दीवार में सुराख।
2. Ventricular septal defect—दाईं और बाईं वेंट्रीकल के बीच की दीवार में सुराख।
3. Atrio Ventricular septal defect
4. Patent ductus arteriosus—डक्टस आर्टेरियोसिस जन्म के तुरंत बाद बंद हो जाता है, पर कुछ लोगों में यह खुला रह जाता है।

उपर्युक्त बीमारियों के लिए अधिकांशत: बचपन में ही ऑपरेशन करना पड़ता है। अगर ऑपरेशन नहीं किया गया तो बाद में या गर्भावस्था के समय यह दिक्कत का कारण हो सकता है। जन्मजात हृदय रोग से ग्रसित माँ की ये बीमारियाँ उसके बच्चों को भी विरासत में मिल सकती हैं।

जन्म के बाद होनेवाली बीमारियाँ

A. वॉल्व संबंधी बीमारियाँ–

A. Mitral stenosis
B. Mitral insufficiency
C. Aortic stenosis
D. Aortic insufficiency
E. Pulmonary stenosis

माइट्रल स्टेनोसिस का मुख्य कारण हृदय का रीयूमेटिक संक्रमण है। इससे मायट्रल वॉल्व सिकुड़कर छोटा हो जाता है, जिसके कारण रक्त का संचालन बाईं ऐट्रियम से बाईं वेंट्रिकल में ठीक से नहीं हो पाता है। श्वास लेने में दिक्कत और पैरों में सूजन मुख्य तकलीफें हैं। थकावट, छाती में धक-धक महसूस होना, खाँसी एवं बलगम के साथ रक्त भी आ सकता है। मायट्रल वॉल्व जितना ही छोटा या पतला होगा, कठिनाइयाँ उतनी ही अधिक होंगी। ऐसी महिलाओं

को गर्भ के समय आराम करना चाहिए, खाने में नमक कम लेना चाहिए। अगर श्वास में अधिक कठिनाई हो तो अधिक मूत्र बनानेवाली दवाएँ दी जाती हैं। विभिन्न दवाओं द्वारा तकलीफों को दूर किया जाता है। प्रसव के लिए सामान्य प्रसव ही ठीक रहता है और जरूरत पड़ने पर प्रसव को दवा द्वारा शुरू भी कराया जा सकता है।

B. कार्डियोमायोपैथी—इसमें हृदय का आकार बड़ा हो जाता है और वह ठीक से काम नहीं करता है। यह दो प्रकार का हो सकता है—

- प्राइमरी—जिसमें केवल हृदय में गड़बड़ी होती है।
- सेकंडरी—जिसमें अन्य बीमारियाँ भी साथ में होती हैं।

C. हृदय संबंधी अन्य बीमारियाँ–

Aortic dissection—यह एक खतरनाक स्थिति है, जिसमें अयोर्टा फट जाता है। यह मार्फन सिंड्रोम या अयोर्टिक कोआर्कटेशन (coarctation) के कारण हो सकता है। इसमें अचानक छाती में बहुत तेज दर्द होता है और पल्स नहीं मिलता है, नब्ज खत्म हो जाती है। गर्भावस्था में अन्य लोगों की अपेक्षा इसका ज्यादा खतरा रहता है।

Ischemic Heart Disease (Myocardial infarction—MI)—इसे बोलचाल की भाषा में 'हार्ट अटैक' भी कहते हैं। गर्भावस्था में यह कभी-कभी ही पाया जाता है और अधिकांशत: उन लोगों को होता है, जिन्हें मधुमेह, धूम्रपान, मोटापा, उच्च रक्तचाप या रक्त में अधिक लिपिड होते हैं। जिन्हें बार-बार गर्भपात या मृत बच्चे हो चुके हों, उन्हें भी इसका अधिक खतरा होता है। गर्भावस्था में MI का दुष्प्रभाव अन्य लोगों से ज्यादा ही पड़ता है और मृत्यु-दर बढ़ जाती है। जिन्हें पहले कभी MI हो चुका हो, उन्हें गर्भ से परहेज करना चाहिए, क्योंकि गर्भ के साथ-साथ खतरा बढ़ता है। MI होने की संभावना गर्भ के तीसरे महीने में सबसे अधिक होती है। अगर MI के बाद दो सप्ताह के भीतर ही प्रसव हो तो खतरा और भी बढ़ जाता है। अगर स्थिति सँभल गई और हृदय बिल्कुल ठीक काम करने लगा तो सामान्य प्रसव भी हो सकता है, अन्यथा सिजेरियन किया जाता है। MI के लिए हृदय का ऑपरेशन गर्भावस्था में भी किया जा सकता है।

प्रसव संबंधी सावधानियाँ—प्रसव के समय प्रसव रोग विशेषज्ञ, हृदय रोग विशेषज्ञ, निश्चेतक एवं अन्य लोगों की सहायता की जरूरत पड़ सकती है। उस समय हृदय अपना काम ठीक से कर सके और असफल (failure) न हो, इसके

लिए विशेष सावधानी की जरूरत है। अगर फेल्योर हो ही गया तो उसके लिए अति शीघ्र चिकित्सा की जरूरत होती है।

सामान्यत: हृदय रोग से पीड़ित महिलाओं के लिए सामान्य प्रसव ही ठीक होता है और प्रसव शुरू करने की प्रक्रिया भी सुरक्षित है। सिजेरियन तभी करना चाहिए, जब सामान्य प्रसव होना संभव न हो; क्योंकि कोई भी ऑपरेशन सामान्य प्रसव से ज्यादा खतरेवाला होता है। परंतु कुछ हृदय रोग ऐसे हैं, जिनमें सिजेरियन करना ही उचित है; जैसे—

1. अयोर्टा की जड़ 4 सेंटी मीटर से अधिक चौड़ी या अयोर्टिक एन्यूरिज्म (Aortic Aneurysm)।
2. तीव्र कंजेस्टिव हार्ट फेल्योर।
3. हाल में हुआ दिल का दौरा (Myocardial infarction)।
4. तीव्र अयोर्टिक स्टेनोसिस।
5. वॉल्व बदलने की अति शीघ्र जरूरत।

अगर ऑपरेशन की जरूरत पड़ी तो इन्हें रीढ़ में सुन्न करनेवाली सुई दी जा सकती है, पर रक्तचाप गिरे नहीं; इसका ध्यान रखना जरूरी होता है। अगर जरूरत पड़ी तो पूरा बेहोश भी किया जा सकता है।

प्रसव के समय हार्ट फेल्योर—प्रसव के समय कभी-कभी हृदय रोग की स्थिति के अति गंभीर होने का डर रहता है, जिसका पता अचानक दम फूलने या रक्तचाप में गिरावट से चलता है। इन्हें तुरंत उचित दवा एवं ऑक्सीजन की जरूरत पड़ती है। कभी-कभी प्रसव के बाद भी हृदय की बीमारी में अचानक गड़बड़ी आ सकती है। अत: इन महिलाओं को प्रसव के बाद भी 6 सप्ताह तक पूरी देखभाल की जरूरत होती है। जिन्हें प्रसव के समय अधिक रक्तस्राव हुआ हो, रक्त की कमी हो, किसी प्रकार का संक्रमण हो या थ्रौंबोइंबोलिज्म हो, उनके हृदय के फेल करने की काफी अधिक संभावना रहती है। अत: इन जटिलताओं का समय पर उचित उपचार करना अत्यंत जरूरी है।

जिन महिलाओं का पहले हृदय रोग के लिए ऑपरेशन हो चुका है, वे गर्भाधान के लिए कोशिश कर सकती हैं। पर जिन्हें वॉल्व बदलने का ऑपरेशन किया गया है, उन्हें गर्भ के समय जटिलताएँ उत्पन्न हो सकती हैं। वॉल्व बदलने के बाद एक विशेष दवा वार्फारिन (Warfarin) खाते रहना जरूरी होता है, जिसका गर्भस्थ शिशु पर बुरा प्रभाव पड़ सकता है और गर्भ में उसकी मृत्यु भी हो सकती है। माँ अगर

यह दवा ठीक से नहीं ले तो उसके जीवन पर खतरा रहता है। आजकल वार्फारिन के बदले हेपारिन की सुई गर्भ के शुरू के तीन महीने एवं अंतिम एक महीने में पड़ती है, जिसका असर भ्रूण पर नहीं पड़ता। पर हेपारिन माँ के लिए वार्फारिन के जितना फायदेमंद नहीं है। प्रसव के 6 घंटे पहले हेपारिन बंद कर दिया जाता है और प्रसव के 6 से 12 घंटे बाद पुनः शुरू कर दिया जाता है। वार्फारिन या हेपारिन का माँ के दूध पर कोई प्रभाव नहीं पड़ता है।

गर्भपात—हृदय की निम्नलिखित बीमारियों में गर्भ-धारण नहीं करना चाहिए और गर्भ-निरोधक उपाय अवश्य करने चाहिए; क्योंकि इनमें मातृ मृत्यु-दर बहुत अधिक पाई जाती है। यदि गर्भाधान हो ही जाए तो शुरू में ही गर्भपात करा देना उचित है। ये बीमारियाँ हैं—

1. पल्मोनरी हाइपरटेंशन और आइसेनमेंगर्स कॉम्प्लेक्स (Eisenmenger's Complex)
2. मार्फन सिंड्रोम (Marfan's syndrome)
3. डायलेटेड कार्डियोमायोपैथी (Dilated Cardiomyopathy)

गर्भ-निरोध—हृदय रोगी की महिलाओं के लिए गर्भ-निरोधवाली गोलियाँ उचित नहीं समझी जाती; क्योंकि इनसे शरीर में पानी बढ़ने की संभावना रहती है, जो हृदय के लिए हानिकारक हो सकता है। गर्भाशय में लगानेवाले गर्भ-निरोधक उपाय, जैसे—कॉपर टी इत्यादि का भी संक्रमण होने का डर रहता है, अतः वे भी हृदय रोग के लिए उचित नहीं हैं। बंध्याकरण ऑपरेशन परिवार पूरा होने पर कराया जा सकता है या गर्भ-निरोध के अन्य उपाय किए जा सकते हैं।

सारांश—हृदय की बीमारी के साथ गर्भाधान और प्रसव एक विशेष परिस्थिति उत्पन्न करते हैं, जिनके लिए हृदय रोग विशेषज्ञ एवं प्रसव रोग विशेषज्ञ दोनों की ओर से पूर्ण सावधानी और देख-रेख की जरूरत होती है। ऐसा प्रसव अस्पताल में ही होना चाहिए, जहाँ कुशल चिकित्सक के साथ-साथ गहन चिकित्सीय इकाई (Intensive Care Unit—ICU) की सुविधा भी उपलब्ध हो।

□

गर्भावस्था में श्वास रोग
(Respiratory diseases in pregnancy)

—डॉ. उदय कुमार

गर्भावस्था में बहुत सारे शारीरिक एवं हॉर्मोनल परिवर्तन होते हैं, जिनके कारण श्वास की बीमारियाँ बढ़ जाती हैं। इनमें से प्रमुख हैं—दमा और क्षय रोग (T.B.)। अन्य बीमारियाँ जैसे—ए.आर.डी.एस., पल्मोनरी एंबोलिज्म एवं डी. वी.टी. (DVT-Thrombo embolic disease), एम्निओटिक फ्लूइड एंबोलिज्म (Amniotic fluid embolism) इत्यादि भी हो सकती हैं।

दमा

भारत में वयस्क आबादी का 4 से 6 प्रतिशत दमा रोग से ग्रसित है। दमा में श्वास नलियों में संकुचन तथा सूजन होता है, जो निरंतर या बार-बार हो सकता है। इसके मुख्य कारण आनुवंशिक पूर्वप्रवृत्ति तथा एलर्जी है। वातावरण का प्रदूषण एवं श्वास नली में होनेवाले वायरल इन्फेक्शन इसे बढ़ाते रहते हैं।

लक्षण—खाँसी, श्वास में तकलीफ, गले में सी.टी. बजने की आवाज (Wheezing), लगातार छींकें और सर्दी आदि दमा के प्रमुख लक्षण हैं। खास तौर पर मौसम परिवर्तन के समय दमा अधिक तंग करता है। कभी-कभी दमा रोग की पहचान में दुविधा होने पर इसे स्पाइरोमेट्री विधि द्वारा पहचाना जा सकता है।

बचाव—दमा के मरीजों को धूल, धुआँ और तेज गंध से बचना चाहिए। बहुत अधिक तापमान के परिवर्तन से दूर रहना चाहिए।

उपचार—गर्भावस्था में दमा के इलाज के विषय में काफी भ्रांतियाँ हैं, जिन्हें दूर करना आवश्यक है। कई अध्ययनों से यह बात साबित हो चुकी है कि दमा

का इलाज न करना दमा की दवा लेने से ज्यादा नुकसानदेह है। अनियंत्रित दमा माँ एवं गर्भ में पल रहे शिशु दोनों को नुकसान पहुँचाता है। दमा के कारण होनेवाली ऑक्सीजन की कमी से बच्चे का विकास अवरुद्ध हो सकता है, जिससे बच्चे का वजन कम होता है और बच्चा समय से पूर्व भी हो सकता है। अनियंत्रित दमा जनन के दौरान, उसके पूर्व और बाद में भी माँ एवं शिशु की मौत का एक प्रमुख कारण है। गर्भावस्था में दमा का इलाज पूर्णतया सुरक्षित है और सिर्फ मन से भ्रांतियों को निकालना है।

दमा को नियंत्रित करनेवाली दवाओं में कुछ इन्हेलर पूर्णतः सुरक्षित है; जैसे Salbutamol, Formoterol, Salmeterol, Budesonide इत्यादि। इन्हेलर से नियंत्रण न होने की स्थिति में टैबलेट और सुई का इस्तेमाल करना पड़ता है। स्टेरॉइड (steroid) ग्रुप की दवा का इस्तेमाल कम होना बेहतर है; परंतु दमा का नियंत्रण हर हाल में जरूरी है और आवश्यक हो तो स्टेरॉइड भी लिया जा सकता है।

क्षय रोग या तपेदिक (टी.बी.)

क्षय रोग का प्रकोप हमारे देश में काफी है, जो गर्भावस्था के लिए परेशानी का कारण है।

लक्षण—मरीज को बुखार, खाँसी एवं कमजोरी इसके प्रमुख लक्षण हैं।

इस रोग की पहचान खूँखार में टी.बी. के कीटाणु को देखकर की जाती है। सीने का एक्स-रे जरूरत होने पर अवश्य कराना चाहिए। कुछ अन्य जाँचें भी इस बीमारी की पहचान में सहयोग करती हैं, जैसे फेफड़े का एम.आर.आई.।

अनियंत्रित क्षय रोग माँ और बच्चा दोनों के लिए घातक है। क्षय रोग गर्भावस्था में शिशु को जन्मजात टी.बी. रोग (Congenital Tuberculosis) करा सकता है, जो खतरनाक है। क्षय रोग का इलाज गर्भावस्था में भी अन्य अवस्थाओं की तरह ही है। इसमें रोगी को प्रथम दो माह तक चार दवाएँ—रिफांपिसिन, इथांब्यूटोल, पायराजिनामाइड एवं आइसोनीयाजाइड दी जाती है। बाद के चार महीने सिर्फ दो दवाएँ INH और Rifampicin दी जाती है। (Streptomycin) स्ट्रेप्टोमायसिन इंजेक्शन का उपयोग गर्भावस्था में वर्जित है। इसको देने से शिशु में बहरापन हो सकता है। चिकित्सक अपने विवेक से उपचार में परिवर्तन कर सकते हैं। टी.बी. की दवा शुरू करने के बाद करीब 15 दिनों में खँखार में टी.बी. के कीटाणु का आना बंद हो जाता है।

स्तनपान

तपेदिक के रोग से ग्रसित महिलाएँ अपने बच्चे को स्तनपान करा सकती हैं। इन परिस्थितियों में सावधानी जरूरी है, यानी direct breast feeding मना है—

1. यदि माँ के बलगम में टी.बी. के कीटाणु वर्तमान हैं।
2. माँ को M.D.R. (मल्टी ड्रग रेसिस्टेंस) टी.बी. हो। ऐसी माँ को अपना दूध निकालकर दूर रहते हुए शिशु को दुग्धपान कराना चाहिए।
3. स्तनपान कराते समय मुँह और नाक पर मास्क लगाना आवश्यक है या अन्य किसी भी समय, जब बच्चे की जरूरत से उसे छूना पड़े।

नवजात शिशु की देखभाल—टी.बी. रोग से ग्रसित महिलाएँ अपने शिशु की देखभाल कुछ विशेष परिस्थितियों को छोड़कर स्वयं कर सकती हैं। निम्नलिखित परिस्थितियों में माँ को नवजात से अलग रहना चाहिए—

1. यदि इलाज गर्भावस्था में दो सप्ताह से कम हुआ हो।
2. जिनके बलगम में टी.बी. के कीटाणु वर्तमान हों।
3. M.D.R. टी.बी. से ग्रसित माँ।

नवजात शिशु का बचाव और इलाज—नवजात शिशु में यदि जन्मजात टी.बी. के लक्षण और संभावना हो तो उसका सही इलाज आवश्यक है।

सभी नवजात को बी.सी.जी. का टीका देना उचित रहता है। शिशु के बचाव के लिए माँ की स्थिति को देखकर INH Prophylaxis की सलाह भी दी जा सकती है, जो तीन से छह महीने का हो सकता है।

□

गर्भावस्था में पीलिया रोग
(Jaundice in pregnancy)

—डॉ. अलका पांडेय

ऑब्सटेट्रिक कॉलेस्टेसिस (Obstetric Cholestasis)—

यह विशेष बीमारी केवल गर्भवती महिलाओं को होती है और इसे Jaundice of pregnancy भी कहते हैं, यानी गर्भ का पीलिया। इस जटिलता का सही कारण अब तक पता नहीं; पर शायद हम दमे में कुछ बदलाव या गर्भावस्था के दौरान Sex hormones में बढ़ोतरी इसके कारण हैं। Azathioprine दवा लेनेवाली माँ को भी इसके होने का डर रहता है। इस बीमारी में लिवर से निकलनेवाले एंजाइम्स की मात्रा बढ़ जाती है और रक्त में Alkaline Phosphatise, Aminotransferase, Bilirubin एवं Bile salt का स्तर बढ़ जाता है।

लक्षण—माँ को पूरे शरीर में खुजली होती है और यह कभी-कभी इतनी अधिक होती है कि वह रात को पूरी नींद सो भी नहीं पाती। इस तरह की तकलीफ होने पर रक्त की जाँच आवश्यक है, जिसमें बिलिरुविन (Bilirubin) और लिवर के अन्य एंजाइम नापे जाते हैं। इस बीमारी का प्रभाव गर्भस्थ शिशु पर भी पड़ता है। समय पूर्व प्रसव या गर्भ में ही अचानक मौत होने की संभावना रहती है।

चिकित्सा—Ursedeoxycholic acid का सेवन खुजली कम करता है और बच्चे पर भी इसका प्रभाव लाभकारी है। अत्यधिक खुजली होने पर एंटीहिस्टामिन (Antihistamines) जैसे सेट्रिजिन इत्यादि खाने से और शरीर पर कालामाइन (Calamine) लोशन लगाने से आराम मिलता है। माँ एवं भ्रूण की सुरक्षा को ध्यान में रखते हुए समय पूर्व प्रसव करवाना ठीक रहता है।

गर्भावस्था में तीव्र चरबीदार लिवर (Acute fatty liver of pregnancy)—

यह गर्भावस्था में होनेवाली अत्यंत ही गंभीर जटिलता है, जो लिवर में गड़बड़ी के कारण होता है। इसका आक्रमण अचानक बिना किसी पूर्व लक्षण के हो जाता है और अधिकांशत: गर्भ के आखिरी तीन महीनों में होता है। माँ को एकाएक कमजोरी, बदन में दर्द, मिचली, उलटी, भूख की कमी, पेट में दर्द, पीलिया और उच्च रक्तचाप हो जाता है। रक्त में अल्बुमिन, कॉलेस्ट्रॉल और फिब्रीनोजेन की कमी हो जाती है। गुर्दे में खराबी आ सकती है और फेफड़े में पानी जमा हो सकता है। धमनियों में लाल रक्त कण टूटने लगते हैं और रक्त में चीनी का स्तर कम हो जाता है। पीलिया का प्रकोप इतनी शीघ्रता से बढ़ता है कि माँ को लिवरजनित मानसिक अचेतनता (Hepatic encephalopathy) हो सकती है। रक्त में थक्का बनाने की शक्ति कम हो जाने के कारण अत्यधिक रक्तस्राव होने का डर रहता है। ये सभी गंभीर समस्याएँ हैं और माँ एवं बच्चे के लिए प्राणघाती हो सकती हैं। इस बीमारी की चिकित्सा गहन चिकित्सा कक्ष में होनी चाहिए तथा प्रसव के समय रक्त, फ्रेश फ्रोजन प्लाज्मा (FFP), क्रायोप्रेसिपिटेट एवं प्लेटलेट्स की व्यवस्था रहनी चाहिए। यदि माँ का मृत्यु से बचाव हो गया तो प्रसव के बाद एक सप्ताह के अंदर यह स्थिति अपने आप सुधरने लगती है और वह पूर्णरूपेण स्वस्थ हो जाती है।

वायरल हेपेटाइटिस (Viral Hepatitis)—

वायरल हेपेटाइटिस पाँच प्रकार के होते हैं—हेपेटाइटिस A, B, C, D & E। हेपेटाइटिस के तीव्र आक्रमण में मिचली, उलटी, सिरदर्द, बुखार, पीलिया इत्यादि होता है। रक्त में बिलिरुबीन (Bilirubin 5-20 mg/dl) एवं SGPT (400-4,000) की मात्रा बढ़ जाती है। अत्यधिक वमन होता है और रक्त में चीनी की कमी हो जाती है। ऐसी स्थिति में माँ को अस्पताल में रखकर चिकित्सा होनी चाहिए। हेपेटाइटिस के वायरस मल-मूत्र एवं वमन के द्वारा फैलते हैं, अत: उन्हें छूने के पहले हाथों में दोहरे दास्ताने पहनना जरूरी है।

हेपेटाइटिस A—यह रोग संक्रमित भोजन या पानी लेने से होता है। इसकी रोकथाम के लिए हेपेटाइटिस A का टीका उपलब्ध है। इसके साथ इम्यूनोग्लोबुलिन का टीका भी पड़ता है।

हेपेटाइटिस B—यह वायरस रक्त या रक्तजनित वस्तुओं से फैलता है। यदि किसी संक्रमित व्यक्ति का खून या संक्रमित सूई किसी सामान्य व्यक्ति के

बदन में प्रवेश कर जाए तब वह व्यक्ति भी हेपेटाइटिस B का शिकार हो जाता है। Hepatitis B से संक्रमित महिला के भ्रूण को भी संक्रमित होने का खतरा होता है। 80 प्रतिशत रोगी स्वत: ठीक हो जाते हैं, शेष 20 प्रतिशत में यह बीमारी रह जाती है। भूख नहीं लगना, मिचली एवं उलटी इसके लक्षण हैं। पीड़ित व्यक्ति का वजन धीरे-धीरे कम होता जाता है। यह बीमारी गुर्दा, हृदय एवं तंत्रिका तंत्र को प्रभावित कर सकती है। यदि हेपेटाइटिस B शरीर में बहुत दिन तक रह जाए, तब लीवर में सिरोसिस (Cirrhosis) एवं कैंसर होने का खतरा रहता है।

हेपेटाइटिस B का टीका उपलब्ध है, पर उसे गर्भावस्था में नहीं दिया जाता है। गर्भ-धारण के पहले ही हेपेटाइटिस B का टीका लग जाना उचित है। हेपेटाइटिस B से संक्रमित माँ जब शिशु को जन्म देती है, तब नवजात को तुरंत ही हेपेटाइटिस B का टीका एवं इम्यूनोग्लोबुलिन की सुई देनी चाहिए, ताकि वह संक्रमित नहीं हो। गर्भावस्था में कभी-कभी जरूरत के अनुसार लैमिवुडाइन एवं इम्यूनोग्लोबुलिन दिया जाता है। माँ के भोजन में कार्बोहाइड्रेट एवं प्रोटीन भी प्रचुर मात्रा में होना चाहिए।

हेपेटाइटिस C—यदि कोई सामान्य व्यक्ति किसी हेपेटाइटिस C से संक्रमित व्यक्ति के खून या शरीर के अन्य द्रव के संपर्क में आता है, तब उसे भी हेपेटाइटिस C होने का खतरा होता है। गर्भस्थ शिशु अपनी माँ के द्वारा भी संक्रमित हो सकता है। संक्रमित व्यक्ति का इलाज दवाओं द्वारा किया जाता है। इसका टीका उपलब्ध नहीं है।

हेपेटाइटिस E—यह बीमारी माँ के लिए बहुत ही घातक सिद्ध हो सकती है। यह संक्रमित भोजन या पानी के सेवन से होता है। माँ को प्रसवोपरांत अत्यधिक रक्तस्राव, मानसिक अचेतनता, किडनी खराब होना (Renal failure), खून में थक्के का नहीं बनना, संक्रमण एवं मृत्यु होने की संभावना रहती है। शिशु पर भी इसका गंभीर असर पड़ता है और गर्भपात, समय से पूर्व जन्म या गर्भ में ही भ्रूण की मृत्यु हो सकती है। इसमें शिशु मृत्यु-दर 20-70 प्रतिशत है और मातृ मृत्यु-दर 15-20 प्रतिशत है।

हेपेटाइटिस ई से बचाव के लिए भोजन हमेशा हाथ धोकर ही करना चाहिए तथा पानी को उबालकर पीना उचित है।

हेल्प सिंड्रोम

प्री-इक्लैंपसिया की अनेक जटिलताओं में हेल्प सिंड्रोम भी एक गंभीर जटिलता है। इस सिंड्रोम में लिवर प्रभावित होने के कारण उससे निकलनेवाले

एंजाइम की मात्रा बढ़ जाती है, रक्त में प्लेटलेट्स की संख्या कम हो जाती है और लाल रक्त कोशिकाएँ टूटने लगती हैं। मिचली, उलटी, पेट के ऊपरी हिस्से में बहुत दर्द, कमजोरी और बेचैनी इसके मुख्य लक्षण है। लिवर के कुप्रभावित होने के कारण रक्त में थक्का बनानेवाले तत्त्वों (Clotting factors) की कमी हो जाती है, जिससे माँ को अत्यधिक रक्तस्राव हो सकता है। चूँकि हेल्प सिंड्रोम तीव्र इक्लैंपसिया का लक्षण है और माँ के लिए अत्यंत खतरनाक होता है, अत: प्रसव शीघ्र कराना आवश्यक हो जाता है। प्रसव कराने के बाद ही माँ में सुधार की उम्मीद होती है। इस बीमारी में मातृ मृत्यु-दर 25 प्रतिशत तक है और शिशु मृत्यु-दर 5 से 60 प्रतिशत तक है।

□

गर्भावस्था में वृक्क एवं मूत्र नली का रोग (Renal and Urinary tract diseases in pregnancy)

—डॉ. पंकज हंस
—डॉ. शांति राय

गर्भावस्था में बहुत सारे शारीरिक एवं क्रियात्मक परिवर्तन होते हैं, जो वृक्क एवं मूत्र नलिका को भी प्रभावित करते हैं। इन परिवर्तनों के कारण गर्भवती महिलाओं को मूत्र संक्रमण की अधिक संभावना होती है। मूत्र में अल्बुमीन की मात्रा गर्भ के समय बढ़ जाती है; पर अगर यह 24 घंटे में 300 मि.ग्रा. से अधिक हो तो इसे असामान्य माना जाएगा। कभी-कभी गर्भवती महिलाओं के मूत्र में बिना किसी कारण के रक्त के आने की भी संभावना रहती है और इन्हें बाद में इक्लैंपसिया होने का डर रहता है।

गर्भ के समय सीरम क्रिएटिनीन अगर हमेशा 0.9 मि.ग्रा. प्रति 100 मि.ली. से अधिक रहे तो यह किडनी की बीमारी का लक्षण हो सकता है, जिसे अल्ट्रासाउंड से अच्छी तरह जाँच कर देखना पड़ता है। जरूरत होने पर किडनी की बायोप्सी, सिस्टोस्कॉपी (Cystoscopy) और एम.आर.आई. (MRI) की जाती है।

जिन महिलाओं की एक किडनी हटाई जा चुकी है, उनकी दूसरी किडनी गर्भ के समय थोड़ी बढ़ जाती है; पर और कोई इससे परेशानी नहीं होती है।

मूत्र-तंत्र में संक्रमण

गर्भावस्था के समय मूत्र नलिका का संक्रमण ही सबसे अधिक देखा जाता है। यह दो तरह का हो सकता है—

1. जिसमें महिला को कोई तकलीफ नहीं हो (Asymptomatic bacteriuria) और
2. जिसमें लक्षण पाए जाए।

   यह संक्रमण मूत्र नलिका में कहीं भी हो सकता है, जैसे—किडनी, पेल्विस, कैलिसेज या मूत्र की थैली में।

Asymptomatic bacteriuria में चूँकि महिला को कोई तकलीफ नहीं होती, अतः इसकी पहचान गर्भावस्था की पहली जाँच के समय ही कर लेनी चाहिए; क्योंकि अगर इसका उपचार नहीं किया गया तो बाद में यह संक्रमण बढ़कर मूत्र-तंत्र को बुरी तरह प्रभावित कर सकता है। इन महिलाओं को समय से पूर्व प्रसव एवं कम वजनवाले शिशु के होने की संभावना भी अधिक होती है। ऐसे संक्रमण का उपचार उचित एंटीबायोटिक देकर किया जाता है। संक्रमण दोबारा नहीं हो, इसके लिए पुनः एक महीने बाद जाँच की जाती है।

मूत्र-तंत्र संक्रमण के लक्षण

मूत्र विसर्जन में दर्द, बार-बार विसर्जन की इच्छा, अचानक जोर से लगना इत्यादि लक्षण हो सकते हैं। मूत्र की जाँच में मृत श्वेत रक्त कोशिकाएँ एवं कीटाणु पाए जाते हैं। कभी-कभी मूत्र में मृत श्वेत रक्त कोशिकाएँ तो रहती हैं, पर कीटाणु नहीं। ऐसा क्लेमायडिया (Chlamydia) नामक कीटाणु के संक्रमण से होता है। इन संक्रमणों का उपचार उचित एंटीबायोटिक देकर किया जाता है।

गर्भावस्था के समय होनेवाले गंभीर संक्रमणों में किडनी का संक्रमण सबसे अधिक संख्या में पाया जाता है और यह गर्भावस्था में रक्त विषाक्तता (septic shock) का सबसे बड़ा कारण है। किडनी का संक्रमण गर्भ की दूसरी तिमाही में, कम उम्र की महिलाओं में और प्रथम गर्भ के समय अधिक पाया जाता है। आधे से अधिक संक्रमण केवल दाईं किडनी में होते हैं। इसके लक्षण हैं—अचानक जाड़ा देकर तेज बुखार, पीठ में रीढ़ के बगल में एक तरफ या दोनों तरफ दर्द, भूख नहीं लगना, उलटी की इच्छा इत्यादि। मूत्र की जाँच में बहुत सारी मृत श्वेत रक्त कोशिकाएँ एवं कीटाणु मिलते हैं। रक्त की जाँच में भी कीटाणु मिल सकते हैं। अगर इसका उपचार तुरंत नहीं किया गया तो किडनी के खराब हो जाने की संभावना रहती है। इसके अलावा, फेफड़े पर भी बुरा प्रभाव पड़ता है और मृत्यु की भी संभावना रहती है। इसका मुख्य उपचार शरीर में प्रचुर मात्रा में पानी चढ़ाना

(hydration) एवं एंटीबायोटिक है। पेशाब पर्याप्त मात्रा में होने के लिए हाइड्रेशन जरूरी है। अधिक बुखार को कम करने के लिए पारासिटामोल या अन्य दवा दी जाती है। अगर 48 से 72 घंटे में सुधार नहीं हुआ तो किडनी संबंधी अन्य जाँचें जरूरी होती हैं, क्योंकि कभी-कभी पथरी पाई जा सकती है या कुछ और समस्या हो सकती है। कभी-कभी एम.आर.आई. से भी जाँच करने की जरूरत पड़ती है। जो भी समस्या हो, उसका उचित समाधान करना तुरंत आवश्यक है। ऐसी अवस्था में उपचार अस्पताल में भरती करके किया जाता है। पूरे उपचार के बाद भी 30 से 40 प्रतिशत महिलाओं को दोबारा संक्रमण pyelonephritis होने की संभावना रहती है। यदि बार-बार संक्रमण हो तो पूरे गर्भ के समय एंटीबायोटिक दिया जाता है।

किडनी में पथरी

7 प्रतिशत महिलाएँ अपने जीवन काल में कभी-न-कभी किडनी की पथरी से पीड़ित पाई जाती हैं। यदि एक बार पथरी हुई तो दो-तीन साल के बाद फिर से दूसरी पथरी होने की भी संभावना रहती है। ऐसी महिलाओं को पानी बहुत पीना चाहिए, ताकि पेशाब की मात्रा हमेशा अधिक रहे और भोजन में नमक व प्रोटीन कम लेना चाहिए। अगर पथरी के चलते तीव्र दर्द हो, मूत्र में रुकावट हो, बार-बार संक्रमण हो या अधिक रक्तस्राव हो तो पथरी को निकालना जरूरी हो जाता है। जिन्हें गर्भ नहीं है, उनकी पथरी लिथोट्रिप्सी द्वारा निकाली जाती है। गर्भावस्था में अन्य ऑपरेशन द्वारा निकाला जाता है।

रीनल ट्रांसप्लांट के बाद गर्भ—रीनल ट्रांसप्लांट यानी किडनी के प्रत्यारोपण के बाद जो दवाएँ दी जाती हैं, उनमें से कुछ भ्रूण के लिए खतरनाक होती हैं, पर कुछ दवाएँ बहुत नुकसान नहीं पहुँचातीं। यदि महिला गर्भ के लिए बहुत इच्छुक हो तो कम नुकसान पहुँचानेवाली दवाओं के साथ गर्भ-धारण कर सकती है, जैसे साइक्लोस्पोरिन और टैक्रोलिमस।

गर्भावस्था में इन्हें प्री-इक्लैंपसिया होने की संभावना अधिक रहती है। गर्भाधान के पहले भी कुछ बातों पर ध्यान देना जरूरी है—

1. ट्रांसप्लांट के बाद कम-से-कम दो साल तक महिला का स्वास्थ्य ठीक रहे।
2. किडनी अच्छी तरह काम कर रही हो, जिसका पता सीरम क्रिएटिनीन एवं मूत्र में प्रोटीन की मात्रा की जाँच से होता है। सीरम क्रिएटिनीन की

मात्रा 1.5 मि.ग्रा./प्रतिशत से नीचे होना चाहिए और मूत्र में प्रोटीन की मात्रा 24 घंटे में 500 मि.ग्रा. से कम।

3. ग्राफ्ट के बेकार होने का कोई लक्षण पिछले 6 महीने में नहीं हो।
4. यूरोग्राफी की जाँच में किडनी का पेल्विस या कैलिक्स फूला हुआ नहीं हो।
5. रक्तचाप अधिक नहीं हो।
6. कोई भी ऐसी दवा न ली जा रही हो, जो भ्रूण में विकृति पैदा कर सकती है।
7. दवाएँ केवल जरूरत भर दी जा रही हों।

ऐसे बच्चों को, जिनकी माँ को गर्भ के समय दवाएँ दी गई हैं, भविष्य में कोई विशेष बीमारी होने का डर है या नहीं, यह अभी मालूम नहीं है। साइक्लोस्पोरिन लेनेवाली माँ के दूध में यह स्रावित होता है, जो बच्चे को प्रभावित कर सकता है। अत: स्तनपान नहीं कराना चाहिए। जिनका पहले किडनी ट्रांसप्लांट हुआ है, उन्हें गर्भावस्था में और नजदीकी जाँच की जरूरत होती है। इन्हें हर कुछ दिनों पर ठीक से देखना जरूरी है। मूत्र संक्रमण को एंटीबायोटिक देकर ठीक किया जाता है और अगर बार-बार संक्रमण हो तो दवा पूरी गर्भावस्था तक चलाई जाती है। लिवर के एंजाइम की जाँच, रक्त की जाँच, मधुमेह के लिए जाँच, अन्य संक्रमणों की जाँच बार-बार की जाती है। गर्भावस्था में सीरम क्रिएटिनिन का बढ़ना खराब लक्षण है और इसके लिए महिला को अस्पताल में भरती कराने की जरूरत पड़ती है। भ्रूण के विकास में कमी एवं समय पूर्व प्रसव की संभावना अधिक रहती है। इन महिलाओं में सिजेरियन डिलीवरी की संभावना भी अधिक रहती है।

पॉलिसिस्टिक किडनी—इस बीमारी में किडनी में अनेक सिस्ट पाए जाते हैं। यह बीमारी प्रति 800 में एक बच्चे में जन्म के समय पाई जाती है और पाँच से 10 प्रतिशत किडनी का फेल करना इसी बीमारी के कारण होता है। पुरुषों में महिलाओं की अपेक्षा ज्यादा जटिलताएँ होती हैं। पॉलिसिस्टिक किडनी के साथ-साथ लिवर, ब्रेन या हृदय में भी सिस्ट पाए जा सकते हैं। हृदय में अन्य गड़बड़ियाँ भी हो सकती हैं।

माँ को पोलिसिस्टिक किडनी रहने पर गर्भावस्था में मूत्र-तंत्र संक्रमण, किडनी के काम में कमी और उच्च रक्तचाप होने की संभावना रहती है, जिसके कारण गर्भ एवं भ्रूण प्रभावित हो सकते हैं।

तीव्र नेफ्रोटिक सिंड्रोम (Acute Nephrotic Syndrome)—इस रोग में रक्तचाप बढ़ जाता है और मूत्र में रक्त, पस सेल्स एवं प्रोटीन आने लगते हैं। गर्भावस्था के समय इसकी पहचान दिक्कत से होती है, क्योंकि प्री-इक्लैंसिया-इक्लैंसिया में भी यही लक्षण होते हैं। उच्च रक्तचाप, समय पूर्व प्रसव एवं उच्च शिशु मृत्यु-दर के कारण नेफ्रोटिक सिंड्रोम गर्भ को बुरी तरह प्रभावित करता है।

नेफ्रिटिक सिंड्रोम (Nephritic Syndrome)—इसमें मूत्र में काफी मात्रा में प्रोटीन निकलता है, जिसके कारण रक्त में प्रोटीन की बहुत कमी हो जाती है और शरीर फूलने लगता है। धीरे-धीरे उच्च रक्तचाप एवं किडनी के काम में गिरावट आने लगती है। इस रोग की पहचान किडनी की बायोप्सी जाँच द्वारा की जाती है। इन महिलाओं में प्री-इक्लैंसिया होने का खतरा अधिक रहता है। अगर उच्च रक्तचाप नहीं हो या किडनी ठीक से काम कर रही हों तो गर्भ पर बुरा प्रभाव नहीं पड़ता है। भविष्य में ऐसी महिलाओं की किडनी फेल करने की संभावना रहती है।

क्रोनिक रीनल डिजीज—इसमें किडनी धीरे-धीरे अपना काम करना स्थायी रूप से बंद कर देता है। किडनी फेल करने के कारणों में प्रमुख है—मधुमेह, उच्च रक्तचाप, किडनी का संक्रमण एवं पॉलीसिस्टिक किडनी।

क्रोनिक रीनल डिजीज (C.R.D.) के साथ गर्भावस्था में निम्नलिखित जटिलताएँ उत्पन्न हो सकती हैं—

1. हमेशा के लिए उच्च रक्तचाप।
2. प्रेग्नेंसी के दौरान उच्च रक्तचाप (Gestational hypertension)।
3. किडनी के कार्यों (function) में गिरावट।
4. किडनी की कार्य करने की क्षमता हमेशा के लिए खराब हो जाना।
5. समय पूर्व प्रसव।
6. भ्रूण के विकास में कमी।
7. शिशु मृत्यु-दर का बढ़ना।

ये सारी जटिलताएँ इस बात पर निर्भर करती हैं कि किडनी की गड़बड़ी कितनी है। किडनी की कार्य-क्षमता जितनी ही कम होगी, जटिलताएँ उतनी ही अधिक होंगी।

उपचार—रक्तचाप, सीरम क्रिएटिनिन एवं 24 घंटे के मूत्र में प्रोटीन की जाँच हर थोड़े-थोड़े दिनों पर कराना जरूरी है। अगर मूत्र में कोई संक्रमण हो तो उसकी सही चिकित्सा की जाती है। रक्त की कमी (एनीमिया) के लिए कभी-कभी

एरीथ्रोपोएटिन की सुई दी जाती है। कुछ महिलाओं में गर्भ के कारण किडनी पर बुरा असर पड़ सकता है, जिससे वह और भी खराब हो सकता है। यह बुरा असर हमेशा के लिए भी हो सकता है। अगर किडनी फेल्योर के लिए पहले से डायलिसिस हो रहा हो तो इसे गर्भावस्था में भी जारी रखना चाहिए। अगर पहले से डायलिसिस नहीं हो रहा है तो गर्भावस्था के समय शुरू करना कभी-कभी खतरनाक भी हो सकता है; पर क्रिएटिनिन के 5 से 7 मि.ग्रा. प्रतिशत रहने पर डायलिसिस जरूरी हो जाता है। माँ को तीव्र उच्च रक्तचाप, प्लासेंटा का पृथक्करण (abruption), हार्ट फेल्योर और संक्रमण होने का डर हमेशा बना रहता है। समय पूर्व प्रसव, भ्रूण के विकास में कमी, मृत शिशु का जन्म एवं गर्भ में उल्व द्रव के अधिक होने की संभावना भी अधिक रहती है।

Acute Kidney Injury—गर्भावस्था में अत्यधिक रक्तस्राव या प्री-इक्लैंप्सिया के कारण अचानक किडनी में गड़बड़ी आ सकती है, जिससे वे काम करना बंद कर सकते हैं। कभी-कभी प्लासेंटा के पृथक्करण (Placental abruption) एवं संक्रमण भी इसके कारण हो सकते हैं। अगर रक्त की कमी को तुरंत पूरा किया जाए, पानी या अन्य उचित द्रव चढ़ाकर रक्त के आयतन को ठीक रखा जाए, प्री-इक्लैंपसिया का सही उपचार किया जाए, संक्रमण के लिए उचित एंटिबायोटिक दिया जाए तो किडनी को बचाया जा सकता है।

मूत्र-नली में अवरुद्धता—गर्भ के भार से कभी-कभी यूरेटर पर गर्भाशय का इतना दबाव पड़ता है कि उससे पूरी मात्रा में मूत्र संचरित नहीं हो पाता है। अगर प्रसव का समय नजदीक हो तो ऐसी स्थिति में प्रसव-पीड़ा शुरू कराई जा सकती है। शिशु के जन्म के बाद गर्भाशय से पड़ते दबाव में कमी आने के बाद यह स्वतः ठीक हो जाता है। अगर प्रसव का समय दूर हो तो यूरेटर में स्टेंट (Stent) लगाकर इस समस्या का समाधान किया जाता है।

□

गर्भावस्था में संक्रमण
(Infection in Pregnancy)

—डॉ. मीना सामंत
—डॉ. शांति राय

गर्भावस्था में संक्रमण माँ और भ्रूण दोनों के लिए हानिकारक हो सकता है। कुछ संक्रमण केवल माँ को बीमार करते हैं और कुछ अन्य माँ से फैलकर भ्रूण को भी संक्रमित करते हैं। भ्रूण का संक्रमण या तो गर्भ में ही माँ से अपरा के द्वारा होते हुए पहुँचता है या जन्म के समय माँ के शारीरिक द्रवों के संपर्क में आने के कारण। यहाँ उन संक्रमणों के बारे में संक्षिप्त में बताया गया है, जो सामान्यत: यहाँ देखे जाते हैं और जिनका प्रभाव भ्रूण एवं नवजात पर पड़ सकता है।

चिकेन पॉक्स (Chicken Pox—Varicella Zoster)—चिकेन पॉक्स वायरस से होनेवाली एक बीमारी है, जो Varicella Zoster नामक DNA वायरस से होती है। यह बीमारी अधिकांश लोगों को बचपन में ही हो जाती है, जिसके कारण 95 प्रतिशत वयस्क स्त्री या पुरुषों में इस बीमारी से लड़ने की क्षमता आई.जी.जी. (Immunoglobulin-G) के रूप में वर्तमान रहती है। एक बार चिकेन पॉक्स हो गया तो दोबारा होने की संभावना नगण्य होती है और यदि दोबारा हुआ भी तो बहुत मामूली रूप में होता है। यदि पहले-पहल चिकेन पॉक्स का संक्रमण गर्भावस्था में हुआ तो उससे भ्रूण को हानि पहुँचने की संभावना रहती है। संक्रमण होने पर माँ को हलका बुखार होता है और जुकाम के बाद शरीर में छोटे-बड़े दाने निकल आते हैं, जिसमें खुजली व जलन होती है। धीरे-धीरे ये दाने फोड़े का रूप ले लेते हैं। 3 से 7 दिनों के बाद यह फोड़े सूखने लगते हैं और उनके ऊपर पपड़ी जम जाती है। कभी-कभी इस बीमारी में न्यूमोनिया भी हो सकता है। धूम्रपान करनेवालों में एवं

फोड़ों की संख्या 100 से अधिक होने पर न्यूमोनिया का डर अधिक रहता है। वैसे भी, बच्चों के बजाय वयस्कों में यह बीमारी तीव्र रूप में होती है और कभी-कभी अस्पताल में भरती होने की जरूरत भी पड़ जाती है। जिन्हें यह बीमारी बचपन में नहीं हुई है, उन्हें टीका (Vaccine) देकर इस बीमारी को रोका जा सकता है।

भ्रूण व नवजात शिशु पर दुष्प्रभाव–

यदि माँ को गर्भावस्था के शुरुआती पाँच महीनों में यह संक्रमण होता है, तब नवजात शिशु को जन्मजात वैरिसेला सिंड्रोम (Varicella Syndrome) होने का खतरा होता है। इस सिंड्रोम में बच्चों की आँखें छोटी, रेटिना प्रभावित, दिमाग में सिकुड़न, शारीरिक विकास में कमी, किडनी में सूजन, भुजाओं का छोटा आकार, त्वचा सूख जाना इत्यादि विकार हो सकते हैं। यदि गर्भ के तेरहवें सप्ताह के पहले माँ को बीमारी हो तो बच्चों में इस सिंड्रोम का डर 0.4 प्रतिशत और 13-20वें सप्ताह के बीच 4 प्रतिशत होता है। 20 हफ्ते के बाद माँ को संक्रमण हो तो भ्रूण में प्रभाव कम देखा जाता है। यदि माँ को चेचक के दाने प्रसव के समय या प्रसव के पाँच दिन पहले से या दो दिन बाद निकलते हैं तो नवजात शिशु में तीव्र संक्रमण होता है, क्योंकि माँ के प्रतिरोधक एंटीबॉडीज शिशु में नहीं पहुँच पाते। ऐसे 30 प्रतिशत नवजात शिशुओं की मृत्यु हो सकती है। ऐसी माताओं के नवजात को चिकेन पॉक्स से बचाव के लिए वैरिसेला इम्यूनोग्लोबुलिन की सूई लगाई जाती है।

उपचार–

यदि किसी अन्य व्यक्ति को चेचक के दाने निकले हों तो गर्भवती महिला को उसके संपर्क में नहीं आना चाहिए। यदि संक्रमण हो ही गया तो गर्भवती को आराम, बुखार कम करने की दवा, स्वास्थ्यवर्द्धक भोजन एवं दानों पर जलन कम करने के लिए कैलामाइन (Calamine) दिया जाता है। यदि न्यूमोनिया की आशंका हो तो अस्तपाल में भरती होना आवश्यक है और उन्हें Acyclovir की सुई भी देनी पड़ती है।

बचाव–

टीकाकरण (Vaccination)—किशोरावस्था में 4 से 8 सप्ताह के अंतराल पर दो खुराक टीके लगाए जाते हैं। यह टीका गर्भावस्था में नहीं लगाया जाता है। वे वयस्क, जिन्हें पहले कभी चिकेन पॉक्स नहीं हुआ है, उन्हें भी यह टीका लगवाना चाहिए।

यदि गर्भवती को पहले से टीका नहीं लगा है और अभी उसे चिकेन पॉक्स होने का बहुत खतरा है तो बचाव के लिए इम्यूनोग्लोबुलिन (VariZIG) दिया जा सकता है।

इन्फ्लुएंजा (Influenza)—यह भी वायरस से होनेवाली एक बीमारी है, जो कभी-कभी महामारी के रूप में फैलती है। साधारणतया इससे जान को कोई खतरा नहीं होता, पर गर्भवती महिलाओं में इसका प्रकोप साधारण से अधिक होता है, जिससे फेफड़े भी प्रभावित हो सकते हैं। भ्रूण का संक्रमण यदा-कदा ही होता है। भ्रूण की मृत्यु, समय पूर्व प्रसव एवं गर्भपात के भी छिटपुट दृष्टांत पाए गए हैं। भ्रूण में विकृतियाँ आएँगी या नहीं, इस विषय में कोई स्पष्ट मत नहीं है। यदि गर्भवती को इन्फ्लुएंजा के तीव्र लक्षण हों तो उसे दवा की जरूरत पड़ती है। इन्फ्लुएंजा रोकने के लिए प्रतिवर्ष उसका टीका भी लगाया जाता है। गर्भावस्था में भी यह टीका गर्भ के चौथे महीने के बाद लग सकता है। यह टीका विशेषकर उन लोगों के लिए उपयोगी है, जिन्हें मधुमेह, दिल की बीमारी, दमा या एड्स इत्यादि हो। टीका से 70 से 80 प्रतिशत बचाव हो जाता है। शिशुओं में यह टीका छह महीने की उम्र के बाद लगता है।

गलसुआ (Mumps)—गलसुआ भी वायरस से होनेवाली एक बीमारी है। करीब 90 प्रतिशत वयस्क बचपन में ही इस रोग से पीड़ित हो चुके होते हैं, जिसके कारण उनमें इस बीमारी के लिए प्रतिरोधक क्षमता होती है। अतः बहुत कम व्यक्ति ही वयस्क होने के बाद इस रोग से पीड़ित होते हैं। गलसुआ मुख्यतः मुख में सलाइवरी ग्लैंड को प्रभावित करता है; पर मस्तिष्क, अग्न्याशय, अन्य अवयव और पुरुषों में टेस्टिस भी कभी-कभी प्रभावित हो सकते हैं। थूक, खखार या उलटी के द्वारा यह बीमारी दूसरों में फैलती है।

यदि गर्भ की प्रथम तिमाही में गलसुआ हो जाए तो गर्भपात का खतरा बढ़ जाता है। भ्रूण में विकृतियों का खतरा नहीं रहता है, न ही उनमें गलसुआ होने का।

टीकाकरण—गलसुआ का टीका (MMR Vaccine) बचपन में ही लग जाता है। गर्भावस्था में यह टीका नहीं लगाया जाता है। यदि वयस्क होने के बाद टीका लगाया गया तो उसके एक महीने बाद तक गर्भाधान नहीं होना चाहिए।

छोटी माता (Measles)

इसका प्रकोप अधिकांशतः शीत ॠतु के अंत एवं वसंत ॠतु के शुरू में देखा जाता है, जिस समय काफी लोगों में एक साथ यह बीमारी देखी जाती है। बुखार,

सर्दी, आँख आना और खाँसी इसके शुरुआती लक्षण हैं। फिर लाल-लाल दाने चेहरे और गरदन पर निकल आते हैं, जो धीरे-धीरे पूरे शरीर पर फैल जाते हैं। मुँह के अंदर भी दाने होते हैं, जो सफेद दिखते हैं। छोटी माता की चिकित्सा केवल इससे होनेवाली तकलीफों को आराम पहुँचाकर की जाती है। इसे एंटीबायोटिक की जरूरत नहीं पड़ती। यदि कोई गर्भवती महिला छोटी माता वाले रोगी के संपर्क में आई हो तो उसे बचाव के लिए प्रतिरोधक सुई (IVIG) छह दिन के अंदर लगवा लेनी चाहिए। गर्भावस्था में छोटी माता का टीकाकरण नहीं करना चाहिए। यदि गर्भवती को छोटी माता हो ही गई तो उसे गर्भपात, समय पूर्व प्रसव, भ्रूण के विकास में कमी होने की संभावना रहती है; पर कोई विकृति नहीं देखी गई है। यदि प्रसव के तुरंत पहले माँ को छोटी माता निकले तो नवजात में इस बीमारी के भीषण रूप में होने की आशंका रहती है।

रुबेला (Rubella / German Measles)—

रुबेला वायरस से होनेवाली एक बीमारी है, जो अधिकांश व्यक्तियों को बचपन में ही हो जाती है, जिससे उनमें प्रतिरोधक शक्ति पैदा हो जाती है और उन्हें दुबारा रुबेला होने का डर नहीं रहता। ऐसे व्यक्ति को यदि दुबारा रुबेला होता भी है तो वह बहुत लघु रूप में होता है और उससे कोई नुकसान नहीं पहुँचता। यह बात गर्भवती महिलाओं पर भी लागू होती है और उनके भ्रूण या गर्भ पर बाद में होनेवाले रुबेला का कोई दुष्प्रभाव नहीं देखा गया है।

यदि पहले कभी रुबेला नहीं हुआ है तो इसके होने की संभावना हमेशा बनी रहती है। यदि गर्भवती महिला को पहली बार रुबेला हो तो भ्रूण एवं नवजात पर इसके भीषण दुष्परिणाम हो सकते हैं। सौभाग्यवश रुबेला से बचाव के लिए टीका (रुबेला वैक्सीन) उपलब्ध है और ऐसे परीक्षण भी उपलब्ध हैं, जिनसे यह पता चल जाता है कि महिला में प्रतिरोधक क्षमता है या नहीं। पर यह टीका गर्भावस्था में नहीं लगाया जा सकता। टीका लगाने के बाद भी कम-से-कम एक महीना गर्भाधान नहीं होना चाहिए। अत: उन सभी किशोरियों का, जो स्कूल या कॉलेज में पढ़ती हैं, टीकाकरण हो जाना चाहिए और उन महिलाओं का भी, जो डॉक्टर के संपर्क में किसी अन्य कारण से भी आई हों। इनका परीक्षण करके देख लेना चाहिए कि रक्त में रुबेला आई.जी.जी. है या नहीं। यदि नहीं है तो टीका लग जाना चाहिए। यदि गर्भ के समय आई.जी.जी. न होने की जानकारी मिले तो प्रसव के बाद टीका लगना चाहिए।

यदि गर्भ को प्रथम तीन महीनों के भीतर रुबेला का संक्रमण हो तो 90 प्रतिशत भ्रूण दुष्प्रभावित हो जाते हैं। 13 से 14 सप्ताह के भीतर 54 प्रतिशत और 24 सप्ताह तक 25 प्रतिशत भ्रूण प्रभावित होते हैं। गर्भ के 20 सप्ताह के बाद विकृतियाँ यदा-कदा ही देखी गई हैं।

भ्रूण या शिशु पर रुबेला का दुष्प्रभाव (Congenital Rubella Syndrome)—

1. आँख—मोतियाबिंद और ग्लूकोमा।
2. हृदय—जन्मजात हृदय रोग।
3. कान—बहरापन।
4. स्नायु-तंत्र—छोटा सिर, मानसिक एवं शारीरिक विकास में देर, मेनिनजाइटिस, इन्केफ्लाइटिस।
5. रेटिना पर काले धब्बे।
6. शरीर पर लाल-लाल धब्बे।
7. यकृत और प्लीहा का बड़ा आकार।
8. पीलिया।
9. अस्थियों में बीमारी।

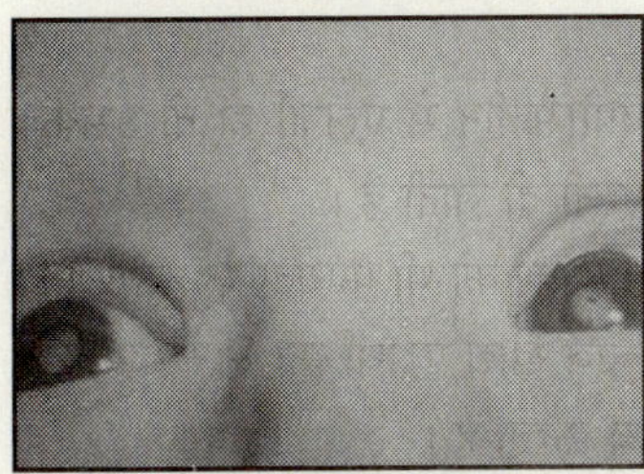

Congenital Cataract

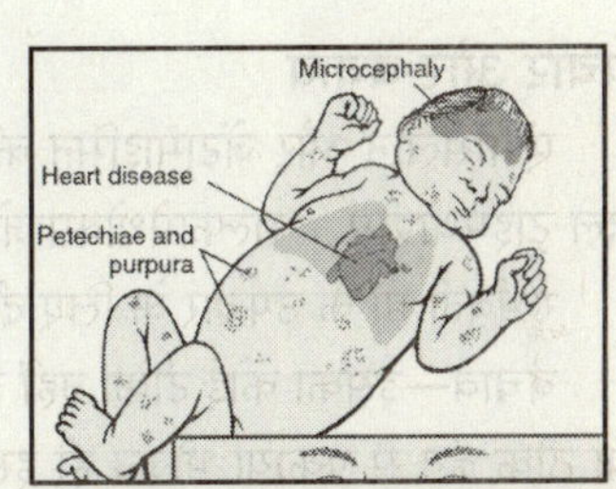

Congenital Rubella Syndrome

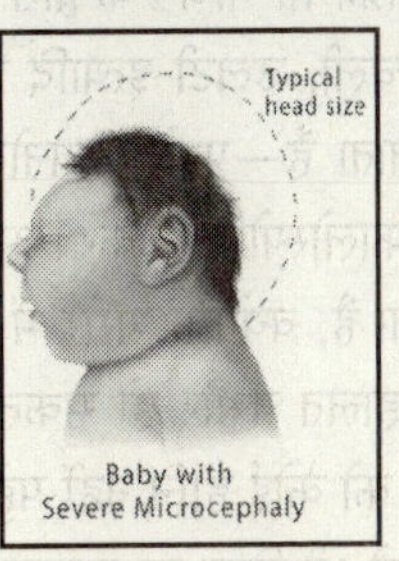

Microcephaly

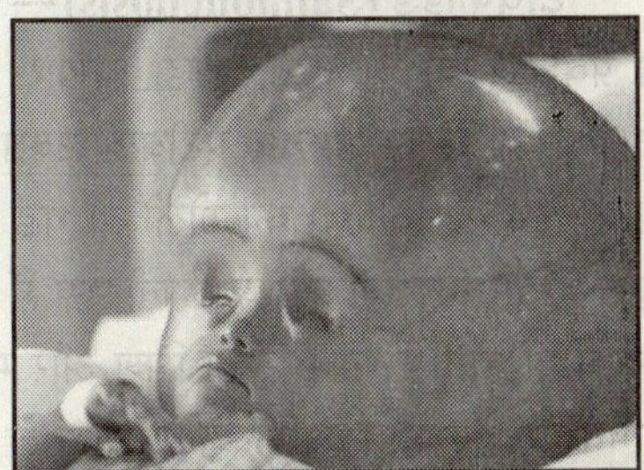

Hydrocephalus

ऐसे शिशु काफी महीनों तक रुबेला के वायरस निष्कासित करते रहते हैं, जिनसे अन्य व्यक्तियों या शिशुओं के संक्रमित होने का खतरा रहता है।

इन शिशुओं को भविष्य में 30 वर्ष की उम्र तक भी मधुमेह एवं मस्तिष्क की बीमारी पैदा होने की संभावना बनी रहती है।

लिस्टेरोसिस (Listerosis)—यह बीमारी लिस्टेरिया मोनोसाइटोजेन (Listeria monocytogen) नामक बैक्टीरिया से होती है और कभी-कभी ही देखने में आती है। ये बैक्टीरिया 1 से 5 प्रतिशत वयस्कों के मल में पाए जाते हैं। गर्भवती माँ, बहुत बूढ़े व्यक्ति या एड्स के रोगी इसके अधिकतर शिकार होते हैं।

माँ में लक्षण—बुखार हो सकता है, पर कोई लक्षण नहीं भी हो सकता है।

गर्भ पर प्रभाव—समय पूर्व प्रसव।

उल्व द्रव का गंदा रंग और उसमें भ्रूण का मल।

भ्रूण में संक्रमण।

अपरा एवं झिल्लियों का संक्रमण (Chorioamnionitis।

संक्रमित भ्रूण के शरीर पर अनेक छोटे-छोटे जख्म होते हैं, जिनमें मवाद भी हो सकता है।

उपचार और बचाव

एंपीसिलीन और जेंटामाइसिन की सुई। एंपीसिलीन से एलर्जी हो तो उसके बदले ट्राइमेथोप्रीम + सल्फामेथोक्साजोल की गोली दी जाती है।

गर्भवती माँ के उपचार के लिए दी गई दवाएँ भ्रूण को भी फायदा पहुँचाती हैं।

बचाव—इसका कोई टीका नहीं है। हाथों एवं खाद्य पदार्थों की साफ-सफाई तथा ठीक ढंग से पकाया भोजन ही इससे बचाव करता है।

टायफाइड (Salmonellosis)—यह बीमारी संक्रमित भोजन के द्वारा शरीर में प्रवेश करती है। दस्त, जाड़ा, बुखार, पेट दर्द, मिचली, उलटी इत्यादि इसके लक्षण हैं। इसका उपचार एंटीबायोटिक्स से किया जाता है—फ्लोरोक्विनोलोन्स (Floroquinolones) की गोली या थर्ड जेनरेशन केफालोस्पोरिन देकर। अधिक दस्त हो तो रिंगर लैक्टेट का पानी नस में चढ़ाना पड़ता है, क्योंकि शरीर में पानी की कमी होने पर गर्भ स्थित शिशु और माँ दोनों की हालत गंभीर हो सकती है। समय पर और सही चिकित्सा की जाए तो गर्भ या भ्रूण को कोई हानि नहीं पहुँचती है। टायफाइड का टीका उपलब्ध है, जो गर्भवती माँ को भी दिया जा सकता है।

मल (Bacillary Dysentery—Shigellosis)—यह एक छूत की बीमारी है, जिसमें तीव्र रक्तजनित दस्त हो सकता है। मल में शिगेला बैक्टीरिया निकलते हैं, जो खाद्य पदार्थों के संपर्क में आने पर अन्य व्यक्तियों को संक्रमित कर सकते हैं। रक्त-मिश्रित मल, पेट में तीव्र मरोड़, बार-बार मल की इच्छा, बुखार एवं शारीरिक स्थिति में गिरावट इसके लक्षण हैं। शरीर में पानी की कमी (dehydration) होने का डर रहता है, अत: उसके ऊपर ध्यान देना तथा नस में पानी चढ़ाना आवश्यक हो जाता है। बैसीलरी डिसेंट्री की चिकित्सा भी एंटीबायोटिक से की जाती है।

कुष्ठ रोग (Hansen disease)—इसकी पहचान PCR टेस्ट के द्वारा होती है और उपचार तीन-चार दवाइयों को एक साथ देकर किया जाता है। ये दवाएँ हैं—dapsone, rifampin और clofazimine। पीड़ित माताओं के नवजात कम वजन वाले होते हैं। भ्रूण को गर्भ में संक्रमण का डर नहीं रहता, पर जन्म के बाद नवजात को माँ की त्वचा के संपर्क में आने से या माँ के थूक की बूँदों से संक्रमण का डर रहता है।

टॉक्सॉप्लास्मोसिस (Toxoplasmosis)—यह बीमारी टॉक्सोप्लास्मा गोंडी नामक कीटाणु के संक्रमण से होती है। ये कीटाणु संक्रमित बिल्लियों के मल में निकलते हैं। इस मल के संपर्क में आई हुई मिट्टी और खाद्य पदार्थ संक्रमित हो जाते हैं, जो मनुष्य में संक्रमण फैलाते हैं। प्रथम संक्रमण के बाद मनुष्य के शरीर में प्रतिरोधात्मक शक्ति (एंटीबॉडी) पैदा हो जाती है, जो बाद वाले संक्रमणों को रोकती है और यदि दुबारा संक्रमण हुआ भी तो उसकी तीव्रता बहुत कम होती है। हमारे देश में अधिकांश व्यक्ति बचपन में ही संक्रमित हो चुके होते हैं, जिसके कारण उनमें इस बीमारी के लिए प्रतिरोधात्मक शक्ति वर्तमान रहती है। यदि गर्भावस्था में प्रथम संक्रमण हो जाए तो भ्रूण पर इसका बुरा प्रभाव पड़ सकता है, जो गर्भ के समय पर निर्भर करता है। शुरू के तीन महीनों में केवल 15 प्रतिशत भ्रूण प्रभावित होते हैं; पर ये बुरी तरह प्रभावित होते हैं। इसके बाद गर्भ जैसे-जैसे आगे बढ़ता है, प्रभावित भ्रूण की संख्या तो बढ़ती जाती है, पर उसकी तीव्रता कम होती जाती है। प्रभावित नवजात का वजन कम, यकृत और प्लीहा बढ़े हुए, रक्त की कमी और पीलिया हो सकता है। कुछ के मस्तिष्क छोटे या बड़े हो सकते हैं और उसमें कैल्सियम का जहाँ-तहाँ जमाव मिल सकता है। बाद में इन बच्चों की आँखों में गड़बड़ी एवं मानसिक विकास में कमी पाई जाती है तथा मूर्च्छा की बीमारी हो सकती है।

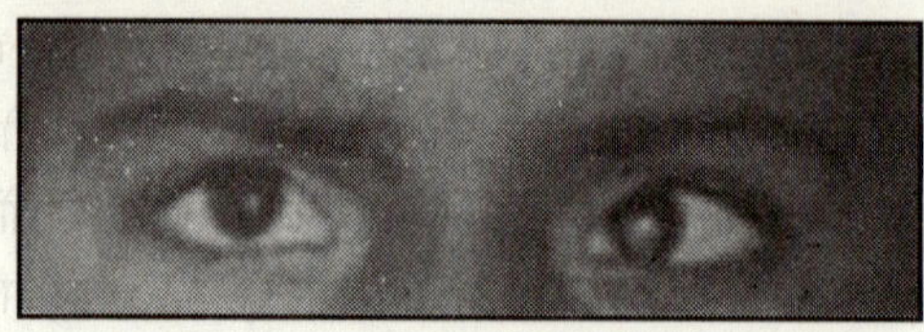

यदि गर्भाधान के पहले से टॉक्सोप्लास्मोसिस के लिए प्रतिरोधात्मक शक्ति (आई.जी.जी. एंटीबॉडी) माँ के रक्त में मौजूद है तो उसके भ्रूण या नवजात को साधारणतया इस बीमारी का खतरा नहीं रहता।

पहचान—अल्ट्रासाउंड में भ्रूण के मस्तिष्क में कैल्सियम के धब्बे, सिर बड़ा, लीवर में कैल्सियम के धब्बे, पेट में पानी, पुरैन में सूजन, भ्रूण की पाचन नली में गड़बड़ी एवं भ्रूण के विकास में कमी मिले तो इस बीमारी की संभावना ध्यान में रखनी चाहिए।

उपचार—यदि माँ को प्रथम संक्रमण गर्भावस्था के दौरान हो जाए तो उसकी चिकित्सा या तो स्पाइरामाइसीन की गोली देकर की जाती है या पाइरीमेथामीन सल्फोनामाइड की गोलियों द्वारा।

बचाव—टॉक्सोप्लास्मोसिस का कोई टीका उपलब्ध नहीं है। बचाव के लिए सफाई पर ध्यान देना जरूरी है। खाना, खासकर मांस को, अच्छी तरह पका कर ही खाना, फल और सब्जियों को अच्छी तरह से धोकर या छिलके उतारकर खाना, खाना पकाने व खानेवाली जगह को ठीक से बार-बार साफ करते रहना और मिट्टी छूने के पहले ग्लब्स पहनना बचाव के कुछ उपाय हैं।

मलेरिया (Malaria)—यह बीमारी संक्रमित मच्छरों (Anopheles) के काटने से होती है।

लक्षण—जाड़ा, बुखार, सिर दर्द, बदन दर्द इत्यादि कुछ-कुछ दिनों के अंतराल पर हुआ करता है। रक्त की कमी (anaemia) और पीलिया भी हो सकता है। फाल्सीपेरम (falciparum) नामक कीटाणु से होनेवाला मलेरिया काफी जटिल होता है, जिसमें किडनी फेल करना, बेहोशी होना तथा मृत्यु का भी भय होता है। गर्भावस्था में मलेरिया होने पर भ्रूण की मृत्यु और वजन में कमी होने की संभावना रहती है। शुरू के तीन महीनों में संक्रमण होने पर गर्भपात हो सकता है। संक्रमित माताओं में 5 प्रतिशत के नवजात कंजेनिटल मलेरिया से पीड़ित पाए जाते हैं।

उपचार—मलेरिया के लिए दी जानेवाली दवाएँ गर्भावस्था में भी दी जा सकती हैं।

बचाव—जहाँ मलेरिया की बहुलता है, वहाँ की गर्भवतियों को बचाव के लिए बीच-बीच में मलेरिया की दवा दी जानी चाहिए, जो पूरे गर्भ में तीन बार दी जाती है। इसके अलावा मच्छरदानी का प्रयोग, मच्छरों के लिए छिड़काव तथा सफाई पर ध्यान भी जरूरी है।

एमीबीयेसिस (Amoebiasis)—यह बीमारी Entamoeba histolytica नामक कीटाणुओं द्वारा अँतड़ी के संक्रमण से होता है। पेट में मरोड़ के साथ बार-बार मल-त्याग इसका मुख्य लक्षण है। गर्भावस्था में लक्षण और तीव्र हो सकते हैं, जैसे—बुखार, तीव्र पेट दर्द एवं रक्त-मिश्रित मल।

उपचार—मेट्रोनिडाजोल या टिनिडाजोल की गोलियाँ और आवश्यकतानुसार नस में पानी चढ़ाना इसका मुख्य उपचार है।

बचाव—बाजार एवं खोमचे के खाने से परहेज, स्वच्छ पेयजल एवं स्वच्छ भोजन।

□

गर्भावस्था में कैंसर रोग
(Cancer in pregnancy)

—डॉ. शांति राय

किसी भी सामान्य व्यक्ति की तरह गर्भवती माँ को भी किसी प्रकार का कैंसर हो सकता है। गर्भावस्था में कैंसर की चिकित्सा एवं पहचान एक बड़ी समस्या है। पहचान के लिए अल्ट्रासाउंड और एम.आर.आई. करने में कोई हानि नहीं होती है; पर एक्स-रे और सी.टी. स्कैन से भ्रूण में रेडिएशन पहुँचने का भय रहता है, जो हानिकारक भी हो सकता है। पर कैंसर की चिकित्सा के लिए यदि एक्स-रे करना या सी.टी. स्कैन करना आवश्यक हो तो इन विधियों का प्रयोग किया जा सकता है। पेट-स्कैनिंग का प्रयोग गर्भावस्था में वर्जित है।

ऑपरेशन—कैंसर की चिकित्सा के लिए यदि ऑपरेशन का निर्णय लिया गया हो तो गर्भ इसके लिए बाधा नहीं है और गर्भावस्था में भी ऑपरेशन किया जा सकता है। ऑपरेशन का क्षेत्र यदि गर्भाशय के बहुत पास है और गर्भ 12 सप्ताह से कम है तो गर्भपात की आशंका रहती है।

रेडिएशन—कैंसर के उपचार में रेडिएशन का महत्त्वपूर्ण योगदान है, जिसे बहुत प्रकार के कैंसर में उपयोग में लाया जाता है; पर रेडिएशन से भ्रूण को हानि पहुँचती है, जो प्रथम 12 से 14 सप्ताह तक सबसे अधिक होती है। इस समय रेडिएशन से भ्रूण में अपरूपता आ सकती है। 14 सप्ताह के बाद भी रेडिएशन से भ्रूण सुरक्षित नहीं रहता और उसका सिर छोटा, विकास में कमी एवं मस्तिष्क को हानि, गर्भ में भ्रूण की मृत्यु और जन्म के बाद भी उसे तरह-तरह की बीमारियों का डर रहता है, जिसमें एक कैंसर भी है। पेट का रेडिएशन भ्रूण के लिए सबसे अधिक खतरनाक है।

कीमोथैरेपी—कीमोथैरेपी में दवाओं द्वारा कैंसर का उपचार किया जाता है। कभी-कभी केवल दवाओं से ही कैंसर ठीक हो सकता है; पर अधिकांशत: इसे ऑपरेशन या रेडिएशन के साथ-साथ दिया जाता है। गर्भावस्था में कीमोथैरेपी के कारण भ्रूण के मानसिक व शारीरिक विकास में कमी और भविष्य में कैंसर की काफी संभावना रहती है। गर्भ के शुरू के 14 सप्ताह तक भ्रूण सबसे अधिक दुष्प्रभावित होता है। उसके बाद खतरे कम होते हैं। कीमोथैरेपी के कारण माँ को भी रक्त कोशिकाओं की कमी हो जाती है और प्रसव के समय अधिक रक्तस्राव एवं संक्रमण का डर रहता है।

कैंसर चिकित्सा के बाद जनन क्षमता एवं गर्भ—कीमोथैरेपी या रेडियोथैरेपी के बाद प्रजनन क्षमता में कमी आ सकती है। जिन्हें अभी बच्चे नहीं हैं, उन्हें इन बातों की जानकारी होना आवश्यक है। चिकित्सा विज्ञान के विकास ने ऐसी अवस्था के लिए भी अनुसंधान किया है और कैंसर की चिकित्सा शुरू करने के पहले ही अंडाशय से अंडे निकालकर या पूरे-के-पूरे अंडाशय को ही निकालकर उन्हें क्रायोप्रिजर्वेशन (Cryopreservation) किया जा सकता है, जो भविष्य में गर्भ-धारण के लिए इस्तेमाल किए जा सकते हैं। यह सुविधा अभी हर जगह उपलब्ध नहीं है, पर भ्रूण का क्रायोप्रिजर्वेशन काफी सफलता से बंध्याकरण की चिकित्सा करनेवाले केंद्रों में उपलब्ध है। यदि कैंसर की चिकित्सा के बाद गर्भ-धारण हो तो देखा गया है कि बच्चे का वजन थोड़ा कम होता है और प्रसव के पश्चात् रक्तस्राव की संभावना का खतरा अधिक होता है। यदि बहुत कम उम्र में रेडियोथैरेपी पड़ा हो तो उनके गर्भाशय को बहुत छोटा रह जाने का डर रहता है।

गर्भावस्था में स्तन कैंसर—सभी कैंसरों में स्तन का कैंसर गर्भावस्था में सबसे अधिक पाया जाता है। इसकी पहचान स्तन में गिल्टी महसूस होने से होती है। गर्भावस्था में चूँकि स्तन बढ़ने लगता है, अत: गिल्टी की पहचान होने में देर हो सकती है। कैंसर की सही पहचान के लिए या तो बायोप्सी करनी होती है या पूरी-की-पूरी गिल्टी निकालकर उसकी जाँच। अल्ट्रासाउंड से भी इसकी पहचान में काफी सहायता मिलती है और यदि जरूरी हो तो माँ के पेट को सील्ड (shield) करके मैमोग्राफी भी किया जा सकता है। यदि गिल्टी मुलायम हो और उसमें पानी भरा हो तो उसमें से पानी खींचकर उसकी जाँच की जाती है। साधारण गिल्टी इतने से ही खत्म हो जाती है। पर यदि गिल्टी खत्म न हो तो उसकी बायोप्सी जाँच करना जरूरी हो जाता है। यदि गिल्टी ठोस हो तो उसका बायोप्सी एवं इमेजिंग

दोनों जरूरी होते हैं। यदि किसी भी जाँच में कैंसर का शक हुआ तो पूरी-की-पूरी गिल्टी निकालकर भी जाँच की जा सकती है। स्तन कैंसर की पहचान के बाद छाती का एक्स-रे, लिवर का अल्ट्रासाउंड और हड्डियों का एम.आर.आई. किया जाता है, ताकि बीमारी का विस्तार अन्यत्र हुआ हो तो उसकी पहचान हो सके। स्तन कैंसर की चिकित्सा गर्भावस्था में भी उसी तरीके से की जाती है, जैसी सामान्य महिलाओं में। यदि संभव हो तो कीमोथैरेपी और ऑपरेशन गर्भ के प्रथम तीन महीनों के बाद किया जाता है और कीमोथैरेपी प्रसव पश्चात् दी जाती है। स्तन कैंसर की चिकित्सा में आजकल इम्यूनोथैरेपी (immunotherapy) का भी काफी महत्त्वपूर्ण स्थान है; पर इसका उपयोग गर्भावस्था में वर्जित है। ऐसी चिकित्सा के छह महीने के बाद तक गर्भाधान वर्जित है और उस अवधि में गर्भ-निरोध आवश्यक है। स्तन कैंसर की चिकित्सा पूरी होने के बाद यदि गर्भाधान हो तो माँ पर भ्रूण पर कोई कुप्रभाव नहीं पाया जाता है। नवजात को स्तनपान कराना भी वर्जित नहीं है। पूरी चिकित्सा के बाद भी कई बार स्तन या कैंसर दुबारा हो सकता है, अत: दो-तीन वर्षों तक गर्भाधान न हो तो अच्छा है। इस अवधि में कॉपर टी का इस्तेमाल किया जा सकता है, क्योंकि हॉर्मोन वाले गर्भ-निरोधक उपाय इन महिलाओं के लिए वर्जित हैं। टेमॉक्सीफेन नामक दवा का उपयोग भी स्तन कैंसर की चिकित्सा में काफी किया जाता है। इसका कोर्स खत्म होने के कुछ महीनों बाद ही गर्भाधान होना चाहिए, नहीं तो भ्रूण में विकृतियों की संभावना रहती है।

थायरॉइड कैंसर—इसकी पहचान अल्ट्रासाउंड, एफ.एन.ए.सी. तथा टी.एस.एच. और टी3 व टी4 की जाँच से होती है। इसका मुख्य उपचार है ऑपरेशन द्वारा थायरॉइड को हटा देना। गर्भ के प्रथम तीन महीनों में ऑपरेशन नहीं करना चाहिए। ऑपरेशन के बाद थायरॉक्सीन की गोलियाँ दी जाती हैं, ताकि टी.एस.एच. 0.1 और 0.5 mIU/L के बीच रह सके। गर्भावस्था में या स्तनपान कराते समय रेडियोएक्टिव आयोडीन नहीं दिया जाता है और इसके प्रयोग के एक वर्ष बाद तक गर्भाधान नहीं होना चाहिए।

सर्वाइकल कैंसर—सर्वाइकल कैंसर यानी गर्भाशय ग्रीवा का कैंसर महिलाओं में पाए जानेवाले मुख्य कैंसरों में एक है। भारत में इसका प्रकोप अधिक ही है। इस कैंसर से बचाव संभव है, यदि सभी महिलाओं की जाँच दो-तीन वर्ष के अंतराल पर की जाए तथा उनका पैपस्मीयर कराया जाए। पैपस्मीयर से यह पता चलता है कि भविष्य में गर्भाशय ग्रीवा कैंसर होने की संभावना है या नहीं। यदि

जाँच सकारात्मक आया तो उसी समय उसका उपचार कर देने पर कैंसर होने की संभावना नगण्य हो जाती है। इस कैंसर से बचाव के लिए अब टीका भी उपलब्ध है; पर इसका सबसे अधिक प्रभाव उनमें पाया जाता है, जो अविवाहित हों या जिन्होंने कभी यौन संपर्क नहीं किए हों; क्योंकि गर्भाशय ग्रीवा का संबंध एच.पी. वी. नामक वायरस से है, जो यौन संपर्क से गर्भाशय ग्रीवा को संक्रमित करते हैं। वैक्सीन एच.पी.वी. के संक्रमण से बचाव करता है। यदि गर्भावस्था में सर्वाइकल कैंसर हो गया तो उसका उपचार निम्नलिखित बातों पर निर्भर करता है—

1. कैंसर का स्टेज।
2. इस गर्भ को सही सलामत रखने की माँ की इच्छा।
3. गर्भावस्था का समय।

यदि बीमारी बहुत शुरुआती अवस्था में हो, यानी स्टेज 1 ए 1 में तो साधारणतया गर्भ को उस समय तक बढ़ाया जा सकता है, जब तक कि भ्रूण बाहर निकलने पर भी जीवित रहने लायक न हो जाए। यदि बीमारी आगे बढ़ चुकी हो तो उपचार के लिए कोई एक मत नहीं है। अधिकांश चिकित्सकों का मत है कि गर्भावस्था के पूर्वार्ध में पहचान हो तो भ्रूण की चिंता छोड़कर कैंसर का सही उपचार किया जाए। यदि गर्भ के उत्तरार्ध में कैंसर की पहचान हो तो गर्भ को कुछ दिनों तक आगे बढ़ाया जाए, ताकि भ्रूण गर्भ के बाहर भी जीवित रहने लायक हो जाए और प्रसव के बाद कैंसर की चिकित्सा शुरू की जाए। गर्भाशय ग्रीवा के कैंसर के साथ सामान्य प्रसव तभी संभव है, जब जख्म का आकार छोटा हो और उससे अधिक रक्तस्राव की संभावना न हो, अन्यथा सिजेरियन सेक्शन से प्रसव कराया जाता है।

ओवेरियन कैंसर—ओवेरियन कैंसर साधारणतया अधिक उम्र की महिलाओं में पाया जाता है; पर कम उम्र में भी इसके होने की संभावना रहती है और यह गर्भावस्था में भी पाया जा सकता है। गर्भावस्था में पाए जानेवाले रोग अधिकांशत: शुरू के स्टेज में ही पहचान में आ जाते हैं। यदि रोग की पहचान गर्भ के पूर्वार्ध में हो तो गर्भाशय ग्रीवा के कैंसर की तरह इसका भी उपचार उसी समय समूल किया जाता है; पर यदि उत्तरार्ध में पहचान हो तो उपचार को कुछ दिनों तक टालकर प्रसव के बाद उपचार शुरू किया जाता है।

यूटेराइन कैंसर—यूटेराइन कैंसर अधिकांशत: 40 वर्ष की उम्र के बाद पाया जाता है, पर यदा-कदा उसके पहले भी हो सकता है। यदि उन महिलाओं को हो

जाए, जो गर्भाधान की इच्छा रखती हों तो उनकी चिकित्सा काफी कठिन हो जाती है। कुछ चिकित्सक गर्भाशय को बचाते हुए हॉर्मोन द्वारा इस रोग को आगे बढ़ने से रोकते हैं, ताकि गर्भाधान संभव हो सके। पर ऐसे उपचार का परिणाम बुरा भी हो सकता है और कभी-कभी इस रोग से महिला की मृत्यु भी हो सकती है।

□

गर्भावस्था में मोटापा

—डॉ. शांति राय

यदि किसी भी व्यक्ति का वजन इतना अधिक बढ़ जाए कि उसके कारण उसके स्वास्थ्य पर बुरा असर पड़ने लगे तो उस व्यक्ति को मोटा कहते हैं। शरीर में कितनी शक्ति जमा होती है और कितनी खर्च होती है, उसी पर मनुष्य का वजन निर्भर करता है। यदि कम शक्ति खर्च की जाए और खा-पीकर अधिक शक्ति संचित की जाए तो परिणाम मोटापा होगा।

मोटापा एक विश्व व्यापी रोग के रूप में उभरकर सामने आ चुका है। पिछले बीस वर्षों में पूरे विश्व में मोटे लोगों की संख्या में काफी वृद्धि हुई है और भारत भी उससे अछूता नहीं है। चिंता की बात यह है कि और देशों की अपेक्षा कम वजन में ही भारतीयों का स्वास्थ्य दुष्प्रभावित होने लगता है।

किसी भी व्यक्ति का वजन कितना होना चाहिए, यह उसकी उम्र और उसकी लंबाई पर निर्भर करता है। वजन औसत से थोड़ा ही अधिक या कम होना स्वस्थ होने की पहचान है। औसत से काफी अधिक वजन होने पर उसे मोटापे की श्रेणी में रखेंगे।

मोटापे की पहचान–

1. बी.एम.आई. (Body Mass Index)—किसी भी व्यक्ति के किलोग्राम में वजन को उसकी मीटर में लंबाई के स्क्वायर से विभाजित (Weight in Kilograms÷Height in Metres^2) करने पर बी.एम.आई. का पता चलता है। उदाहरण के लिए, यदि किसी व्यक्ति का वजन 90 किलोग्राम है और ऊँचाई 1.6 मीटर तो बी.एम.आई होगा 90÷1.6x1.6=35.16 kg/m^2। बी.एम.आई. के अनुसार मोटापे की निम्न श्रेणियाँ निर्धारित की

गई हैं—

- ➢ कम (underweight) <18.5
- ➢ सामान्य 18.5–24.9
- ➢ अधिक 25–29.9
- ➢ मोटा (obese) 30–34.9
- ➢ अति मोटा (severe obese) 35–39.9
- ➢ भीषण मोटा (morbidly obese) >40

2. कमर की मोटाई—महिलाओं में यदि कमर का घेरा 35 इंच या 88 सें.मी. से अधिक हो तो इसे ज्यादा कहा जाएगा।

मोटापा के खतरे—मोटापा स्वास्थ्य पर बुरा प्रभाव डालता है। मोटापा जितना अधिक होगा, खतरे की संभावना भी उतनी ही अधिक होगी। अधिक मोटे व्यक्ति की आयु भी सामान्य व्यक्ति की अपेक्षा कम होती है।

मोटे लोगों में निम्नलिखित बीमारियों की संभावना बढ़ जाती है, जो मोटापे की श्रेणी के अनुसार बढ़ती जाती है—

1. मधुमेह (टाइप 2)।
2. उच्च रक्तचाप।
3. दिल का दौरा (Coronary artery disease)।
4. हृदय का बड़ा हो जाना।
5. नींद में साँस की रुकावट।
6. मस्तिष्क में रक्तस्राव।
7. पित्त की थैली में पथरी एवं अन्य बीमारियाँ।
8. लिवर की बीमारी।
9. ऑस्टियोआर्थ्राइटिस।
10. बंध्यापन।
11. पी.सी.ओ.डी.।
12. मासिक चक्र का कई-कई दिनों पर आना या रुक जाना।
13. स्तन, गर्भाशय और बड़ी आँत का कैंसर।
14. किसी भी जख्म के सूखने में देर।
15. रक्तवाहिनियों में घनास्रता (Deep vein thrombosis)।

मोटापे का उपचार–

मोटे व्यक्ति के लिए वजन कम करना अत्यंत ही कठिन है और अगर कम हो भी गया तो उसे कम ही रखना तथा पुनः बढ़ने नहीं देना और भी कठिन है। अतः वजन जब बढ़ने लगे, उसी समय उस पर काबू पाना आवश्यक है, ताकि वह अधिक न बढ़ पाए। इसके लिए समय-समय पर अपना वजन लेते रहना, स्वस्थ भोजन लेना और नियमित व्यायाम करते रहना जरूरी है। वजन कम करने के लिए निम्नलिखित उपाय किए जाते हैं–

1. **खान-पान में बदलाव**—खाना ऐसा होना चाहिए, जिसमें घी, तेल और चीनी-मीठा की मात्रा न्यूनतम हो या नहीं हो। हरी साग-सब्जियाँ, सलाद, ताजे फल लाभदायक होते हैं। रेशेदार सब्जी एवं फल स्वास्थ्य के लिए अच्छे होते हैं। भोजन में कैलोरी की मात्रा अपने वजन एवं बी.एम.आई. के अनुसार तय करना चाहिए। अधिक बी.एम.आई. वाले को कम कैलोरी एवं कम बी.एम.आई. वाले को अधिक कैलोरी की जरूरत होती है।
2. **व्यायाम**—व्यायाम करने से या तेजी से टहलने से अधिक कैलोरी खर्च होती है, जो शरीर में उपलब्ध वसा को कम करता है। मोटापा कम करने के अलावा भी व्यायाम के अनेक अन्य लाभ हैं।
3. **व्यावहारिक बदलाव**—अपने कार्य-व्यवहार में थोड़ा-बहुत परिवर्तन करने से भी शरीर में वसा की कमी होती है; जैसे—लिफ्ट के बदले सीढ़ियों का उपयोग करना, थोड़ी दूर जाने के लिए वाहन का प्रयोग न कर पैदल जाना, घर के छोटे-छोटे काम स्वयं करना इत्यादि।

व्यायाम, भोजन एवं व्यावहारिक बदलाव से ही मोटापे से जुड़ी बीमारियों की संभावना काफी कम हो जाती है; पर यदि अत्यधिक मोटापा हो तो उसे कम करने के लिए अन्य उपाय भी करने पड़ते हैं।

4. **दवाएँ**—मोटापा कम करनेवाली कुछ खास दवाएँ होती हैं, जिनका उपयोग उन लोगों के लिए किया जाता है, जो अत्यधिक मोटे हों और खान-पान, व्यायाम या व्यावहारिक बदलाव से वजन कम नहीं हो पा रहा हो। अधिकांशतः निम्नलिखित दवाएँ उपयोग में लाई जाती हैं—
   1. Sibutramine
   2. Orlistat
   3. Rimonabant
5. **ऑपरेशन—**

A. लिपोसक्शन—इस ऑपरेशन में पेट के ऊपर जमे अधिक वसा को हटा दिया जाता है पर इसके बाद पुनः वहाँ वसा के जमा होने की एवं मोटापा की संभावना बनी रहती है।

B. बैरियाट्रिक सर्जरी—इसमें आमाशय को भिन्न-भिन्न विधियों द्वारा छोटा कर दिया जाता है, ताकि व्यक्ति अधिक खाना खा ही नहीं पाए। मोटापा कम करने की विधियों में यह ऑपरेशन काफी सफल पाया गया है। इसका उपयोग अत्यधिक मोटापा वालों के लिए ही किया जाता है, यदि बी.एम.आई. 30 से अधिक हो या 30 से कम भी हो, पर साथ-साथ मोटापा से जुड़ी अन्य जटिलताएँ उत्पन्न हो रही हों।

दवाओं का सेवन या ऑपरेशन गर्भावस्था में नहीं किया जाता है। गर्भावस्था में खान-पान में भी अधिक कमी करना भ्रूण के लिए हानिकारक हो सकता है, क्योंकि उसके विकास में कमी होगी। उचित है कि गर्भाधान के पहले ही अपने वजन को कम किया जाए और सही बी.एम.आई. प्राप्त करने की कोशिश की जाए।

प्रजनन से संबंधित ये जटिलताएँ मोटापे से जुड़ी हुई हैं—

1. मासिक चक्र का रुक-रुककर आना या बंद हो जाना।
2. ऑव्युलेशन नहीं होना और अंडाशय में बहुत सारे छोटे-छोटे सिस्ट का बन जाना (PCOD)।
3. बंध्यापन।
4. पुरुषों में शुक्राणुओं की कमी एवं उनकी क्रियाशीलता में कमी।
5. गर्भपात।
6. समय पूर्व प्रसव।
7. समय पश्चात् प्रसव।
8. गर्भावस्था का मधुमेह।
9. गर्भावस्था में उच्च रक्तचाप।
10. अल्ट्रासाउंड की जाँच में दिक्कत एवं गलती।
11. भ्रूण का गर्भाशय में उलटा या आड़ा होना।
12. सिजेरियन सेक्शन की संभावना बढ़ जाना।
13. ऑपरेशन के समय निश्चेतना में जटिलता।
14. ऑपरेशन में परेशानी तथा मूत्राशय एवं आँत को चोट लगने का डर।
15. घाव सूखने में देर।
16. हर्निया की अधिक संभावना।

इन बातों की जानकारी हर व्यक्ति को होनी चाहिए और सभी को अपने वजन तथा बी.एम.आई. को काबू में रखने का भरपूर प्रयास करना चाहिए, क्योंकि इससे अनेकों जटिलताएँ उत्पन्न हो सकती हैं और इनमें से कोई-कोई जानलेवा भी हो सकती हैं।

□

गर्भावस्था में पाचन-तंत्र संबंधी बीमारियाँ

—डॉ. शांति राय

हाइपरएमेसिस ग्रेवीडेरम—गर्भावस्था में मिचली और उलटी होना आम बात है, खासकर शुरू के सोलह सप्ताह तक। कभी-कभी उल्टियाँ इतनी अधिक होती हैं कि माँ का स्वास्थ्य कुप्रभावित होने लगता है। मिचली और उलटी का सही-सही कारण तो ठीक से पता नहीं, पर गर्भावस्था में होनेवाले हॉर्मोन के परिवर्तन एवं मानसिक तनाव शायद इसके कारण हैं। यदि साथ में हाइपरथायरॉइड की बीमारी, पहले मोलर गर्भ का इतिहास, मधुमेह, दमा तथा अन्य एलर्जिक बीमारियाँ, पाचन-तंत्र की बीमारियाँ या कोई ऐसी बीमारी, जिसमें भोजन पर प्रतिबंध हो तो हाइपरएमेसिस की संभावना बढ़ जाती है।

यदि उल्टियाँ बार-बार और अधिक मात्रा में काफी दिनों तक होती रहें तो माँ के शरीर में जल की कमी (dehydration) हो जाती है और उसकी किडनी पर इसका असर पड़ता है। कई बार डायलेसिस की भी आवश्यकता पड़ जाती है। तीव्र हाइपरएमेसिस में माँ के रक्त में कॉपर की कमी एवं जिंक की बहुलता हो जाती है। थायमीन तथा विटामिन-K की भी कमी हो जाती है।

उपचार—सामान्य मिचली और उल्टियाँ खान-पान में सुधार लाने से ही कम हो जाती हैं। अदरक से भी कई लोगों को लाभ मिलता है। विटामिन-B 6 के साथ डॉक्सिलामीन या अन्य उलटी रोकनेवाली दवाएँ कभी-कभी जरूरी होती हैं। यदि समस्या अधिक गंभीर हो तो उलटी रोकनेवाली दवाएँ बार-बार देनी पड़ सकती हैं, जो खानेवाली गोली, सुई एवं मलद्वार में डालनेवाले सपोजिटरी के रूप में बाजार में उपलब्ध हैं। अधिक तीव्र उलटी या हाइपरएमेसिस होने पर माँ को अस्पताल

में भरती करना जरूरी हो जाता है, जहाँ उसे नस द्वारा पानी चढ़ाकर डिहाड्रेशन में सुधार लाया जाता है, उलटी की सुई लगाकर उसे काबू में लाया जाता है और यदि उलटी अत्यधिक तीव्र हो या किसी तरह सुधार नहीं हो पाए, तब माँ के पेट में ट्यूब के द्वारा या नस में सुई के द्वारा पोषण पहुँचाया जाता है।

2. गला जलना—यह भी गर्भावस्था की आम तकलीफों में एक है और 50 से 80 प्रतिशत गर्भवतियाँ कभी-न-कभी इससे पीड़ित होती हैं। हॉर्मोन के असर के कारण ओइसोफेगस (Oesophagus) का निचला हिस्सा ढीला हो जाता है, जिसके कारण आमाशय से भोजन का पचता हुआ कुछ भाग ऊपर ओइसोफेगस में चला जाता है। भोजन के इस भाग के अम्लीय होने के कारण गला जलता है। इससे राहत पाने के लिए भोजन एक बार में कम मात्रा में लेना चाहिए, सोते समय सिरहाना थोड़ा ऊँचा होना चाहिए, खाने के बाद तुरंत नहीं लेटना चाहिए और जिस भोजन से गला अधिक जलता हो उससे परहेज रखना चाहिए। तंबाकू और मद्यपान से परहेज भी आवश्यक है। कभी-कभी जरूरी होने पर एंटासीड लिया जा सकता है। यदि समस्या अधिक गंभीर हो तो सिमेटीडीन, रेनेटीडीन, ओमेप्राजॉल, पैंटोप्राजॉल इत्यादि लिया जा सकता है। यदि इससे भी आराम न पहुँचे तो एंडोस्कॉपी करना पड़ता है।

3. हाइटल हर्निया (Hiatal Hernia)—इसके कारण उलटी, पेट के ऊपरी भाग में दर्द एवं आमाशय में रक्तस्राव हो सकता है। अधिक रक्तस्राव होने पर ऑपरेशन की जरूरत पड़ सकती है।

4. डायफ्रामेटिक हर्निया (Diagphramatic Hernia)—यह एक गंभीर समस्या है, जो यदा-कदा देखने को मिलती है। इसमें पेट के अवयव, अँतड़ियाँ इत्यादि सीने में घुसे होते हैं। यदि गर्भवती में यह समस्या हो तो 45 प्रतिशत पीड़ित माँ की मृत्यु हो जाती है।

5. पेप्टिक अल्सर—गर्भावस्था में यह समस्या शायद ही कभी दिखती है। पेप्टिक अल्सर के दो मुख्य कारण हैं—क्रोनिक गैस्ट्राइटिस और एस्प्रीन या इस तरह की दर्द-निवारक गोलियों का अत्यधिक सेवन।

यदि पहले से पेप्टिक अल्सर हो तो गर्भावस्था में अकसर वह शांत रहता है; पर प्रसव के तीन महीनों बाद वह पुनः जाग्रत् हो सकता है। यदि गर्भावस्था में पेप्टिक अल्सर के कारण परेशानी हो तो उसकी चिकित्सा एंटासीड या पेप्टिक अल्सर की अन्य दवाओं द्वारा की जाती है।

आमाशय या पाचन-तंत्र के ऊपरी भाग से रक्तस्राव—यह अधिकांशत: अत्यधिक उल्टियों के कारण होता है या पेप्टिक अल्सर के कारण। इसका उपचार है—बर्फ का ठंडा पानी पीना, एंटासीड, नस द्वारा पैंटोप्राजॉल की सुई इत्यादि। यदा-कदा अधिक रक्तस्राव होने पर रक्त चढ़ाने की जरूरत पड़ सकती है। यदि रक्तस्राव इन दवाओं द्वारा बंद नहीं हो पाए तो एंडोस्कॉपी करना जरूरी हो जाता है।

दस्त—यह साधारणतया वायरस, बैक्टीरिया, वर्म्स या प्रोटोजोआ के संक्रमण के कारण होता है। इसकी चिकित्सा एंटीबायोटिक देकर की जाती है और निर्जलीकरण न हो, इसके लिए सावधानी रखनी पड़ती है। पानी पूरी मात्रा में पीना और जरूरी हो तो नस में पानी चढ़ाना आवश्यक है। पानी की अधिक कमी होने पर पेशाब की मात्रा में कमी हो जाती है और कभी-कभी पेशाब आना बंद भी हो जाता है, जो एक खतरनाक लक्षण है। ऐसा न हो, इसके लिए पूरी सावधानी रखनी चाहिए और आवश्यकतानुसार पानी चढ़ाना चाहिए।

पाचन-तंत्र में सूजनवाली बीमारियाँ—ऐसी बीमारियाँ कभी-कभी गर्भावस्था में तंग कर सकती हैं। यदि गर्भाधान के पहले से ऐसी कोई बीमारी हो, जैसे क्रोन (Crohn) रोग या अल्सरेटिव कोलाइटिस (Ulcerative colitis) तो गर्भावस्था में साधारणतया ये शांत रहती हैं, पर कभी-कभी इनका प्रकोप बढ़ सकता है। पीड़ित महिला को गर्भाधान में देर होने की या बंध्यापन की संभावना रहती है। गर्भ का अल्सरेटिव कोलाइटिस के ऊपर कोई विशेष प्रभाव नहीं पड़ता। इन माताओं को अधिक मात्रा में कैल्सियम एवं फोलिक एसिड देने की जरूरत होती है। अल्सरेटिव कोलाइटिस का उपचार गर्भावस्था में भी सामान्य अवस्था की तरह ही किया जाता है। यदि माँ क्रोन रोग से पीड़ित हो तो जटिलताओं के कारण गर्भावस्था में भी कभी-कभी ऑपरेशन करना पड़ सकता है।

आँत में अवरोध (Intestinal obstruction)—यह अवरोध अधिकांशत: पहले के ऑपरेशन के कारण होता है, जिससे आँत का एक हिस्सा दूसरे हिस्से से चिपक जाता है। कुछ अवरोध अन्य बीमारियों के कारण होते हैं, जैसे वॉलव्यूलस (Volvulus) या इनटससेप्शन (Intussusception)। अवरोध में पीड़िता को रुक-रुककर पेट में तीव्र मरोड़ होता है और 80 प्रतिशत को साथ-साथ मिचली व वमन भी होता है। एक्स-रे से इसकी पहचान होती है। पर कभी-कभी सी.टी. या एम.आर.आई. की भी जरूरत पड़ती है। गर्भावस्था में अवरोध की पहचान अधिकतर देर से हो पाती है, जिसके कारण माता मृत्यु-दर बढ़ जाती है। अवरोध का उपचार

ऑपरेशन द्वारा किया जाता है। हलका अवरोध हो तो आशान्वित उपचार से भी कभी-कभी सफलता मिलती है।

अपेंडिसाइटिस—गर्भावस्था में इस बीमारी की पहचान देर से हो पाती है, क्योंकि अपेंडिक्स इस समय गर्भाशय से ढँका रहता है। अपेंडिसाइटिस का दर्द पेट के दाईं भाग में नीचे की ओर या पेट के बीच में होता है, साथ में बुखार और उल्टियाँ हो सकती हैं। यदि शीघ्र ऑपरेशन नहीं किया गया तो अपेंडिक्स के फटने का डर गर्भावस्था में अधिक रहता है। अपेंडिसाइटिस की पहचान होते ही उसका ऑपरेशन शीघ्र कर देना उचित है। पहचान के लिए कभी-कभी एम.आर.आई. की जरूरत पड़ सकती है। गर्भ के प्रथम छह महीने में अपेंडिक्स का ऑपरेशन लैप्रोस्कॉपी द्वारा किया जा सकता है; पर इसके बाद पेट खोलकर ऑपरेशन करने की जरूरत होती है। साथ में एंटीबायोटिक्स देना जरूरी है, ताकि संक्रमण फैल न सके।

अपेंडिसाइटिस के कारण गर्भपात एवं समय पूर्व प्रसव की संभावना बढ़ जाती है। नवजात का वजन भी कम होता है।

□

गर्भावस्था में रक्त-जनित बीमारियाँ
(Haematological diseases)

—डॉ. शांति राय

रक्ताल्पता (Anaemia in pregnancy)

भारत में रक्ताल्पता एक आम समस्या है। यह रोग महिलाओं में अधिक पाया जाता है और गर्भावस्था में इसकी संभावना बढ़ जाती है। एक अध्ययन में देखा गया है कि यहाँ प्रति 1,000 में 500 महिलाएँ कभी-न-कभी रक्त की कमी से पीड़ित होती हैं और 40 प्रतिशत महिलाओं को पूरी गर्भावस्था में रक्त की कमी रहती है।

रक्ताल्पता के कारण–

1. लौह की कमी (Iron deficiency anaemia)
2. तीव्र रक्तस्राव (Haemorrhagic anaemia)
3. पुराने और दुर्दम रोग (Chronic inflamation & Malignant disease)
4. फॉलिक एसिड और विटामिन बी12 की कमी (Megaloblastic anaemia)
5. असामान्य रूप से रक्त कोशिकाओं का टूटना (Haemolytic Anaemia)
6. रक्त कोशिकाओं का निर्माण नहीं होना या कम निर्माण होना (Aplastic anaemia)।

गर्भावस्था में रक्ताल्पता का मुख्य कारण है लौह की कमी और प्रसव के बाद मुख्य कारण है अधिक रक्तस्राव।

लक्षण—थकावट, कमजोरी, आलस, भूख की कमी, अपच, दिल की धड़कन में तेजी, चक्कर, पाँव में सूजन, दम फूलना इत्यादि।

रक्ताल्पता के कारण होनेवाली जटिलताएँ—गर्भावस्था में रक्त की अधिक कमी होने पर भ्रूण के विकास में कमी और समय पूर्व प्रसव होने की संभावना रहती है। माँ को संक्रमण की आशंका रहती है। यदि गर्भ में कोई भी अन्य जटिलता हो तो रक्त की कमी के कारण यह काफी गंभीर रूप ले सकती है, जिससे माता मृत्यु-दर भी काफी बढ़ जाती है।

लौह की कमी—यह भिन्न-भिन्न कारणों से हो सकती है—भोजन में लौह की कमी, पाचन-शक्ति में कमी, पेट में कृमि इत्यादि। गर्भावस्था में लौह की आवश्यकता बढ़ जाती है, क्योंकि रक्त की मात्रा में काफी वृद्धि होती है, जिसके लिए अधिक लौह चाहिए। बढ़ते हुए गर्भाशय एवं प्लासेंटा के लिए अधिक रक्त और लौह की जरूरत पड़ती है और भ्रूण के विकास के लिए भी अतिरिक्त लौह की आवश्यकता होती है। इस प्रकार पूरी गर्भावस्था में करीब 1,000 मिलीग्राम अतिरिक्त लौह आवश्यक है, जिसमें 300 मिलीग्राम भ्रूण और प्लासेंटा के लिए चाहिए, 500 मिलीग्राम माँ के रक्त के लिए और बाकी 200 मिलीग्राम मूत्र, आँत एवं पसीने में निकलता है। अतिरिक्त लौह की पूर्ति नहीं किए जाने पर लौह की कमी या एनीमिया हो जाता है। इस कमी को पूरा करने के लिए गर्भवती को प्रतिदिन 30 से 60 मिलीग्राम की लौह की गोली और 4 मिलीग्राम फोलिक एसिड लेना आवश्यक है। बहुत सी माताओं को आयरन की गोलियों को पचाने में दिक्कत होती है। उन्हें सुई द्वारा आयरन दिया जाता है। लौह के प्राकृतिक स्रोत मांस, मछली, लिवर, केला, सेब, खजूर, चुकंदर, हरी साग-सब्जियाँ इत्यादि हैं।

तीव्र रक्तस्राव—गर्भ के प्रथम तीन महीनों में गर्भपात, अस्थानिक गर्भ एवं मोलर गर्भ के कारण कभी-कभी तीव्र रक्तस्राव की संभावना रहती है। अधिक रक्तस्राव होने पर माँ की गहन देखभाल एवं रक्तआधान की आवश्यकता पड़ती है। यदि हीमोग्लोबिन की मात्रा 7 ग्राम से अधिक हो, माँ की स्थिति चिंताजनक नहीं हो और उसे किसी प्रकार का संक्रमण न हो तो रक्तआधान नहीं करना चाहिए।

जीर्ण एवं दुर्दम रोग—कैंसर, एच.आई.वी., गुर्दे के जीर्ण रोग, टी.बी. इत्यादि बीमारियों में कभी-कभी रक्त की बहुत कमी हो जाती है। ऐसी रक्ताल्पता पूरे विश्व में दूसरे स्थान पर आती है। इन बीमारियों में लौह की कमी की जाँच एवं उसकी आपूर्ति जरूरी है। एरिथ्रोपोएटिन की सुई इसमें फायदा पहुँचाती है, पर इससे कभी-कभी रक्तचाप बढ़ने का डर रहता है, अतः उसके लिए सावधानी रहनी चाहिए।

मेगालोब्लास्टिक एनीमिया–

A. **फोलिक एसिड की कमी**—फोलिक एसिड की कमी अधिकांशतः उन शाकाहारी माताओं को होती है, जो हरी, पत्तेदार या ताजा सब्जियाँ नहीं लेतीं। फोलिक एसिड की कमी या रक्ताल्पता होने के बाद भूख की कमी हो जाती है और अन्य पोषक तत्त्वों की भी कमी होने लगती है। उपचार के लिए इन गर्भवतियों को पौष्टिक और फोलिक एसिड-युक्त भोजन लेना चाहिए। आयरन के साथ फोलिक एसिड की गोली काफी फायदेमंद होती है।

B. **विटामिन बी-12 की कमी**—विटामिन बी-12 की कमी से भी मेगालोब्लास्टिक एनीमिया होता है। शरीर में विटामिन बी-12 आमाशय में तैयार होता है। कई स्थितियों में विटामिन बी-12 पूरा बन नहीं पाता है और उसकी कमी हो जाती है, जैसे ऑपरेशन के द्वारा आमाशय को पूरा या उसका कुछ भाग काटकर हटा देना, क्रोन डिजीज, छोटी आँत का कुछ भाग ऑपरेशन द्वारा हटा देना और छोटी आँत में कीटाणुओं का अधिक उत्पन्न होना आदि। विटामिन बी-12 की कमी होने पर इसकी सुई जरूरत के अनुसार दी जाती है।

हीमोलिटिक एनीमिया—सिक्ल सेल की बीमारी (Sickle cell disease), हेरीडिटरी स्फेरोसाइटोसिस, ऑटोइम्यून हीमोलिसिस एवं कई दवाओं के कारण हीमोलिटिक एनीमिया हो सकता है। गर्भावस्था में हीमोलिटिक एनीमिया के मुख्य कारण हैं—तीव्र प्री-इक्लैंपसिया, इक्लैंपसिया, एक्यूट फैटी लिवर, तीव्र संक्रमण इत्यादि।

एप्लास्टिक एनीमिया—अस्थियों में पर्याप्त मात्रा में रक्त कोशिकाओं की उत्पत्ति नहीं होने के कारण हाइपोप्लास्टिक एनीमिया होता है और कोशिकाएँ बिल्कुल न बन पाएँ तो एप्लास्टिक एनीमिया हो जाता है। इसके कई कारण हैं, जिसमें संक्रमण, रेडिएशन, ल्यूकीमिया, प्रतिरोधक क्षमता में कमी, कुछ वंशानुगत बीमारियाँ और कुछ दवाएँ तथा केमिकल्स मुख्य हैं। गर्भावस्था में एप्लास्टिक एनीमिया माँ के लिए बहुत ही खतरनाक हो सकता है। यद्यपि गर्भावस्था में एप्लास्टिक एनीमिया यदा-कदा ही होता है, पर यदि हो तो माँ को अत्यधिक रक्तस्राव एवं संक्रमण की आशंका बढ़ जाती है। संक्रमण के लिए हमेशा देखरेख होती रहनी चाहिए और जरूरत होने पर शीघ्र एंटीबायोटिक्स देना चाहिए। रक्त

कोशिकाओं को चढ़ाने की आवश्यकता पड़ सकती है। इस एनीमिया के साथ मातृ मृत्यु-दर काफी बढ़ जाता है।

सिक्ल सेल एनीमिया (Sickle-Cell anaemia)—यह एक वंशानुगत बीमारी है, जिसमें हीमोग्लोबिन की बनावट में असामान्यता रहती है। इस बीमारी का रुक-रुककर आक्रमण होता है और इसके परिणाम घातक होते हैं। जाँघ एवं बाँह की हड्डियों का परिगलन (necrosis), गुर्दे को हानि, प्लीहा और यकृत (Liver) का बढ़ जाना, फेफड़ों का रोधगलन (infraction) एवं उच्च रक्तचाप, हृदय का बढ़ जाना, मस्तिष्क की रक्त वाहिनियों में जमाव या उनसे रक्तस्राव, पैरों में जख्म और संक्रमण की आशंका बहुत बढ़ जाती है। गर्भावस्था सिक्ल सेल से पीड़ित महिला के लिए एक गंभीर समस्या है। विभिन्न अवयवों में रक्त की कमी के कारण परिगलन होता रहता है, जिससे कभी-कभी तीव्र दर्द होता है। स्वास्थ्य संबंधी जटिलताएँ, गुर्दे में संक्रमण बार-बार होता है। गर्भावस्था में उच्च रक्तचाप, प्री-इक्लैंपसिया, इक्लैंपसिया, अपरा का पृथक्करण (abruption), समय पूर्व प्रसव एवं भ्रूण के विकास में कमी हो सकती है। गर्भवती महिला को सिक्ल सेल बीमारी होने पर बार-बार गहन देखरेख की जरूरत होती है। चूँकि भ्रूण के विकास में कमी एवं प्रसव के समय मृत्यु की संभावना अधिक होती है, अतः इनकी पहचान के लिए समय-समय पर गर्भ की जाँच आवश्यक है। ऐसी महिलाओं को प्रसव के समय उन्हीं सावधानियों की जरूरत होती है, जो हृदय रोग से पीड़ित महिलाओं को होती है। आसानी से होनेवाला हो तो सामान्य प्रसव, अन्यथा सिजेरियन से प्रसव कराया जाता है। रक्त की कमी हो तो पैक्ड सेल का आधान किया जाता है। अधिक मात्रा में पानी चढ़ाने से या रक्त चढ़ाने से फेफड़ों में पानी और हार्ट फेल्योर की संभावना बढ़ जाती है।

प्रसव के बाद गर्भ-निरोध के लिए इन महिलाओं को या तो ऑपरेशन करा लेना चाहिए या केवल प्रोजेस्टेरॉन वाली गर्भ-निरोधक विधियाँ प्रयोग करनी चाहिए।

थैलेसीमिया—थैलेसीमिया जीन के म्यूटेशन के कारण होता है। हीमोग्लोबिन का कौन सा भाग प्रभावित हुआ, उसके अनुसार इसके विभिन्न प्रकार होते हैं; जैसे—अल्फा, बीटा इत्यादि। थैलेसीमिया माइनर या मेजर हो सकता है। माइनर थैलेसीमिया से प्रभावित माँ को गर्भावस्था में रक्त की कमी रहती है और उसे आयरन व फोलिक एसिड की गोलियाँ देनी पड़ती हैं। यदि पति-पत्नी दोनों थैलेसीमिया माइनर से प्रभावित हों तो भ्रूण को थैलेसीमिया मेजर होने की काफी

संभावना रहती है। थैलेसीमिया मेजर में रक्त की हमेशा कमी रहती है और बार-बार रक्त आधान की जरूरत पड़ती है।

हीमोफीलिया—हीमोफीलिया भी एक जेनेटिक बीमारी है। यह ए और बी दो प्रकार का होता है। हीमोफीलिया से ग्रसित माँ को प्रसव के बाद अत्यधिक रक्तस्राव का खतरा रहता है, अतः इनके प्रसव के दौरान काफी सावधानी बरतनी चाहिए, ताकि अधिक काटने की जरूरत न पड़े या योनि को कम आघात पहुँचे। प्रसव के समय हीमोफीलिया से ग्रसित माँ के लिए रक्त की व्यवस्था अवश्य रहनी चाहिए और इनका प्रसव भी ऐसी जगह होना चाहिए, जहाँ कुशल चिकित्सक और ब्लड बैंक की सुविधा उपलब्ध हो।

□

गर्भावस्था में तंत्रिका तंत्र संबंधी बीमारियाँ

—डॉ. शांति राय

माइग्रेन—माइग्रेन एक सामान्य बीमारी है, जिसमें सिर में कुछ-कुछ दिनों के अंतराल पर दर्द होता है और दवा न ली जाए तो दर्द बढ़कर कभी-कभी असह्य हो जाता है। गर्भावस्था में 2 प्रतिशत माताओं को माइग्रेन होने की संभावना रहती है। कभी-कभी माइग्रेन के साथ-साथ तंत्रिका तंत्र की अन्य परेशानियाँ भी होने लगती हैं और ऐसी स्थिति में पूरी जाँच-पड़ताल जरूरी है। गर्भ के शुरू के तीन महीनों में तीव्र माइग्रेन होते रहने पर भ्रूण की भुजाओं में कमी होने की संभावना रहती है। इन गर्भवतियों में प्री-इक्लैंपसिया और हृदय संबंधी जटिलताओं की भी संभावना बढ़ जाती है।

उपचार—दर्द की सामान्य दवाएँ, जैसे—पारासिटामोल, आइब्रूप्रोफेन या एसीटामाइनोफेन इत्यादि गर्भवती महिला को दी जा सकती हैं और ये काफी असरदार होती हैं। दर्द का हलका आभास होते ही दर्द की दवा ले लेनी चाहिए, क्योंकि तीव्र दर्द में दवाएँ जल्दी असर नहीं करती हैं।

दौरा (Seizures)—इसमें पेशियों में बार-बार संकुचन एवं शिथिलता होती है। गर्भवतियों को भी दौरे पड़ सकते हैं।

दौरे के कारण–

- मिरगी (Epilepsy)
- सिर में चोट
- नशा-विमुक्ति

- रक्त में शर्करा की कमी (Hypoglycaemia)
- मस्तिष्क का संक्रमण (Meningitis, Encephalitis)
- आर्टेरियोवेनस मालफॉर्मेशन (Arteriovenous Malformation)।

मिरगी से पीड़ित महिलाओं को गर्भाधान से पहले कुछ बातों की जानकारी आवश्यक है। गर्भाधान के एक-दो महीने पहले से ही 4 मि.ग्रा. फोलिक एसिड की एक गोली रोज लेनी चाहिए। यदि दौरे को रोकने के लिए एक साथ एक से अधिक दवाओं का उपयोग किया जा रहा हो तो उसे बदलकर केवल एक ही दवा लेना गर्भ के लिए उचित है। दवा का चुनाव करते समय इस बात का ध्यान रहना चाहिए कि भ्रूण पर उसका बुरा असर कम-से-कम पड़े। यदि पिछले नौ महीनों में कभी दौरा न आया हो तो गर्भ अधिक सुरक्षित रहेगा। यदि दौरे दो वर्षों से नहीं आए हों तो दवाओं को गर्भावस्था में बंद भी किया जा सकता है। गर्भ के समय उपयोग में लानेवाली दवा की मात्रा केवल उतनी ही होनी चाहिए जितना दौरा नियंत्रण के लिए आवश्यक हो।

मिरगी से पीड़ित माताओं को गर्भावस्था के समय दौरों के बढ़ने की आशंका रहती है और उन्हें रोकना मुख्य उद्‌देश्य होना चाहिए। वैसे तो जितनी दवाएँ दौरे रोकने के लिए दी जाती हैं, सबकी सब भ्रूण में अपरूपता ला सकती हैं, पर अपरूपता का डर वाल्प्रॉयेट (valproate) से सबसे अधिक और कार्बामाजेपिन (carbamazepine) से सबसे कम होता है। गर्भावस्था में दवा बंद नहीं करनी चाहिए, क्योंकि यदि दौरे आने लगें तो माँ और भ्रूण दोनों को खतरा हो सकता है। दवा की मात्रा कम-से-कम, केवल जरूरत भर होनी चाहिए। भ्रूण में अपरूपता की पहचान समय-समय पर अल्ट्रासाउंड द्वारा की जाती है। मिरगी से पीड़ित माताओं के लिए स्तनपान कराना वर्जित नहीं है।

मस्तिष्क में रक्तस्राव—गर्भावस्था में इसके निम्नलिखित कारण हो सकते हैं—

- मस्तिष्क में चोट
- उच्च रक्तचाप
- गर्भावस्था का मधुमेह
- गर्भावस्था में रक्तस्राव
- सिजेरियन से प्रसव।

प्री-इक्लैंपसिया से पीड़ित माताओं को बेहोश करने से मस्तिष्क में रक्तस्राव का खतरा बढ़ जाता है। इसकी पहचान के लिए इकोकार्डियोग्राफी

(Echocardiography), मस्तिष्क का सी.टी. स्कैन, एम.आर.आई. और एंजियोग्राफी की जरूरत पड़ सकती है। इस जटिलता को रोकने के लिए रक्तचाप पर विशेष ध्यान आवश्यक है।

मल्टीपल स्क्लेरोसिस (Multiple Sclerosis)—पीड़ित महिलाओं में गर्भावस्था के समय इसके अटैक की संभावना कम हो जाती है, जो प्रसव के बाद फिर काफी बढ़ जाती है। साधारणतया गर्भ पर इसका विशेष प्रभाव नहीं पड़ता। सिजेरियन की संभावना बढ़ जाती है। यदि गर्भावस्था में अटैक हुआ तो उसकी चिकित्सा मेथाइलप्रेड्नीसोलोन से की जाती है।

मायेस्थीनिया ग्रेविस (Myasthenia Gravis)—लगभग 7,500 में से एक व्यक्ति को इस बीमारी का डर रहता है। 20 से 30 वर्ष की उम्र में यह सबसे अधिक पाई जाती है। बीमारी शुरू होने के बाद इसका प्रकोप सबसे अधिक शुरू के एक वर्ष में होता है। इसका उपचार कोर्टिकोस्टेरॉयड या एजाथियोप्रिन से किया जाता है। दवाओं से लाभ नहीं पहुँचने पर थायमस नामक ग्रंथि को ऑपरेशन द्वारा हटा देना पड़ता है। इस बीमारी से पीड़ित गर्भवती माँ को दवाएँ बंद नहीं करनी चाहिए और बहुत जरूरी हो तो ऑपरेशन भी कराना चाहिए। इस बीमारी का प्रभाव भ्रूण पर भी पड़ता है, उल्व द्रव की मात्रा बढ़ सकती है और नवजात में कुछ दिनों के लिए मायेस्थीनिया ग्रेविस के लक्षण मिल सकते हैं; जैसे—रोने की आवाज कमजोर, दूध खींचने में कमजोरी एवं साँस लेने में दिक्कत। कुछ सप्ताह में ये लक्षण समाप्त हो जाते हैं।

मनोवेगी बीमारियाँ—ये बीमारियाँ अनेक प्रकार की होती हैं, जो गर्भावस्था में या प्रसव के पश्चात् भी हो सकती हैं। गर्भावस्था में शारीरिक एवं प्रक्रियात्मक बदलाव के साथ-साथ मानसिक तनाव भी होता है। अत: पहले से पीड़ित महिलाओं में इसकी गंभीरता बढ़ जाती है या पहले से ऐसा कोई रोग नहीं रहने पर भी इनके उत्पन्न होने की संभावना रहती है। मनोवेगी बीमारियों का प्रभाव गर्भ या भ्रूण पर सीधे-सीधे नहीं पड़ता; पर यदि इसका प्रकोप तीव्र हो तो माँ या भ्रूण को हानि पहुँचने की आशंका रहती है। जो माताएँ अवसाद के लिए दवाएँ ले रही हैं, उन्हें समय पूर्व प्रसव एवं कम वजन के नवजात की भी संभावना सामान्य से अधिक रहती है। प्रसव के पश्चात् इन माताओं को अधिक देखभाल एवं सहारे की जरूरत होती है, ताकि नवजात या माँ का जीवन खतरे में न पड़े। अवसाद के लिए ली जानेवाली दवाओं का असर माँ के दूध के माध्यम से नवजात पर भी पड़ता है और

उसे चिड़चिड़ाहट, नींद में कमी एवं पेट दर्द कुछ दिनों तक हो सकता है।

कुछ मनोवेगी बीमारियों के लिए दवा से आराम नहीं पहुँचने पर इलेक्ट्रिक शॉक की जरूरत पड़ती है। गर्भावस्था में बहुत जरूरी होने पर सावधानी के साथ यह उपचार भी किया जा सकता है। अधिकांश मनोवेगी बीमारियाँ मनोचिकित्सा एवं सामान्य दवाओं से ठीक हो जाती हैं।

□

गर्भावस्था में पेट दर्द

—डॉ. शांति राय

गर्भावस्था में पेट दर्द के विभिन्न कारण हो सकते हैं। दर्द हमेशा गर्भ की किसी गड़बड़ी के ही कारण नहीं, अन्य कारणों से भी हो सकता है।

पेट दर्द के कारण

- **गर्भाशय से संबंधित—**
  - ➢ गर्भपात।
  - ➢ संक्रमण।
  - ➢ पूर्व स्थित फाइब्राइड का बढ़ना या व्यपजनन (Degeneration)।
  - ➢ मोलर प्रेग्नेंसी।
  - ➢ राउंड लिगामेंट में खिंचाव।
  - ➢ प्रसव-पीड़ा।
- **डिंबवाहिनी नलिका (Fallopian tube) या डिंबाशय (Ovary) से संबंधित—**
  - ➢ अस्थानिक गर्भ
  - ➢ बड़ा डिंबाशय—इसके ऐंठ जाने, फट जाने या अंदर रक्तस्राव होने के कारण तेज दर्द हो सकता है।
  - ➢ डिंबवाहिनी नलिका का संक्रमण।
  - ➢ नलिका या डिंबाशय में मवाद का जमाव।
- **अन्य कारण—**
  - ➢ पाचन तंत्र का संक्रमण।
  - ➢ अपेंडिसाइटिस।
  - ➢ गुर्दे में पथरी।

- पित्त की थैली में पथरी।
- मूत्र की थैली का संक्रमण या पथरी।
- पैंक्रियाटाइटिस।
- पाचन-तंत्र में अवरोध।
- पाचन-तंत्र की अन्य जटिलताएँ।

पहचान—पेट के निचले भाग में रुक-रुककर दर्द और साथ में रक्तस्राव या जलस्राव होना गर्भपात या प्रसव-पीड़ा का लक्षण हो सकता है। यह दर्द धीरे-धीरे बढ़ता जाता है। संक्रमण के कारण होनेवाला दर्द लगातार होता रहता है और साधारणतया बहुत तेज नहीं होता। संक्रमण में बुखार, नब्ज की गति तेज और साथ में मवाद या गंदा रक्तस्राव हो सकता है। फायब्राइड के कारण होनेवाला दर्द गर्भावस्था में कभी भी हो सकता है, जो यदा-कदा काफी तेज भी हो सकता है। यह दर्द अधिकांशतः दो-तीन दिनों में शांत हो जाता है। गर्भावस्था में फायब्राइड को नहीं निकलवाना चाहिए, क्योंकि यह ऑपरेशन (Myomectomy) गर्भ एवं गर्भवती महिला दोनों के लिए खतरनाक है।

मोलर प्रेग्नेंसी की पहचान अल्ट्रासाउंड से होती है। गर्भावस्था के प्रथम चरण में दर्द होने पर अस्थानिक गर्भ की संभावना को हमेशा ध्यान में रखना चाहिए। इसकी पहचान कर शीघ्र सही उपचार कराना आवश्यक होता है। ट्यूब या ओवरी के अन्य कारण, जिनकी पहचान विभिन्न जाँचों द्वारा की जाती है, या तो दवा से ठीक हो जाते हैं या ऑपरेशन द्वारा।

एपेंडिसाइटिस का दर्द पेट के के निचले भाग में या नाभि के पास होता है। गर्भाशय से ढँके रहने के कारण एपेंडिसाइटिस की पहचान में देर हो सकती है। अधिक विलंब माँ और गर्भ दोनों के लिए अत्यंत हानिकारक है। एपेंडिसाइटिस में दर्द के साथ-साथ बुखार और कब्जियत या डायरिया होने की संभावना रहती है। इसके लक्षण ही इसकी पहचान में अल्ट्रासाउंड से अधिक सहायक हैं। दुविधा की स्थिति में एम.आर.ई. से इसकी सही पहचान संभव है। शुरू में एंटिबायोटिक से इसका उपचार किया जाता है; पर शीघ्र लाभ नहीं होने पर ऑपरेशन करना आवश्यक है, जो गर्भ की सुरक्षा को ध्यान में रखते हुए किया जाता है।

पित्त की थैली में पथरी (Gall stone) का दर्द पेट के ऊपरी भाग में या तो दाईं तरफ या बीच में होता है। यह दर्द काफी तेज होता है और साथ में उलटी भी हो सकती है। पथरी की पहचान अल्ट्रासाउंड द्वारा आसानी से हो जाती है।

गर्भावस्था में इसका उपचार दवाओं एवं खान-पान में परहेज के द्वारा की जाती है। दर्द में सुधार नहीं होने पर या बार-बार दर्द होने पर कभी-कभी गर्भावस्था में भी ऑपरेशन जरूरी हो जाता है, जिसे गर्भ की सुरक्षा को ध्यान में रखते हुए सावधानीपूर्वक किया जाता है।

मूत्र की थैली या अन्य मूत्रांगों में संक्रमण होने का डर गर्भावस्था में बढ़ जाता है। इससे बचाव के लिए अधिक मात्रा में पानी पीना चाहिए—दिन भर में करीब 3 लीटर। अगर संक्रमण हो गया तो पेट के निचले भाग में दर्द होता है, मूत्र-त्याग की बार-बार इच्छा होती है और उस समय दर्द व जलन भी होता है। यदि संक्रमण का ठीक उपचार नहीं हुआ तो यह ऊपर बढ़ते हुए गुर्दे तक पहुँच सकता है, जिसे Pyelonephritis कहते हैं। यह एक खतरनाक स्थिति है, क्योंकि इसमें बहुत तेज बुखार, पेट के पिछले हिस्से में अत्यधिक दर्द, गर्भपात या समय पूर्व प्रसव की संभावना रहती है। तेज बुखार के कारण भ्रूण की मृत्यु भी हो सकती है। यदा-कदा यह माँ की भी जान ले सकता है। इसकी चिकित्सा सही एंटीबायोटिक द्वारा शीघ्रातिशीघ्र की जानी चाहिए।

□

गर्भावस्था में अंतःस्रावी ग्रंथियों का रोग
(Endocrinal diseases)

—डॉ. शांति राय

मानव शरीर में अनेको अंत:स्रावी ग्रंथियाँ हैं, जो रोगों द्वारा प्रभावित हो सकती हैं। यहाँ केवल उन अवस्थाओं का वर्णन है, जो अकसर देखने में आती हैं।

थायरॉइड ग्रंथि—गर्भावस्था से थायरॉइड ग्रंथि प्रभावित होती है और थायरॉक्सीन का स्राव बढ़ जाता है। टी.एस.एच. की मात्रा कम हो जाती है और रक्त में थायरॉक्सीन की मात्रा बढ़ जाती है। यह थायरॉक्सीन प्लासेंटा के द्वारा भ्रूण तक पहुँचता है, जो उसके मस्तिष्क के विकास में सहायक होता है। यदि थायरॉइड ग्रंथि पूरा काम न करे और थायरॉक्सीन की कमी हो जाए तो उसे हाइपोथायरॉइडिज्म कहते हैं। इसकी पहचान रक्त में टी.एस.एच. के बढ़ जाने से होती है।

हाइपोथायरॉइडिज्म के लक्षण—

- याददाश्त में कमी।
- अधिक नींद आना या थकावट।
- मांसपेशियों में कमजोरी और दर्द।
- उदासी, निराशा।
- शुष्क त्वचा।
- बाल झड़ना और नाखूनों का टूटना।
- कब्ज या सख्त मल।
- वजन बढ़ना।

- अत्यधिक ठंड लगना और ठंडा बरदाश्त नहीं होना।
- आँखों पर सूजन।
- कभी-कभी गले के सामने की ओर लगातार दर्द या सूजन।

हाइपोथायरॉइडिज्म का उपचार थायरॉक्सीन की गोली देकर किया जाता है। इसकी मात्रा रोगी के वजन से निर्धारित होती है। शुरू में प्रति किलोग्राम वजन के लिए 1 से 2 माइक्रोग्राम थायरॉक्सीन दिया जाता है, यानी करीब 100 माइक्रोग्राम रोज। प्रति चार से छह सप्ताह के बाद रक्त में टी.एस.एच. की मात्रा मापी जाती है और आवश्यकतानुसार थायरॉक्सीन की मात्रा धीरे-धीरे बढ़ाई या घटाई जाती है। गर्भावस्था में अधिक थायरॉक्सीन की जरूरत होती है, अत: हाइपोथायरॉइडिज्म से पीड़ित माताओं को गर्भ की पहचान होते ही थायरॉक्सीन की मात्रा बढ़ानी पड़ती है। गर्भावस्था में हाइपोथायरॉइडिज्म के साथ कुछ जटिलताओं का संबंध पाया गया है; जैसे—प्री-इक्लैंपसिया, प्लासेंटा का पृथक्करण, हृदय-संचालन की गड़बड़ी, नवजात का वजन कम एवं गर्भ में भ्रूण की मृत्यु। इन जटिलताओं से बचाव के लिए माँ के रक्त में टी.एस.एच. की बीच-बीच में जाँच एवं सही मात्रा में थायरॉक्सीन से उपचार आवश्यक है।

हाइपरथायरॉइडिज्म—हाइपरथायरॉइडिज्म में थायरॉइड ग्रंथि अधिक क्रियाशील हो जाती है और थायरॉक्सीन का स्राव अधिक होता है। गर्भावस्था में इसकी पहचान थोड़ी देर से होती है, क्योंकि गर्भ के प्रभाव से यूँ भी थायरॉक्सीन का स्राव थोड़ा बढ़ जाता है।

हाइपरथायरॉइडिज्म के लक्षण–

- हृदय की गति अधिक तेज और जोरदार।
- आँखें थोड़ी बाहर निकली हुईं।
- प्रचुर भोजन के बावजूद वजन नहीं बढ़ना या घटना।
- एकाग्रता में कमी।
- घबराहट, व्यग्रता।
- बार-बार मल-त्याग की इच्छा।
- आँखों में दर्द।
- अधिक गरमी का अनुभव होना।
- मासिक धर्म में रक्तस्राव अधिक, बहुत कम या बंद होना।

गर्भावस्था में हाइपरथायरॉइडिज्म के लक्षण अधिक तीव्रता से महसूस होते हैं। साथ-साथ गर्भपात, प्री-इक्लैंपसिया, हार्ट फेल्योर और भ्रूण की मृत्यु का भी डर रहता है। 1 प्रतिशत हाइपरथायरॉइडिज्म पीड़ित माताओं के नवजात को भी हाइपरथायरॉइडिज्म की संभावना रहती है। कभी-कभी भ्रूण में हाइड्रॉप्स और नवजात में घेंघा पाया जाता है।

उपचार–

गर्भावस्था में इसका उपचार दवाओं से किया जाता है, मुख्यतः प्रोपाइलथायोयूरासिल (Propylthiouracil) से। कुछ चिकित्सक प्रथम तीन महीनों के बाद मेथिमाजोल (Methimazole) देते हैं। इन दवाओं से सफेद रक्त कोशिकाओं में कमी होने का डर रहता है। गर्भावस्था के बाद जरूरी हो तो थायरॉइड ग्रंथि को ऑपरेशन द्वारा या तो पूरा या उसका कुछ भाग निकाल दिया जाता है।

गर्भावस्था में पाराथायरॉइड ग्रंथि की गड़बड़ी

यदि पाराथायरॉइड ग्रंथि अधिक काम करने लगती है तो रक्त में कैल्सियम की मात्रा बढ़ सकती है। कैल्सियम की मात्रा सामान्य से अधिक होना एक बड़ी जटिलता है और पाराथायरॉइड ग्रंथि को काबू में लाना अत्यंत आवश्यक होता है। कभी-कभी कैल्सियम की मात्रा काफी तीव्रता से बढ़ जाती है, जिसमें मिचली, उलटी, शरीर के विभिन्न अंगों में ट्रेमर, डीहाइड्रेशन और मानसिक चेतनता में कमी हो सकती है। भ्रूण पर भी इसका प्रभाव पड़ता है और स्वतः गर्भपात, भ्रूण के विकास में कमी तथा कम वजन के नवजात की संभावना बढ़ जाती है। नवजात के रक्त में जन्म के तुरंत बाद कैल्सियम की मात्रा माँ से अधिक होती है, जो बहुत जल्दी गिरने लगती है और कभी-कभी सामान्य से भी नीचे स्तर पर चली जाती है। उस समय नवजात को कैल्सियम की कमी हो जाती है और शरीर में कँपकँपी हो सकती है।

हाइपोपाराथायरॉइडिज्म यानी पाराथायरॉइड ग्रंथि के काम में कमी यदा-कदा ही देखने को मिलती है। इसकी संभावना पाराथायरॉइड या थायरॉइड के ऑपरेशन के बाद होती है। इसके लक्षण हैं—चेहरे की मांसपेशियों में संकुचन, अन्य मांसपेशियों में ऐंठन, होंठ, जीभ, उँगलियों और पाँवों में झिनझिनी। ये लक्षण बढ़कर दौरे का रूप भी ले सकते हैं। ऐसी माँ के नवजात की हड्डियाँ काफी कमजोर होती हैं और

उनके टूटने का डर रहता है। माँ की चिकित्सा भरपूर मात्रा में विटामिन डी देकर की जाती है।

एड्रीनल ग्रंथि की गड़बड़ियाँ

1. फियोक्रोमोसाइटोमा (Pheochromocytoma)—एड्रीनल ग्रंथि का यह ट्यूमर शायद ही कभी देखा जाता है और प्रति 10,000 गर्भवतियों में एक को हो सकता है। कुछ-कुछ समय के अंतराल पर इसके लक्षण तीव्रता से उत्पन्न होते हैं, जब रक्तचाप अचानक बहुत बढ़ जाता है, दौरे आ सकते हैं या अकारण अत्यंत चिंता होने लगती है। अन्य लक्षण हैं— कुछ-कुछ दिनों पर अत्यधिक सिर दर्द, पसीना आना, धड़कन का तेज हो जाना, छाती में दर्द, मिचली, उलटी एवं चेहरे का अचानक सफेद या लाल हो जाना। इसकी पहचान के लिए मूत्र की जाँच की जाती है तथा सी.टी. या एम.आर.आई. का सहारा लिया जाता है। यदि पहले से पहचान नहीं हुई हो तो गर्भावस्था में यह बीमारी माँ की मृत्यु का कारण बन सकती है। ऑपरेशन द्वारा रोग को पूरा-का-पूरा निकाल देना ही इसका उपचार है, जो प्रसव के बाद किया जाता है। गर्भावस्था में इस बीमारी का उपचार रक्तचाप की दवा एवं अन्य लक्षणों के लिए समुचित दवाएँ देकर किया जाता है; पर कभी-कभी गर्भावस्था में भी ऑपरेशन जरूरी हो जाता है।
2. कशिंग सिंड्रोम (Cushing syndrome)—कशिंग सिंड्रोम भी यदा-कदा मिलनेवाली बीमारी है। अधिकांशतः यह बीमारी उन लोगों को होती है, जो लंबे समय से कॉर्टिकोस्टीरॉइड ले रहे हों। शरीर में चरबी जमा होना, चेहरा फूल जाना, थकावट और कमजोरी, उच्च रक्तचाप, चेहरे पर बाल और मासिक धर्म बंद हो जाना, इसके लक्षण हैं। काफी पीड़ितों को मधुमेह के भी लक्षण दिखाई पड़ते हैं। इन महिलाओं में बंध्यापन की संभावना होती है। यदि गर्भाधान हो गया तो माँ में उच्च रक्तचाप, गर्भजनित मधुमेह, प्री-इक्लैंपसिया, हड्डियों में खोखलापन और टूटने का डर, मानसिक विकार, हार्ट फेल्योर और कभी-कभी मृत्यु का डर रहता है। भ्रूण के विकास में कमी, समय पूर्व प्रसव, गर्भ में ही मृत्यु या जन्म के बाद नवजात की मृत्यु की संभावना अधिक रहती है।
3. एडिसन रोग (Addison disease)—इस बीमारी का संबंध परनिसस

एनीमिया, मधुमेह, शरीर में सफेद दाग, बालों का झड़ना और मायस्थीमिया ग्रैविस से है। एडिसन रोग में एड्रिनल ग्रंथि अपना काम ठीक से नहीं कर पाती है। रोग के लक्षण तब प्रकट होते हैं, जब एड्रिनल ग्रंथि का 90 प्रतिशत से अधिक भाग काम करना बंद कर देता है। इस बीमारी से मासिकधर्म बंद हो जाने एवं बंध्यापन की शिकायत हो जाती है। इसका उपचार कॉर्टिजोन देकर किया जाता है। प्रसव के समय या किसी भी तरह के ऑपरेशन के समय शरीर में कॉर्टिजोन की आवश्यकता बढ़ जाती है, जिसे प्रचुर मात्रा में देकर पूरा किया जाता है।

□

गर्भावस्था में यौन रोग
(Sexually transmitted diseases)

—डॉ. शांति राय

स्त्री-पुरुष के सहवास के कारण एक से दूसरे को लगनेवाले रोग को यौन रोग कहा जाता है। निम्नलिखित संक्रमण यौन रोग की श्रेणी में आते हैं—

1. सिफलिस (Syphilis)
2. गोनोरिया (Gonorrhoea)
3. क्लेमाइडिया
4. हरपिस सिंप्लेक्स
5. एच.पी.वी. (Human Papilloma Virus)
6. योनिशोथ (Vaginitis)
7. एच.आई.वी. (Human Immunodeficiency Virus/AIDS)

सिफलिस—यह ट्रिपोनिमा पैलिडम नामक कीटाणु के संक्रमण से होता है, जो खरोंच या किसी अन्य खुली हुई रक्त वाहिनियों द्वारा शरीर में प्रवेश पाते हैं। प्रवेश के बाद लगभग तीन सप्ताह (3 से 90 दिन) के बाद प्रवेश के स्थान पर जख्म हो जाता है। इसे 'प्राइमरी सिफलिस' कहते हैं। इस जख्म में साधारणतया दर्द नहीं होता और उपचार नहीं करने पर भी यह स्वत: दो से आठ सप्ताह में ठीक हो जाता है। कभी-कभी एक से अधिक जख्म भी हो सकते हैं। उपचार नहीं करने पर कुछ दिनों के बाद साधारणतया ये कीटाणु धीरे-धीरे फैलकर शरीर के अन्य अंगों या अवयवों को कुप्रभावित करते हैं। इसमें लिवर, किडनी, आँखें एवं हड्डियाँ प्रभावित हो सकती हैं। यदि अभी भी चिकित्सा नहीं की गई, तब भी सेकेंडरी

सिफलिस के ये जख्म खत्म हो जाते हैं और उसके कुछ दिनों बाद रक्त की जाँच में सिफलिस का पता चलता है। सेकेंडरी सिफलिस के बाद टर्सियरी सिफलिस होता है, जिसके दो स्टेज हैं—अर्ली और लेट। टर्सियरी सिफलिस में केवल रक्त की जाँच से बीमारी का पता चलता है। शारीरिक जाँच में देखने पर कोई जख्म नहीं मिलता। 'अर्ली टर्सियरी' उस सिफलिस को कहते हैं, जिसका संक्रमण गत एक वर्ष के भीतर हुआ हो। उसके पहले के संक्रमण को 'लेट टर्सियरी' कहते हैं। लेट सिफलिस से प्रभावित अवयव धीरे-धीरे खराब होने लगते हैं। प्राइमरी, सेकेंडरी और अर्ली टर्सियरी सिफलिस में पीड़ित व्यक्ति अन्य व्यक्तियों को संक्रमित कर सकता है। इनके जख्मों में सिफलिस के कीटाणु काफी मात्रा में रहते हैं, जो उसके संपर्क में आनेवाले व्यक्ति को आसानी से संक्रमित कर देते हैं।

सिफलिस के कीटाणु आसानी से बच्चे को संक्रमित करते हैं। यह संक्रमण साधारणतया गर्भ के अठारहवें सप्ताह के बाद होता है। भ्रूण का लिवर बढ़ जाता है रक्त की कमी हो जाती है, पेट में तथा पूरे शरीर में पानी जमा होने लगता है। भ्रूण की मृत्यु होने की भी आशंका रहती है। नवजात को पीलिया, शरीर पर लाल जख्म, बढ़े हुए लिम्फनोड, न्यूमोनिया, हृदय में सूजन, किडनी में गड़बड़ी एवं भुजाओं की हड्डियाँ प्रभावित हो सकती हैं।

1. **सिफलिस की पहचान**—गर्भाधान के बाद प्रथम चिकित्सीय जाँच के समय ही सिफलिस के लिए रक्त की जाँच की जानी चाहिए और पहचान हो जाने के बाद उसका सही उपचार करना चाहिए। उपचार जितनी जल्दी होता है, भ्रूण में संक्रमण एवं विरूपता की संभावना उतनी ही कम होती है। सिफलिस का उपचार पेनिसिलिन की सुई द्वारा किया जाता है। किसी-किसी व्यक्ति को पेनिसिलिन से एलर्जी होती है। ऐसे लोगों को एरिथ्रोमाइसिन या एजिथ्रोमाइसिन दिया जाता है। सिफलिस वाली सभी गर्भवतियों की जाँच एच.आई.वी. के लिए भी की जानी चाहिए।
2. **गोनोरिया (Gonorrhea)**—गोनोरिया प्रमुख यौन रोगों में एक है। गरीबी, मादक दवाओं का सेवन, अकेलापन, कच्ची उम्र, वेश्यावृत्ति एवं अन्य यौन रोगों से पीड़ित माताओं में इसके होने का अधिक डर रहता है। अधिकांशतः यह संक्रमण मूत्र मार्ग, उसके इर्द-गिर्द की ग्रंथियों, योनि और गर्भाशय ग्रीवा को प्रभावित करता है, पर कभी-कभी ऊपर फैलकर फैलोपियन ट्यूब में भी पहुँच सकता है। इसका तीव्र संक्रमण

गर्भावस्था में यदा-कदा ही होता है। मवाद के जैसा अधिक स्राव इसका लक्षण है और कल्चर जाँच से इसकी पहचान होती है। गर्भवती में गोनोरिया के संक्रमण के कारण सेप्टिक एबॉरसन, समय पूर्व प्रसव, समय पूर्व प्रसव पूर्व झिल्ली का फटना, गर्भावस्था की झिल्लियों में संक्रमण एवं प्रसव के पश्चात् संक्रमण होने की आशंका काफी बढ़ जाती है। इसका उपचार सेफट्रैक्शन (Ceftriaxone) 250 मि.ग्रा. IM की सुई से या एजिथ्रोमाइसिन की एक ग्राम की गोली से किया जाता है। पति या लैंगिक साथी का भी उपचार होना आवश्यक है। कभी-कभी गोनोरिया का संक्रमण शरीर में जगह-जगह फैल जाता है और तीव्र रूप धारण कर लेता है। ऐसे लोगों को लंबे समय तक सुई देनी पड़ती है।

3. **क्लेमाइडिया का संक्रमण**—गर्भवती में हो सकता है कि इसके संक्रमण का कोई लक्षण न मिले, पर कुछ लोगों को मूत्र-विसर्जन में पीड़ा, मूत्र मार्ग एवं बार्थोलिन ग्रंथि में सूजन और गर्भाशय ग्रीवा से मवाद जैसा स्राव भी हो सकता है। प्रसव के दो-तीन सप्ताह बाद गर्भाशय के संक्रमण का भी डर रहता है, जिसके लक्षण हैं—रक्तस्राव या हलका बुखार, पेड़ू में दर्द और जाँच करने पर गर्भाशय में दर्द। प्रसव के समय योनि के द्रवों के संपर्क में आने के कारण नवजात का संक्रमण हो सकता है, जिसमें न्यूमोनिया और आँखों का संक्रमण मुख्य है। इसकी भी जाँच गर्भ के प्रथम जाँच के समय ही हो जानी चाहिए। इसका निदान कल्चर द्वारा किया जाता है और उपचार एजिथ्रोमाइसिन या एमौक्सिलिन द्वारा किया जाता है।

4. **हरपिस सिंप्लेक्स वायरस (एच.एस.वी.)**—मुख्य यौन रोगों में यह भी एक है। जब इसका संक्रमण पहली बार होता है, तब यौन संपर्क के करीब एक सप्ताह बाद संपर्क की जगह पर दाने निकल आते हैं, जिसमें खुजली होती है और बाद में दर्द तथा फोड़ा। ये वायरस रक्त नलिकाओं में प्रवेश पा जाते हैं और तब इन्फ्लुएंजा के जैसा हलका बुखार तथा देह में दर्द हो सकता है। अति तीव्र संक्रमण यदा-कदा ही होता है, जब लिवर, मस्तिष्क और फेफड़े हरपिस से संक्रमित हो जाते हैं। पहली बार दानों की संख्या अधिक होती है, पर उसके बादवाले संक्रमण में इनकी संख्या कम होती है। संक्रमण के स्थान पर ये वायरस कुछ दिनों

के बाद शांत होकर पड़े रहते हैं, जहाँ से कभी-कभी ये काफी संख्या में बाहर निकलते हैं, जिसे शेडिंग (shedding) कहते हैं और दुबारा-तिबारा भी दो से पाँच दिनों के लिए उसी स्थान पर जख्म होते रहते हैं। हरपिस (HSV) की पहचान कल्चर या पी.सी.आर. (PCR) से होती है। गर्भ के प्राथमिक अवस्था में हरपिस का कोई बुरा प्रभाव नहीं देखा गया है। हरपिस का उपचार एंटीवायरस दवाओं से किया जाता है; जैसे—एसाइक्लोविर, फैमसाइक्लोविर इत्यादि। इनकी गोलियाँ एवं मलहम उपलब्ध हैं। अत्यधिक दर्द या तकलीफ होने पर दर्द की गोलियों का उपयोग किया जाता है। यदि एच.एस.वी. का संक्रमण पूरे शरीर में फैल चुका हो तो गर्भवती को अस्पताल में भरती कर एक सप्ताह से दस दिनों तक एक्साइक्लाविर की सुई नस में दी जाती है और उसके बाद इसकी गोलियाँ एक सप्ताह तक। गर्भ के अंतिम महीने में हरपिस होने पर समय पूर्व प्रसव एवं उल्व द्रव की झिल्ली के फटने का डर रहता है और संक्रमण भी फैल सकता है। इन जटिलताओं को रोकने के लिए अंतिम महीने में हरपिस पाए जाने पर एक महीने तक दवा दी जा सकती है।

5. **एच.पी.वी.**—यौन रोगों में यह एक आम रोग है, जो एच.पी.वी. वायरस के द्वारा होता है। अधिकांश संक्रमण कोई लक्षण उत्पन्न नहीं करते और कुछ ही दिनों में ठीक भी हो जाते हैं; पर कुछ संक्रमण के स्थान पर वार्ट (Warts) बना सकते हैं। गर्भावस्था में ये वार्ट कभी-कभी बहुत बढ़ जाते हैं और वल्वा, योनि तथा गर्भग्रीवा तक फैल जाते हैं। इसकी चिकित्सा 90 प्रतिशत ट्राइक्लोरएसिटिक एसिड को एक-एक सप्ताह के अंतराल पर जख्म पर लगाकर की जाती है। दवा से ठीक नहीं होने पर इनका उपचार क्रायोथैरेपी (Cryotherapy) या लेजर से किया जाता है। कभी-कभी जख्म को काटकर हटाना भी पड़ता है, पर गर्भावस्था में ऑपरेशन नहीं किया जाता है। माँ से बच्चे में यह संक्रमण यदा-कदा फैल सकता है और बच्चे के गले में यह बीमारी (Laryngeal papillomatosis) हो सकती है।

एच.पी.वी. का टीका उपलब्ध है, पर ये टीके गर्भावस्था में नहीं लगाए जाते हैं। यह टीका तीन डोज में लगता है। पहले टीके के दो महीने के बाद दूसरा और

छह महीने के बाद तीसरा। यदि टीका लगने के दौरान गर्भ का पता चले तो बाकी के टीके प्रसव के बाद दिए जाते हैं। स्तनपान के समय भी टीके लग सकते हैं। एच.पी.वी. का संबंध गर्भाशय ग्रीवा के कैंसर से है और इसके बचाव के लिए ये टीके किसी भी यौन संपर्क से पहले लग जाएँ तो बहुत फायदा होता है।

6. योनिशोथ (Vaginitis)

A. **बैक्टीरियल वैजिनोसिस (Bacterial Vaginosis)**—योनि में सामान्यत: कुछ कीटाणु मौजूद होते हैं, जो वहाँ के वातावरण को सही रखते हैं एवं संक्रमण को रोकने में सहायक होते हैं। कुछ महिलाओं में इन कीटाणुओं में हेर-फेर हो जाता है और लाभ पहुँचानेवाले कीटाणुओं की कमी हो जाती है। यह एक आम समस्या है, जो प्रजनन उम्र की लगभग 30 प्रतिशत महिलाओं को परेशान करती है। ऐसी दशा में अत्यधिक स्राव होता है और साथ में खुजली तथा मछली जैसा दुर्गंध भी हो सकता है। विटामिन डी की कमी के साथ इसका संबंध पाया गया है। इसका उपचार मेट्रोनिडाजोल या क्लींडामाइसिन की गोलियों द्वारा किया जाता है। यह बीमारी बार-बार सता सकती है। गर्भावस्था में इसके कारण समय पूर्व प्रसव एवं झिल्ली के फटने की संभावना रहती है।

B. **ट्राइकोमोनिआसिस (Trichomoniasis)**—गर्भावस्था में लगभग 20 प्रतिशत माताओं में यह बीमारी पाई जाती है। इसके लक्षण हैं क्रीम या सफेद रंग का फेनीला और अत्यधिक स्राव, जिसके साथ-साथ तीव्र खुजली होती है। यह बीमारी ट्राइकोमोनस वैजाइनलिस नामक कीटाणु से होती है, जिन्हें माइक्रोस्कोप में आसानी से पहचाना जा सकता है। इसका उपचार मेट्रोनिडाजोल की गोलियों द्वारा किया जाता है। जरूरी होने पर ये गोलियाँ गर्भ के किसी भी चरण में दी जा सकती हैं।

C. **कैंडिडिआसिस (Candidiasis)**—यह फंगस की बीमारी है, जो कैंडिडा ऐल्बीकैंस से होती है। करीब 25 प्रतिशत गर्भवतियों में यह बीमारी पाई जाती है। यदि कोई तकलीफ न हो तो उपचार की जरूरत नहीं है; पर कभी-कभी अत्यधिक मात्रा में स्राव होता है, जिसके साथ तीव्र खुजली एवं बेचैनी तथा वल्वा में दर्द और सूजन हो सकता है। इसका उपचार योनि में लगानेवाली एजोल की गोलियों से किया

जाता है, जो सात दिनों तक लगानी पड़ती है। खानेवाली गोलियाँ भी भ्रूण के लिए सुरक्षित पाई गई हैं और जरूरी हो तो दी जा सकती हैं। कुछ माताओं में यह संक्रमण बार-बार होता है और दवा की जरूरत बार-बार पड़ती है।

7. **एच.आई.वी. या एड्स (Human Immunodeficiency Virus)—** यह वायरस से होनेवाला एक संक्रमण है, जिसने विश्व भर में तहलका मचा दिया। एच.आई.वी. के संक्रमण के बाद मनुष्य की रोग प्रतिरोधक क्षमता धीरे-धीरे कम होती जाती है, क्योंकि ये वायरस टी-लिंफोसाइट्स (जिनका प्रतिरोधक क्षमता बनाए रखने में काफी योगदान है) को धीरे-धीरे बरबाद करने लगते हैं। फलतः वह व्यक्ति विभिन्न रोगों एवं संक्रमणों के लिए अति संवेदनशील हो जाता है और उसके विभिन्न तंत्र रोग-ग्रसित हो जाते हैं। रोग-ग्रसित होने के बाद इस बीमारी को एड्स कहा जाता है। उसके पहले वह केवल एच.आई.वी. पॉजिटिव होता है। एच.आई. वी. पॉजिटिव हो या एड्स से पीड़ित, दोनों ही तरह के व्यक्तियों के रक्त या उनके अन्य शारीरिक द्रवों के संपर्क में आनेवाला सामान्य मनुष्य एच.आई.वी. से ग्रसित हो सकता है। एच.आई.वी. वायरस का संक्रमण मामूली खरोंच या जख्मों के माध्यम से रक्त में पहुँचने के कारण होता है। संक्रमण मुख्यतः तीन कारणों से होता है—

   i. सहवास के द्वारा।
   ii. रक्त या रक्त संघटकों के आधान के द्वारा।
   iii. माँ से भ्रूण या नवजात को।

जो माताएँ मादक द्रव्यों का सेवन करती हैं, वेश्या हैं, पति या लैंगिक साथी एच.आई.वी. पीड़ित है, एक से अधिक लैंगिक साथी हैं या कोई अन्य यौन रोग है तो उन्हें एच.आई.वी. होने की अधिक संभावना रहती है।

संक्रमण के तीन से छह सप्ताह के भीतर पीड़ित व्यक्ति को कुछ सामान्य तकलीफें होती हैं; जैसे—बुखार, रात में पसीना, थकावट, त्वचा पर दाने, सिर में दर्द, गिल्टियाँ, गले में खराश, मांसपेशियों में दर्द, जोड़ों में दर्द, मिचली, उलटी और दस्त। कुछ दिनों में ये तकलीफें ठीक हो जाती हैं और उस व्यक्ति के रक्त में एक निश्चित मात्रा (Set point) में वायरस रह जाते हैं। अब यह व्यक्ति अन्य सामान्य व्यक्तियों जैसा ही दिखता है, पर वह दूसरों को संक्रमित कर सकता है। एच.आई.

वी. की जाँच करने पर जाँच पॉजिटिव आती है। इस चरण के बाद एड्स होने में लगभग दस वर्ष लग जाते हैं। गर्भावस्था में एच.आई.वी. की जाँच शुरू में ही कर लेनी चाहिए। यदि जाँच में एच.आई.वी. का निश्चित पता चल जाता है, तब भ्रूण एवं नवजात में संक्रमण रोकने के लिए माँ को पूरी गर्भावस्था में एंटीवायरल दवाएँ दी जाती हैं। वायरल लोड अधिक हो तो इन्हें प्रसव के समय जिडोवूडिन नामक सुई नस में दी जाती है। जन्म के बाद नवजात को भी कुछ दिनों के लिए दवाएँ दी जाती हैं। माँ से नवजात को संक्रमण होने की आशंका सबसे अधिक प्रसव के समय होती है, अतः बहुत चिकित्सक सामान्य प्रसव के बजाय सिजेरियन करना नवजात के लिए अधिक सुरक्षित मानते हैं। यह संक्रमण माँ के दूध द्वारा भी नवजात को हो सकता है। समय पूर्व प्रसव, लंबे प्रसव एवं उल्व द्रव की झिल्ली फटने के बाद बच्चे के संक्रमण की आशंका बढ़ जाती है।

एच.आई.वी. से पीड़ित महिला को यदि गर्भ-धारण की बहुत इच्छा न हो तो उसे ऐसे गर्भ-निरोधक उपाय अपनाने चाहिए, जो गर्भ रोकने में काफी सफल हैं। इनके रक्त में क्रियाटिनिन, लिवर एंजाइम, वायरल लोड, सी.डी.4 की संख्या, हीमोग्लोबिन की मात्रा, एच.एस.वी., सी.एम.वी, हेपेटाइटिस सी, टॉक्सोप्लाजमोसिस की जाँच होनी चाहिए। छाती का एक्स-रे एवं टी.बी. का टेस्ट तथा गर्भ के आकलन के लिए अल्ट्रासाउंड करना भी आवश्यक है। प्रसव के बाद यदि माँ को एच.आई.वी. के कारण कोई अन्य तकलीफ नहीं हो रही हो, सी डी4 की संख्या ठीक हो और वायरल लोड कम हो तो दवाएँ बंद की जा सकती हैं। □

गर्भावस्था में पोषण

—डॉ. मधु सिन्हा

—डॉ. अलका पांडेय

किसी भी नारी के जीवन में गर्भावस्था सर्वाधिक महत्त्वपूर्ण समय होता है। माँ के आहार में माँ और भ्रूण दोनों के लिए सही मात्रा में पौष्टिक तत्त्वों का होना आवश्यक है।

विकासशील देशों में अधिकांश माताएँ अपनी बाल्यावस्था एवं किशोरावस्था में कुपोषण का शिकार हुई रहती हैं, जिसका प्रभाव बाद में गर्भावस्था के समय भ्रूण के स्वास्थ्य पर पड़ता है। पौष्टिक आहार की कमी से माँ का वजन कम रहता है और जन्म के समय नवजात का वजन भी कम होने की संभावना रहती है। इन बच्चों का शारीरिक एवं मानसिक विकास भी बाद में प्रभावित होता है तथा जन्म के कुछ महीनों या वर्षों बाद उनकी मृत्यु की संभावना भी अन्य बच्चों की अपेक्षा अधिक रहती है।

आवश्यक पोषक तत्त्व एवं स्रोत–

1. **जल एवं तरल पदार्थ**—गर्भवती को प्रतिदिन 8 से 10 गिलास पानी अवश्य पीना चाहिए। इससे पाचन क्रिया में मदद मिलती है तथा शरीर का तापमान सामान्य रहता है। खून की बढ़ती हुई मात्रा एवं उल्व द्रव के लिए भी अतिरिक्त जल की जरूरत होती है।
2. **कैलोरी**—गर्भवती को स्वयं तथा अपने भ्रूण के पोषण के लिए अतिरिक्त ऊर्जा की जरूरत पड़ती है, जो कार्बोहाइड्रेट्स, वसा एवं प्रोटीन द्वारा प्राप्त किया जाता है। गर्भावस्था में प्रतिदिन 300 कैलोरी अधिक की आवश्यकता होती है।

3. **प्रोटीन**—ऊर्जा प्रदान करने के अलावा प्रोटीन माँ एवं शिशु के ऊतकों का निर्माण करता है, आयरन तंत्र को बरकरार रखता है और आयरन के साथ मिलकर रक्त बनाने में सहायक हैं। इससे नए ऊतकों की उत्पत्ति एवं टूटे-फूटे ऊतकों की मरम्मत होकर उनका पुन: स्थापन हो जाता है। प्रोटीन के टूटने पर अमीनो अम्ल बनते हैं और शक्ति मिलती है। गर्भिणी को प्रतिदिन लगभग 40 ग्राम अधिक प्रोटीन की आवश्यकता होती है। प्रोटीन के मुख्य शाकाहारी स्रोत दूध, पनीर, दाल, सेम, मटर, अनाज, फलियाँ इत्यादि हैं तथा मांसाहारी स्रोत मांस, मछली, दूध, अंडा इत्यादि हैं।

सब्जी से मिलनेवाले प्रोटीन कम संकेंद्रित (Concentrated) होते हैं और पशु प्रोटीन की तुलना में कम आसानी से अवशोषित होते हैं। जब शाकाहारी व्यक्ति दाल-चावल, इडली-डोसा, रोटी-दाल मिलाकर खाता है तो अवशोषण में काफी हद तक सुधार होता है। यदि गर्भस्थ शिशु कमजोर है तो माँ को प्रोटीन-युक्त भोजन अधिक मात्रा में देने से सुधार की आशा रहती है।

4. **कार्बोहाइड्रेट्स**—इनका शरीर से अवशोषण शीघ्र ही हो जाता है। इनसे तुरंत शक्ति मिलती है। भोजन का मुख्य भाग कार्बोहाइड्रेट्स होता है। यह चावल, दाल, गेहूँ, अन्य अनाजों, फल तथा मिठाइयों में पाया जाता है।
5. **वसा**—वसा वसीय अम्लों एवं ग्लिसराल के यौगिक होते हैं। इनका शरीर में शीघ्र पाचन नहीं होता और इनसे शक्ति देर से उपलब्ध होती है; पर इनसे बहुत शक्ति मिलती है। ये एक सुरक्षित इंधन भंडार के रूप में शरीर में संचित हो जाते हैं, जिसका उपयोग उपवास या बीमारी के समय होता है। ये घी, मक्खन एवं तेल में अधिक पाए जाते हैं।
6. **फैटी एसिड**—विश्व स्वास्थ्य संगठन के अनुसार, गर्भावस्था में 2.6 ग्राम ओमेगा-3 फैटी एसिड और 100-300 मिलीग्राम DHA रोज लेना चाहिए। ये शिशु के मस्तिष्क, तंत्रिका तंत्र, हॉर्मोन व दृष्टि इत्यादि के लिए अति आवश्यक हैं। गर्भावस्था में उच्च रक्तचाप तथा प्रसूति काल में अवसाद से बचाव में भी ये सहायक हैं। कुछ अध्ययनों से यह भी पता चला है कि समय पूर्व वेदना रोकने एवं शिशु के विकास में भी इनकी भूमिका है। मछली का तेल (Fish oil), समुद्री भोजन (Sea food),

मेवे, अंडे, बादाम (almond), तीसी इत्यादि इसके मुख्य स्रोत हैं।

7. **फाइबर (रेशा)**—हम भले ही रेशेदार खाद्य पदार्थ को पचा नहीं सकते हैं, पर रेशेयुक्त भोजन का हमारे स्वास्थ्य को ठीक रखने में बहुत बड़ा योगदान है। कब्ज, बवासीर, मधुमेह जैसी परेशानियों को यह नियंत्रित रखता है। यह फल के छिलके (सेब, अँगूर), ताजे फल, सब्जियाँ, मोटे दानेवाले साबुत अनाज, गेहूँ का आटा, छिलकेवाली दालों व मटर इत्यादि में होता है।
8. **खनिज (Minerals)**—खनिज लवण सभी कोशिकाओं एवं ऊतक तत्त्वों में विद्यमान रहते हैं।

कैल्सियम (Calcium)—यह हड्डियों एवं दाँतों को मजबूती प्रदान करता है, रक्त का थक्का बनाने में सहायता करता है, गर्भावस्था में उच्च रक्तचाप से बचाव करता है और तंत्रिका तंत्र की संवेदनशीलता को नियमित करता है। यह गर्भ के अंतिम महीनों में भ्रूण में जमा (deposit) होता है। गर्भावस्था में प्रतिदिन 2 ग्राम कैल्सियम की आवश्यकता होती है। दूध व दुग्ध उत्पाद, बादाम, काली खांड, सोयाबीन, चना, मछली, अंडा, गहरे रंगवाली साग-भाजी इत्यादि कैल्सियम के मुख्य प्राकृतिक स्रोत हैं।

लौह (Iron)—वयस्क के शरीर में लगभग 4,300 मि.ग्रा. लौह होता है, जिसका 55 प्रतिशत हीमोग्लोबिन में, 10 प्रतिशत मांसपेशियों में तथा 35 प्रतिशत यकृत एवं प्लीहा के भंडारों में जमा रहता है। भ्रूण में लगभग 400 मि.ग्रा. लौह होता है, जिसका अधिकांश भाग हीमोग्लोबिन में तथा शेष यकृत एवं प्लीहा में जमा होता है, जिससे जन्म के बाद शिशु में हीमोग्लोबिन बनता है। इसके अतिरिक्त 100 मि.ग्रा. लौह अपरा में होता है। गर्भिणी को प्रतिदिन 40 मि.ग्रा. लौह की आवश्यकता होती है। इसका समुचित मात्रा में सेवन अत्यंत आवश्यक है। इसकी कमी से एनीमिया होता है, जिसके कारण गर्भावस्था की अनेक जटिलताओं के खतरे बढ़ जाते हैं और कभी-कभी मृत्यु का भी भय रहता है। लौह के मांसाहारी स्रोत लिवर, चिकेन, अंडे की जर्दी एवं मांस हैं और शाकाहारी स्रोत सेब, पालक, पत्तागोभी, आँवला, खजूर इत्यादि हैं। अधिक लौह ग्रहण हो सके, इसके लिए विटामिन सी युक्त खाद्य पदार्थ, जैसे—टमाटर इत्यादि अवश्य खाना चाहिए। लौह की गोलियाँ भी उपलब्ध हैं।

लौह एवं कैल्सियम के अलावा फास्फोरस, मैग्नीशियम, आयोडीन, फ्लोरीन और जिंक की आवश्यकता भी गर्भिणी को होती है।

फॉस्फोरस (Phosphorus)—यह हड्डी एवं दाँतों को मजबूती प्रदान करता है।

आयोडीन (Iodine)—थायरॉक्सिन हारमोन के निर्माण के लिए आयोडीन अति आवश्यक है। इसकी कमी से घेंघा (Goitre) होने का भय रहता है। समुद्री भोजन और आयोडाइज्ड नमक इसके अतिरिक्त स्रोत हैं, अन्यथा सामान्य भोजन और जल से यह उपलब्ध हो जाता है।

मैग्नीशियम (Magnesium)—इससे ऊर्जा मिलती है। यह ऊतकों के विकास, मांसपेशियों की गतिविधि तथा प्रोटीन एवं ऊतकों की प्रक्रियाओं में सहायक है। यह बादाम, कोका, हरी सब्जी, अनाज इत्यादि में पाया जाता है।

जिंक (Zinc)—यह हड्डियों एवं नसों के विकास में मददगार है तथा मांस, लिवर, अंडा, समुद्री भोजन इसके स्रोत हैं।

9. **विटामिन्स** (Vitamins)—ये जटिल कार्बनिक रसायन होते हैं, जो अधिकांश खाद्य पदार्थों में पाए जाते हैं। कार्बोहाइड्रेट, प्रोटीन एवं वसा का उपयोग करने हेतु शरीर को इनकी आवश्यकता होती है। परंतु ये हमेशा पर्याप्त मात्रा में शरीर में उपलब्ध नहीं होते। विटामिन्स कई प्रकार के होते हैं, जिन्हें दो वर्गों में विभाजित किया गया है—

   A. वसा में घुलनशील विटामिन—विटामिन A, D, E और K

   B. जल में घुलनशील विटामिन—विटामिन B तथा C

विटामिन 'ए' (600 mg)—यह संपूर्ण वृद्धि एवं विकास के लिए आवश्यक है तथा यह दृष्टि व प्रतिरोधक क्षमता को बढ़ाता है। अधिक मात्रा में विटामिन 'ए' एवं 'डी' भ्रूण के लिए हानिकारक है। शरीर की वृद्धि के लिए रोजाना 3,500 अंतरराष्ट्रीय मानक विटामिन 'ए' की आवश्यकता होती है। विटामिन 'ए' पालक, गाजर, मक्खन, नारंगी, पपीता, हरी व पीली सब्जियों, आम, अंडे, अंजीर, मछली के जिगर के तेल इत्यादि में पाया जाता है।

विटामिन 'डी' (10 mg)—यह कैल्सियम एवं फॉस्फोरस के अवशोषण में मदद करता है और नवजात शिशु को रिकेट्स (Rickets) की बीमारी से सुरक्षित रखता है। बच्चे के दाँत एवं हड्डियों को भी यह मजबूत बनाता है। धूप के संपर्क से शरीर स्वयं विटामिन 'डी' तैयार करता है। दूध, दुग्ध उत्पाद, मछली के तेल और अंडे की जर्दी इसके अच्छे स्रोत हैं।

विटामिन 'बी'—इसके कई घटक होते हैं और इन सबों को एक साथ विटामिन बी कॉम्पलेक्स कहा जाता है।

विटामिन 'बी1' (Thiamine)—इसका संबंध कार्बोहाइड्रेट के चयापचय से है। इसकी कमी होने से बेरी-बेरी और न्यूराइटिस होती है। यह सामान्य रूप से ईस्ट, संपूर्ण अनाज की रोटी, अंडे की जर्दी, मटर एवं सेम में पाया जाता है।

विटामिन 'बी2' (Riboflamine)—इसका संबंध भ्रूण के विकास से है। माँ में इसकी कमी से भ्रूण की हड्डियों में विकृतियाँ एवं कटे तालू (Cleft palate) की संभावना बढ़ जाती है। बहुत कमी होने पर जीभ सूख जाती है एवं फट जाती है। यह ईस्ट, दूध, मक्खन, पनीर, अंडे एवं मांस में पाया जाता है।

विटामिन 'बी5' (Nicotinic Acid)—इसका संबंध तंत्रिकाओं की चालकता से है। इसकी कमी से विखंडित मनस्कता (Schizophrenia) और पक्षाघात के लक्षण उत्पन्न हो सकते हैं। मामूली कमी होने पर त्वचा के रंग में बदलाव, दस्त एवं विक्षिप्तता होती है। यह मांस, मछली एवं ईस्ट में पाया जाता है।

विटामिन 'बी6' (Pyridoxin)—इसका संबंध वसा चयापचय एवं केंद्रीय तंत्रिका तंत्र से है। इसकी कमी से मानसिक अक्षमता एवं अवसाद होता है।

विटामिन 'बी9' (Folic Acid)—भ्रूण के विकास में इसकी महत्त्वपूर्ण भूमिका है। यह शिशु के दिमाग एवं नाड़ी तंत्र विकास तथा स्वस्थ रक्त कोशिकाएँ बनाने में सहायक है। इसकी कमी से माँ को रक्त की कमी (Megaloblastic anaemia) होती है। प्रारंभिक तीन महीनों में फोलेट की गोली तथा इससे भरपूर भोजन अवश्य लेना चाहिए। गहरी हरी पत्तेदार सब्जियाँ, पालक, पता गोभी, केला, नारंगी, सूखी मटर, सेम, अनाज आदि इसके स्रोत हैं।

विटामिन 'बी12' (Cyanocobalamin)—इसका संबंध लाल रक्त कोशिकाओं एवं श्वेत रक्त कोशिकाओं की उत्पत्ति तथा तंत्रिकाओं के आवेगों को संचारित करने की क्षमता से है। इसकी कमी से पर्नीसियस एनीमिया (Pernicious anaemia) होता है। यह दूध, पनीर, मांस, मछली, अंडा तथा यकृत में पाया जाता है।

विटामिन 'सी' (400 mg)—यह प्रतिकारक तंत्र को सशक्त करता है। इसका संबंध नए ऊतकों की वृद्धि तथा क्षतिग्रस्त ऊतकों की मरम्मत से है। इसकी गंभीर न्यूनता से स्कर्वी (scurvy) रोग हो जाता है, जिसमें बहुत से स्थानों से रक्तस्राव होने लगता है, जोड़ों में दर्द होता है और कमजोरी आ जाती है। रसदार ताजा फल, हरी सब्जियाँ, आँवला, हरी मिर्च, आलू, टमाटर इसके अच्छे स्रोत हैं।

विटामिन 'ई' (Tocoferol)—इसका संबंध जनन क्षमता से है। यह

सामान्यतः अनाजों में, विशेष रूप से अंकुरित गेहूँ, हरी सब्जियों तथा अंडे की जर्दी में पाया जाता है।

विटामिन 'के'—इसका संबंध यकृत में Prothrombin बनाने से है, जिससे रक्त के जमने में मदद मिलती है। इसकी कमी से रक्तस्राव हो सकता है। यह विटामिन K_1 के रूप में पालक, सोयाबीन, फूलगोभी, पत्तागोभी, दूध, अंडा, मछली, मांस आदि में पाया जाता है और विटामिन K_2 के रूप में प्राकृतिक जीवाणुओं के द्वारा आँत में भी बनाया जाता है।

भोजन संबंधी आम सलाह

आहार—गर्भावस्था के दौरान माँ के अंगों तथा भ्रूण और प्लासेंटा की वृद्धि तथा विकास के लिए सामान्य स्त्री को प्रतिदिन 300 कैलोरी अधिक की आवश्यकता होती है। शुद्ध संतुलित आहार से ही जरूरी तत्त्व माँ एवं शिशु को मिल जाते हैं।

- ऊर्जा के लिए संपूर्ण अनाज, अंकुरित दाल, सेम, मटर इत्यादि की फलियाँ, मांस व अंडा से प्रोटीन प्राप्त कर सकते हैं।
- विटामिन एवं मिनरल्स के लिए मौसमी फल व हरी पत्तेदार सब्जियाँ पर्याप्त मात्रा में लेनी चाहिए।
- दूध, दही और पनीर का सेवन प्रतिदिन करें; क्योंकि ये कैल्सियम, विटामिन 'डी' एवं 'बी12' के उत्तम स्रोत हैं।
- फल का रस पीने की अपेक्षा छिलके वाला फल अधिक फायदेमंद है, क्योंकि इसमें रेशा होता है, जो पेट को साफ रखता है।
- संतृप्त वसा की अपेक्षा असंतृप्त वसा लेना बेहतर है।
- गर्भवती महिलाओं को जल्दी भूख लगती है। जब भूख लगे, अपनी पसंद के अनुसार बार-बार थोड़ा-थोड़ा आहार लेना चाहिए।
- गर्भावस्था में वजन कम करने की कोशिश न करें, क्योंकि यह शिशु के विकास के लिए हानिकारक है।
- गर्भावस्था में व्रत व उपवास करने से पानी की कमी होती है, जो भ्रूण के लिए हानिकारक है। तरल पदार्थ, खास तौर पर 7-8 गिलास पानी-प्रतिदिन अवश्य पिएँ।
- अधिक घी, शक्कर, कुरकुरे, आलू के चिप्स, चॉकलेट, केक, सॉफ्ट ड्रिंक इत्यादि से परहेज करना चाहिए। तला हुआ भोजन देर से पचता है

और उससे गला जलता है।

- फल एवं सब्जियाँ अच्छी तरह धोकर खाएँ।
- सब्जियों को बहुत अधिक न पकाएँ। इससे उनके तत्त्व व विटामिन्स नष्ट हो जाते हैं।
- दूध बिना उबाले न पिएँ।
- कैफीन, कोला भ्रूण के लिए फायदेमंद नहीं हैं। इनके अधिक उपयोग से समय पूर्व प्रसव एवं कम वजन के नवजात होने का खतरा बढ़ जाता है।
- धूम्रपान, मद्यपान एवं मादक द्रव्यों का सेवन गर्भ और भ्रूण दोनों के लिए काफी हानिकारक है। गर्भाधान के पहले से ही इन्हें छोड़ना चाहिए और गर्भावस्था में बिल्कुल सेवन नहीं करना चाहिए।
- आयोडाइज्ड नमक का प्रयोग उत्तम है।
- फॉलिक एसिड (5 मि.ग्रा.) की गोली शुरू के तीन महीनों में अवश्य लेनी चाहिए। जिन्हें वंशानुगत रोगों या भ्रूण में विकृतियों का भय हो, उन्हें गर्भाधान की योजना बनाते ही इसका सेवन शुरू कर देना चाहिए।
- आयरन की आवश्यकता भोजन द्वारा पूरी नहीं की जा सकती है, अत: 60 मि.ग्रा. की एक गोली चौथे माह से बराबर लेनी चाहिए। गर्भ के शुरुआती तीन महीनों में आयरन लेने से उलटी की संभावना बढ़ जाती है।

□

गर्भावस्था में व्यायाम
(Exercise in pregnancy)

—डॉ. शांति राय

गर्भावस्था में उपयुक्त व्यायाम का बहुत महत्त्व है, क्योंकि यह गर्भावस्था की अनेक परेशानियों को दूर करने के साथ-साथ सामान्य प्रसव के लिए भी लाभदायक होता है।

गर्भावस्था में व्यायाम के निम्नलिखित मुख्य लाभ हैं—

1. दोनों पैरों को व्यायाम द्वारा गर्भ के समय के अतिरिक्त वजन को सँभालने योग्य बनाना।
2. श्रोणि एवं पैरों की मांसपेशियों में मजबूती के साथ-साथ लचीलापन लाना, जो सामान्य प्रसव के लिए सहायक है।
3. बाँहों की मांसपेशियों में मजबूती लाना, ताकि नवजात शिशु को ठीक से सँभाल सके।
4. मन खुश रखना।
5. नींद अच्छी आना।
6. प्रसव में आसानी एवं दर्द सहने की क्षमता में वृद्धि।
7. मोटापा रोकने में सहायक।
8. बच्चे का उपयुक्त वजन।
9. शरीर चुस्त और तंदुरुस्त।
10. स्वस्थ हड्डी।
11. मांसपेशियों का समुचित विकास।
12. उच्च रक्तचाप मधुमेह जैसी कई बीमारियों से बचाव।

13. प्रतिरोधक शक्ति में वृद्धि।
14. स्फूर्ति में वृद्धि।
15. पीठ दर्द और कमर दर्द में कमी।
16. कब्जियत में कमी।
17. प्रसव के पश्चात् शीघ्रता से पहले जैसे आकार और वजन वापस आने में सहायक।

व्यायाम प्रतिदिन करें, शुरू में 5 से 10 मिनट रोज, फिर धीरे-धीरे समय बढ़ाते हुए प्रतिदिन 30 मिनट या इससे अधिक समय तक नियमित और रोजाना करें। यह ध्यान रहे कि थकावट न हो और साँस न फूले। ऐसे व्यायाम न करें, जिसमें गिरने का या पेट में चोट लगने का खतरा हो। तेज टहलना, तैराकी, साइकिल चलाना, नृत्य जैसे व्यायाम लाभदायक हैं। स्कूबा डाइविंग (Scuba diving) जैसी तैराकी वर्जित है। माँ को सामान्यत: कुछ सावधानियों की आवश्यकता होती है। सोकर उठते समय धीरे-धीरे उठें। साँस रोकनेवाले व्यायाम न करें। व्यायाम के पहले मल-मूत्र का त्याग कर लें।

व्यायाम के समय ढीले सूती कपड़े पहनें और पानी अधिक पिएँ। बीमार हों तो व्यायाम बंद रखें। यदि पहले से माँ कुछ व्यायाम कर रही है, तो गर्भ-धारण के बाद उन्हें रोकने की जरूरत नहीं है, पर गर्भ-धारण के बाद नए-नए और थकानेवाले व्यायाम शुरू नहीं करने चाहिए।

निम्नलिखित अवस्थाओं में व्यायाम वर्जित है—

- हृदय रोग।
- फेफड़े में कमजोरी।
- बच्चेदानी का मुँह खुला होना।
- खून या पानी का रिसाव।
- अपरा गर्भाशय के निचले हिस्से में निरोपित (Placenta previa)।
- समय पूर्व प्रसव की संभावना।
- अधिक रक्तचाप।
- खून की कमी।
- अधिक कमजोर भ्रूण।

व्यायाम के तरीके

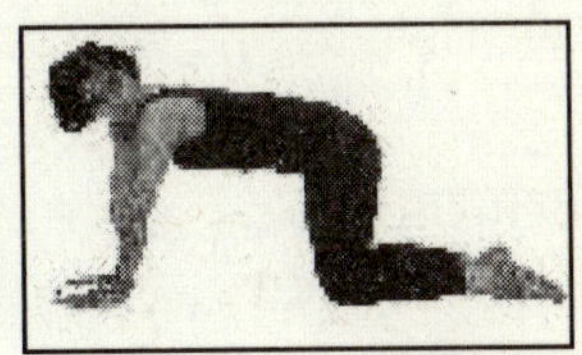

(1) चित्र में बताए अनुसार, अपने हाथों एवं घुटनों के ऊपर अपना वजन सँभालें। साँस बाहर छोड़ें और अपने दाएँ कंधे के दाएँ कूल्हे की ओर घुमाएँ। फिर साँस अंदर खींचें और अपनी पुरानी अवस्था में वापस आ जाएँ। फिर ऐसे ही बाईं ओर करें। ऐसा 8–10 बार करें।

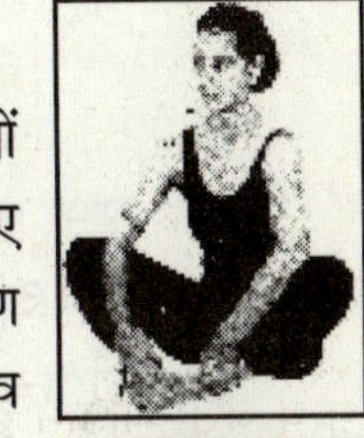

(2) बैठे हुए अपनी पीठ को सीधी रखें। पैर को घुटनों से मोड़ लें और अपने दोनों तलवों को सटने दें। अब मुड़े हुए पैरों में खिंचाव लाएँ और फिर छोड़ दें। ऐसा करने से श्रोणि की मांसपेशियों में लचीलापन बढ़ता है, जिससे सामान्य प्रसव में सहायता मिलती है।

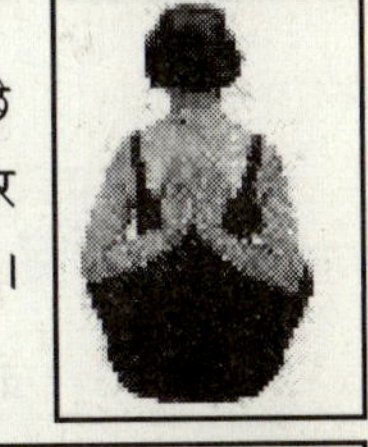

(3) सीधे बैठें और अपनी दोनों बाँहों को मोड़कर पीछे ले जाएँ तथा दोनों हाथों को चित्र में बताए अनुसार सटाएँ और उसी अवस्था में आराम से साँस लें। ऐसा पाँच–छह बार करें। इस व्यायाम से फेफड़ों को फैलने में सहायता मिलती है।

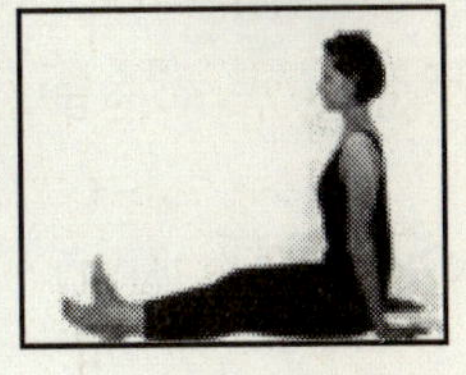

(4) बैठे हुए पीठ को सीधा रखें और दोनों पैरों को सामने सीधे फैलाकर रखें। बारी–बारी से दाहिने एवं बाएँ पैर में खिंचाव लाएँ और ढीला छोड़ें। अब बारी–बारी से बाएँ और दाहिने घुटनों को मोड़ें और फैलाएँ। ऐसा करते समय पाँव की अंगुलियों को अपनी ओर खीचें एवं एड़ी को आगे की ओर। ऐसा आठ–दस बार करें।

(5) फर्श पर लेटकर घुटनों को मोड़ें, तलवे सपाट रखें, बाँहों को शरीर से 90 डिग्री के कोण पर रखें। दोनों पैरों को साथ रखकर बाँहों व कंधों को जमीन पर सपाट रखें। अब नितंबों को दाईं ओर तब तक घुमाएँ, जब तक दायाँ घुटना जमीन छूने लगे। इसी प्रकार बाईं ओर यही क्रिया करें। धीरे–धीरे दाईं और बाईं ओर यह क्रिया 5–6 बार दोहराएँ।

प्रसव के पश्चात् व्यायाम कार्यक्रम

प्रसव के पश्चात् व्यायाम महिलाओं को अपनी रूप व आकृति तथा पेशियों

का पहले जैसा कसाव वापस दिलाने में मदद करता है। इसके लिए ये व्यायाम करने चाहिए—

पहला सप्ताह

उदरीय श्वसन—गहरी साँस खींचकर पेट को फुलाएँ, फिर धीरे-धीरे साँस छोड़ते हुए पेट की पेशियों में खिंचाव पैदा करें।

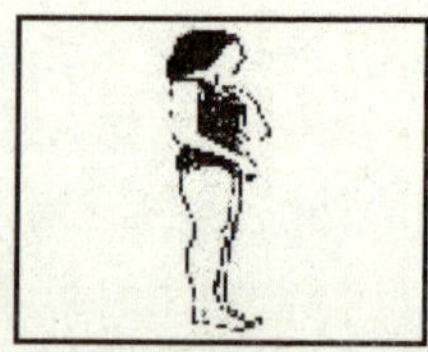

बाँहें फैलाना—फर्श पर पीठ के बल सीधे लेट जाएँ। पैर एक-दूसरे से थोड़ा अलग रहे। अब घुटनों को स्थिर रखते हुए भुजाओं को कंधों से दूर फर्श पर फैलाएँ।

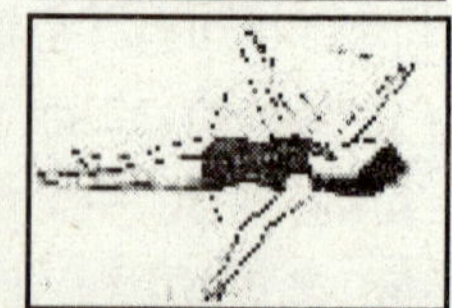

गरदन उठाना—फर्श पर पीठ के बल सीधे लेट जाएँ। सिर के नीचे तकिया न रखें। साँस बाहर छोड़कर सिर इस तरह उठाएँ, ताकि ठोड़ी छाती को छुए।

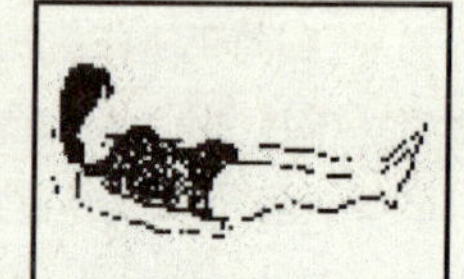

श्रोणि घुमाना—फर्श पर पीठ के बल घुटने मोड़कर लेट जाएँ। साँस अंदर लें। फिर साँस बाहर छोड़ते हुए कगर को फर्श गर इस तरह फैलाएँ कि कमर और फर्श के बीच खाली स्थान न रहे। कमर को फर्श पर टिकाते समय पेट और कूल्हे की पेशियों में कसाव बनाए रखें।

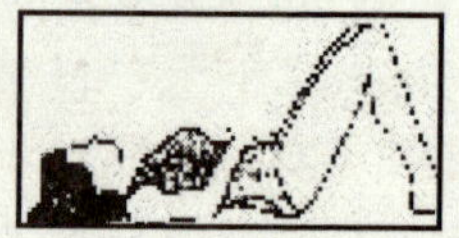

दूसरा सप्ताह

पैर उठाना—फर्श पर पीठ के बल लेट जाएँ। साँस बाहर छोड़ते हुए एक पैर को धीरे-धीरे 45 डिग्री के कोण जितना उठाएँ। साँस भीतर खींचते हुए पैर को धीरे-धीरे नीचे ले आएँ। फिर दूसरा पैर उठाएँ और यही प्रक्रिया दोहराएँ।

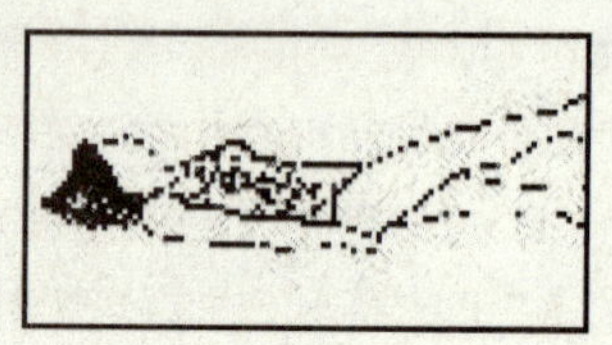

एड़ी से कूल्हे तक—फर्श पर पीठ के बल लेट जाएँ। साँस अंदर खींचकर दाएँ घुटने को मोड़कर पेट के ऊपर लाएँ। एड़ी से कूल्हे तक छूने की कोशिश करें। साँस बाहर छोड़ें तथा पैर को फर्श पर सीधा करें। अब यही प्रक्रिया दूसरे पैर के पास दोहराएँ।

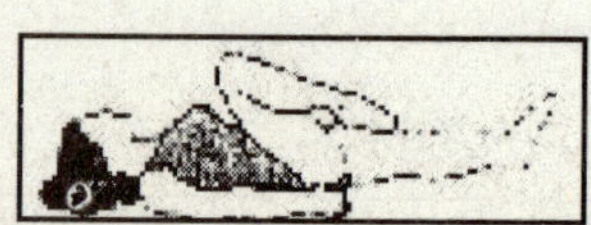

तीसरा सप्ताह

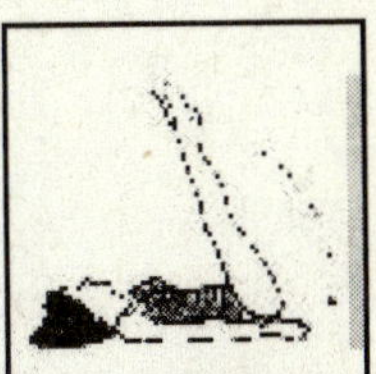

दोनों पैर उठाना—फर्श पर सीधे कमर के बल लेट जाएँ। साँस बाहर छोड़ते हुए दाएँ पैर को जहाँ तक संभव हो, ऊपर उठाएँ। साँस अंदर खींचें, फिर साँस बाहर छोड़ते हुए पैरों को नीचे करें।

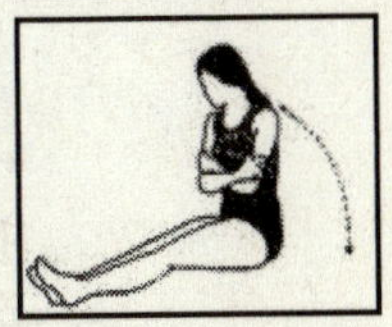

उठना-बैठना—फर्श पर पीठ के बल लेट जाएँ। बाँहों को मोड़कर छाती पर रखें। साँस बाहर छोड़ते हुए पेट सिकोड़ते हुए सिर व कंधों को उठाएँ। फिर साँस अंदर खींचें तथा फर्श पर धीरे से सीधे लेट जाएँ पेट पर जोर डाले बिना जितना संभव हो, उठने की कोशिश करें।

पीठ के बल सीधे लेटे हुए अपनी बाँहों को जाँघों से सटाकर रखें। पैर की उँगलियों को खिंचाव के साथ सामने फैलाएँ। अब अपने सिर और पैरों को फर्श से थोड़ा ऊपर उठाएँ। कुछ सेकंड तक वैसे ही रहें, फिर विश्राम करें।

अपनी हथेलियों को जमीन से सटाकर रखें। बाएँ पैर को फर्श पर आराम करने दें और दाएँ पैर को सीधा रखते हुए उठाएँ तथा उसे ऊपर-नीचे की गति दें। ऐसा कुछ सेकंड के लिए करें और फिर बाएँ पैर से इस क्रिया को दोहराएँ।

दोनों हथेलियों को जमीन पर रखते हुए अपने सिर को झुकाकर उनके बीच में लाएँ। पैरों को सीधी रखें। अपने आगे के भाग को स्ट्रेच करते हुए कुछ सेकंड तक रुकें, फिर ढीला छोड़ दें। ऐसा कुछ देर करें।

अपने दोनों पाँव के बीच 20 इंच की दूरी रखते एवं पीठ को सीधी रखते हुए खड़ी हो जाएँ। अब धीरे-धीरे घुटनों में दूरी बनाते हुए अपनी कमर को नीचे लाएँ। पेट की मांसपेशियों को कड़ा रखते हुए चार-पाँच बार कमर को नीचे-ऊपर करें। इस व्यायाम से पेट की मांसपेशियाँ कड़ी होती हैं और पीठ में लचीलापन आता है।

दोनों पैरों को सटाकर रखें और दोनों पाँवों के बीच 2 इंच की दूरी रखें। फिर हाथों को सामने सीधे फैलाकर रखें। अब बैठने की कोशिश करें, जैसे कि पीछे कुरसी रखी हुई हो। चार-पाँच बार ऊपर-नीचे इस तरह करें। इस व्यायाम से पैरों की मांसपेशियाँ मजबूत होती हैं।

□

गर्भावस्था में योगाभ्यास

—डॉ. कृष्ण चौधरी

गर्भावस्था में योग के अभ्यास अत्यंत ही लाभप्रद हैं। इस दौरान योगाभ्यास करने से गर्भावस्था के दौरान आनेवाली समस्याओं से छुटकारा पाया जा सकता है; जैसे—प्रात: मिचली, कब्ज, कमर दर्द, तनाव, चिंता, नकारात्मकता इत्यादि।

गर्भावस्था में किए जानेवाले अभ्यासों को हम तीन चरणों में बाँट सकते हैं—

1. प्रथम तीन माह के लिए योगाभ्यास।
2. चौथे माह की शुरुआत से।
3. प्रसूति के बाद।

प्रथम तीन माह में किए जानेवाले अभ्यास इस प्रकार हैं—

1. **षट्कर्म**—जलनेति (प्रतिदिन), कुंजल क्रिया (सप्ताह में दो बार)।

   जलनेति—सर्वप्रथम जलनेति के लिए नेति पॉट लें। उसमें कुनकुना व नमक डाला हुआ जल लें। जिस नासिका से साँस चल रही है, उसमें पानी डालें और दूसरी नासिका से निकाल दें। यह क्रिया दोनों ओर से करें। अब नाक से साँस छोड़ते हुए बचे हुए जल को बाहर निकालें।

   कुंजल क्रिया—कुंजल के लिए एक पात्र में नमक मिला हुआ कुनकुना जल लें और उकड़ूँ बैठकर यथा संभव एक से दो लीटर जल पिएँ। तत्पश्चात् खड़े होकर झुकें और दो उँगलियों को मुँह में डालकर जीभ के अंतिम भाग को स्पर्श करें, जिससे पिया हुआ पूरा पानी बाहर निकल जाए।

2. **आसन**—ग्रीवा संचालन (10-10 बार), स्कंध चक्र (10-10 बार), तितली आसन (100 बार), सुप्त पवन मुक्तासन (3-3 बार), चक्की

चलासन (10-10 बार), वज्रासन (2-3 मिनट), उष्ट्रासन (30-60 सेकंड), मार्जारी आसन (15 बार), शशांक आसन (1 मिनट), शवासन (3-5 मिनट)।

3. **प्राणायाम—**नाड़ीशोधन (10 चक्र), प्राणाकर्षण प्राणायाम (5 मिनट), भ्रामरी प्राणायाम (11 चक्र)।
4. **बंध—**मूल बंध (10 चक्र)।
5. **योग निद्रा** (15 मिनट)।

चौथे माह की शुरुआत से—

प्रथम तीन माह में किए जानेवाले कुछ अभ्यासों को बंद कर देना चाहिए तथा निम्नलिखित अभ्यासों को शुरू करना चाहिए।

1. आसन—तितली आसन (100 बार), चक्की चलाना (धीरे-धीरे 10 बार), कंधरासन (क्षमतानुसार), मार्जारी आसन (दस बार)।
2. प्राणायाम—नाड़ीशोधन (10 चक्र), प्राणाकर्षण (10 मिनट)।
3. योग निद्रा—सुबह, दोपहर, शाम।

प्रसूति के बाद—

1. आसन—पवन मुक्तासन भाग-1, एक माह बाद भाग-2।
2. प्राणायाम—नाड़ीशोधन (20 बार)।
3. बंध—मूलबंध (100 बार), एक माह बाद उड्डियान बंध (10 बार)।
4. योग निद्रा—(15-20 मिनट)।
5. पवन मुक्तासन भाग-1 का अभ्यास

पादांगुलि नमन—दोनों पैरों को सामने की ओर फैलाकर बैठें। सहारा देने के लिए हाथ को पीछे रखें। श्वास लेते हुए पैर की उँगलियों को अपनी तरफ तथा छोड़ते हुए सामने की तरफ मोड़ें। ऐसा 5-5 बार करें।

गुल्फ नमन—पैर के दोनों पंजों को श्वास लेते हुए आगे तथा छोड़ते हुए पीछे की ओर मोड़ें।

गुल्फ घूर्णन—एक पैर को मोड़कर जाँघ के ऊपर रखें। एक हाथ पंजे पर तथा दूसरा हाथ टखने पर रखें। हाथ की सहायता से टखने को गोल-गोल घुमाएँ। एक श्वास में एक बार करें। ऐसा 5 बार क्लॉकवाइज तथा 5 बार एंटी क्लॉकवाइज

करें। दूसरे पैर से भी इस अभ्यास को दोहराएँ।

जानुनमन—जाँघ के नीचे अपनी हथेलियों को फँसाएँ। श्वास छोड़ते हुए मोड़ें तथा लेते हुए खोलें। एड़ी जमीन से ऊपर रखें। पैर खोलते समय घुटना सीधा रखने का प्रयास करें। ऐसा 5-5 बार दोनों पैरों से करें।

जानुफलकाकर्षण—श्वास लेते हुए घुटने की मांसपेशी को अपनी ओर खीचें, थोड़ी देर रोकें तथा श्वास छोड़ते समय मांसपेशी को ढीला छोड़ें।

तितली आसन—सामान्य स्थिति में बैठकर पैर के दोनों तलवों को एक साथ मिलाएँ। रीढ़ की हड्डी सीधी रखें। यथा संभव दोनों एड़ियों को शरीर के नजदीक लाएँ। जाँघ की पेशियों को पूर्णतः तनाव-मुक्त (ढीला) कर दें। पैर के दोनों पंजों को दोनों हाथों से कसकर पकड़ें तथा जिस प्रकार तितली अपने पंखों को उड़ने के लिए करती है, उसी प्रकार घुटनों को ऊपर-नीचे करें। ऐसा 60-70 बार करें। इसके बाद पैर के दोनों तलवों को एक साथ मिलाकर हथेलियों से घुटनों को धीरे से जमीन की ओर दबाएँ तथा ऊपर की ओर आने दें। ऐसा 30-40 बार करें, परंतु बल का प्रयोग न करें।

स्कंध चक्र—उँगलियों को कंधे पर रखकर कुहनियों को गोल-गोल यानी वृत्ताकार घुमाएँ। श्वास लेते हुए पीछे तथा छोड़ते हुए आगे की ओर कुहनियों से मिलाते हुए घुमाएँ। ऐसा 10 बार क्लॉकवाइज तथा 10 बार एंटी क्लॉकवाइज करें।

ग्रीवा संचालन—पालथी मारकर बैठें। श्वास छोड़ते हुए गरदन को धीरे-धीरे आगे की झुकाएँ तथा लेते हुए पीछे की ओर ले जाएँ। इसके बाद गरदन को बाएँ कान की ओर तथा फिर दाएँ कान की ओर झुकाएँ। फिर गरदन को धीरे-धीरे वृत्ताकार घुमाएँ। 5 बार क्लॉकवाइज तथा 5 बार एंटी क्लॉकवाइज करें।

सुप्त पवन मुक्तासन—चित्त लेटकर दाएँ घुटने को मोड़ें तथा दोनों हाथों के पंजों से घुटना पकड़कर श्वास छोड़ते हुए जाँघ को वक्ष के नजदीक लाएँ। श्वास छोड़ते हुए पैरों को सीधा रखें, फिर बाएँ पैर से ऐसा ही करें। फिर दोनों पैरों को एक साथ मिलाकर करें।

चक्की चालनासन—दोनों पैरों को फैलाकर बैठें। कुहनी सीधी रखकर पंजों को आपस में फँसाएँ। महसूस करें कि हमारे हाथों में भारी वजन है और उसे हम घुमा रहे हैं। श्वास लेते हुए पीछे की ओर जाएँ तथा छोड़ते हुए आगे की ओर आएँ। ऐसा 10 बार क्लॉकवाइज तथा 10 बार एंटी क्लॉकवाइज करें।

वज्रासन—घुटनों के बल बैठकर पैरों के अँगूठों को एक साथ मिलाएँ तथा

एड़ियों की अलग-अलग रखें। दोनों एड़ियों के बीच में कूल्हों को रखकर बैठ जाएँ। घुटनों पर हाथों को रखें, हथेलियाँ नीचे की ओर रहें। रीढ़ की हड्डी सीधी रखें। आँखें बंद कर धीरे-धीरे श्वास लें। भोजन के पश्चात् कम-से-कम 5 मिनट बैठने का अभ्यास करें।

उष्ट्रासन—वज्रासन में बैठें। घुटनों के बल खड़े हो जाएँ। दाएँ हाथ को ऊपर से उठाते हुए पीछे की ओर ले जाकर दाईं एड़ी को पकड़ें। इसी प्रकार बाएँ हाथ से इस प्रक्रिया को दोहराएँ। पेट और छाती को आगे की ओर उभारें। सिर और रीढ़ को अपनी क्षमतानुसार श्वास लेते हुए पीछे की ओर झुकाएँ। इस स्थिति में यथा शक्ति रुकें।

मार्जारी आसन—मार्जारी अर्थात् बिल्ली की तरह दोनों घुटनों और दोनों हाथों के बल पर एक स्थिति में झुकें। श्वास लेते हुए कमर के भाग को नीचे की ओर एवं सिर को ऊपर की ओर उठाएँ तथा श्वास छोड़ते हुए कमर को ऊपर उठाएँ और गरदन को नीचे की ओर झुकाएँ। ऐसा 15 बार करें।

शशांक आसन—वज्रासन में बैठें। दोनों हाथों को श्वास लेते हुए ऊपर की ओर उठाएँ तथा श्वास छोड़ते हुए पंजा, सिर कमर को झुकाते हुए ललाट को जमीन में सटाएँ। श्वास को सामान्य रखें तथा इस स्थिति में 1 मिनट तक रुकें।

शवासन—पीठ के बल लेटें। दोनों पैरों के बीच में आधे से एक फीट की दूरी रखें। हाथ कमर की बगल में रखकर हथेलियाँ आसमान की ओर अधखुली अवस्था में रखें। आँखें सहजता से बंद करें। तीन बार लंबी व गहरी श्वास लें और छोड़ें। शरीर को एकदम ढीला छोड़ दें। ऐसी भावना करें कि सिर से लेकर पैर तक पूरा शरीर स्थिर, शांत व शिथिल हो रहा है। मन शांत हो रहा है। शरीर तनाव-मुक्त तथा दर्द-मुक्त हो रहा है। अब आप बंद आँखों से (चेतना) शरीर के प्रत्येक अंग को बारी-बारी से देखने का प्रयास करें। सबसे पहले अपनी चेतना को दाएँ हाथ की तरफ ले जाएँ। हथेली, कलाई, निचली भुजा, कुहनी, बाँह, पूरा दायाँ हाथ शिथिल। अब बाएँ हाथ की तरफ चेतना लाएँ। हथेली, कलाई, निचली भुजा, कुहनी, बाँह, पूरा बायाँ हाथ शिथिल। अब दाएँ पैर की तरफ अपनी चेतना को लाएँ। पंजा, तलवा, एड़ी, टखना, पिंडली, घुटना, जाँघ, पूरा दायाँ पैर शांत व शिथिल। इसी तरह बाएँ पैर का पंजा, तलवा, एड़ी, टखना, पिंडली, घुटना, जाँघ, पूरा बायाँ पैर शांत व शिथिल। अपनी चेतना को अब धड़ की ओर ले आएँ। दोनों नितंब, कमर, पीठ, छाती, कंधा, रीढ़ की हड्डी, पूरा धड़। सिर की तरफ अपनी

चेतना ले आएँ। सिर का हिस्सा, ऊपर दोनों कनपटी, पूरा चेहरा शांत, स्थिर, शिथिल होता जा रहा है। आपका संपूर्ण शरीर पूरी तरह से स्थिर, शांत, शिथिल और पूर्ण विश्रांति की अवस्था में हो गया है।

अब भावना करें कि हमारा शरीर हलका, अंग-प्रत्यंग हलका, अंदर और बाहर से एकदम हलके हो रहे हैं। किसी भी अभ्यास का दबाव आपके ऊपर नहीं है। तनाव-मुक्त, चिंता-मुक्त, थकान-मुक्त, परेशानी-मुक्त, दर्द-मुक्त—हर तरफ से पूर्ण विश्रांति की स्थिति को प्राप्त होता हुआ हमारा संपूर्ण शरीर। यथा संभव इसी स्थिति में बने रहने का प्रयास करें। अब आप धीरे से अपने हाथों को, फिर पैरों को हिलाएँ। हाथ को ऊपर ले जाकर अँगड़ाई लें। बाईं करवट लेते हुए उठकर बैठ जाएँ। हथेलियों को आपस में रगड़कर आँखों पर रखें तथा हथेली के अंदर ही धीरे-धीरे आँखें खोलें। सामान्य अवस्था में आ जाएँ।

प्राणायाम

नाड़ीशोधन—किसी भी ध्यानात्मक आसन में बैठें। हाथ घुटने पर, मेरुदंड व गरदन एक सीध में रखें। आँखें सहजता से बंद कर लें। दाएँ हाथ के अँगूठे को दाईं नासिका पर तथा तर्जनी व मध्यमा को बाईं नासिका पर रखें। बाएँ हाथ को बाएँ घुटने पर रखें। दाईं नासिका को बंद करते हुए बाईं नासिका से धीरे-धीरे 3 बार श्वास लें तथा बाईं नासिका से छोड़ें। तत्पश्चात् बाईं नासिका को बंद करके दाईं नासिका से धीरे-धीरे 3 बार श्वास लें तथा दाईं नासिका से ही छोड़ें। अब दोनों नासिका से धीरे-धीरे श्वास लें और मुँह से छोड़ें। यह एक चक्र हुआ। इस प्रकार कम-से-कम 10 चक्र करें।

प्राणाकर्षण—किसी भी ध्यानात्मक आसन में बैठें। मेरुदंड और सिर एक सीध में रखें। आँखें सहजता से बंद कर लें। दोनों हाथ गोद में (बायाँ हाथ नीचे तथा दायाँ हाथ ऊपर) रखें। भावना करें कि हमारे चारों ओर प्राण ऊर्जा सफेद बादलों जैसी हिलोरें ले रही है। दोनों नासिका से इस ऊर्जा को श्वास के माध्यम से धीरे-धीरे अंदर खींचें। श्वास लेते हुए भावना करें कि हमारा रोम-रोम उस प्राण ऊर्जा को सोख रहा है, हमारा शरीर प्राणवान् बन रहा है। मन तेजस्वी हो रहा है, हृदय तेजोमय हो रहा है। श्वास को थोड़ी देर रोकें। इस समय भावना करें कि हम बाहर व भीतर से ऊर्जावान्, प्रकाशवान् तथा प्राणवान् हो गए हैं। शरीर-बल, मनोबल तथा आत्मबल की वृद्धि हो रही है। यह प्रभाव हमारे साथ-साथ गर्भस्थ

शिशु पर भी पड़ रहा है। श्वास छोड़ते समय ऐसी भावना करें कि हमारे अंदर की नकारात्मक शक्तियाँ बाहर निकल रही हैं। कषाय-कल्मष, विजातीय द्रव्य, दोष-दुर्गुण हमारे शरीर से बाहर निकलकर काले बादल के रूप में हमसे बहुत दूर जा रहे हैं। ऐसा प्रतिदिन 10-15 मिनट अवश्य करें।

भ्रामरी प्राणायाम—किसी भी ध्यानात्मक आसन में बैठें। कमर, गरदन तथा सिर एक सीध में रखें। आँखें सहजता से बंद कर लें। दोनों हाथों की तर्जनी उँगली से कान को बंद कर लें। दोनों नासिका से लंबी गहरी श्वास लें तथा श्वास छोड़ते समय भौंरे की तरह गुंजन करते हुए श्वास को धीरे-धीरे छोड़ें। मस्तिष्क में इस ध्वनि तरंग का अनुभव करें। इस प्रक्रिया को कम-से-कम 11 बार करें।

□

लेखकों की सूची

1. **डॉ. शांति राय** — एम.बी.बी.एस. (प्रतिष्ठा), डी.जी.ओ., एम.एस., एम.एन.ए.एम.एस., एफ.आई.सी.एस., एफ.आई.सी.ओ.जी. पूर्व विभागाध्यक्ष (प्रसव एवं स्त्री रोग), पटना मेडिकल कॉलेज एवं अस्पताल, पटना
2. **डॉ. अलका पांडेय** — एम.बी.बी.एस., एम.डी., पी.एच.डी. सहायक प्राध्यापक (प्रसव एवं स्त्री रोग), पटना मेडिकल कॉलेज एवं अस्पताल, पटना
3. **डॉ. शिप्रा राय** — एम.बी.बी.एस. (प्रतिष्ठा), एम.एस., एम.आर.सी.ओ.जी. प्रसव एवं स्त्री रोग विशेषज्ञ, पटना
4. **डॉ. अजय कुमार** — एम.बी.बी.एस. (प्रतिष्ठा), एम.डी., एफ.आर.सी.पी. मधुमेह रोग विशेषज्ञ, पटना
5. **डॉ. अभिलाषा शांडिल्य**— एम.बी.बी.एस., एम.एस., सहायक प्राध्यापक (प्रसव एवं स्त्री रोग), नालंदा मेडिकल कॉलेज, पटना
6. **डॉ. उदय कुमार** — एम.बी.बी.एस., एम.डी. श्वास रोग विशेषज्ञ, पटना
7. **डॉ. वरुण कला सिन्हा** — एम.बी.बी.एस., एम.एस., एफ.आई.सी.ओ.जी. पूर्व सह प्राध्यापक (प्रसव एवं स्त्री रोग), पटना मेडिकल कॉलेज एवं अस्पताल, पटना
8. **डॉ. पंकज हंस** — एम.बी.बी.एस., एम.डी., डी.एम., गुर्दा

रोग विशेषज्ञ, पटना मेडिकल कॉलेज एवं अस्पताल, पटना

9. **डॉ. आभा सिन्हा** — एम.बी.बी.एस., एम.एस., सह प्राध्यापक, पटना मेडिकल कॉलेज अस्पताल, पटना

10. **डॉ. नीलम** — एम.बी.बी.एस., डी.जी.ओ., एम.डी. प्रसव एवं स्त्री रोग विशेषज्ञ, पटना

11. **डॉ. स्वाति** — एम.बी.बी.एस., एम.डी. निश्चेतना, सहायक प्राध्यापक, आई.जी.आई.एम.एस., पटना

12. **डॉ. नूतन** — एम.बी.बी.एस., डी.जी.ओ.

13. **डॉ. प्रियंका नारायण** — एम.बी.बी.एस., एम.डी., सहायक प्राध्यापक, नालंदा मेडिकल कॉलेज, पटना

14. **डॉ. मीना सामंत** — एम.बी.बी.एस., एम.डी., विभागाध्यक्ष (प्रसव एवं स्त्री रोग) कुर्जी होली फैमिली अस्पताल, पटना

15. **डॉ. अरुण कुमार सिंह** — एम.बी.बी.एस. (प्रतिष्ठा), एम.डी., डी.एम. शिशु रोग शल्य चिकित्सक, पटना

16. **डॉ. उत्पल कांत** — एम.बी.बी.एस. (प्रतिष्ठा), डी.सी.एच., एम.डी., एम.आर.सी.पी., शिशु रोग विशेषज्ञ, पटना

17. **डॉ. मधु सिन्हा** — एम.बी.बी.एस., डी.जी.ओ., एम.डी., सह प्राध्यापक, ए.एन.एम.एम.सी., गया

18. **डॉ. कृष्ण चौधरी** — एम.ए. (दर्शनशास्त्र एवं योग विज्ञान), पी-एच.डी., पूर्व सहायक प्राध्यापक, योग विज्ञान विभाग, देव संस्कृति विश्वविद्यालय, हरिद्वार

□□□